Britta Kaiser / Matthias Korell

Endometriose und Ernährung

Britta Kaiser / Matthias Korell

Endometriose und Ernährung

3. Auflage

Verlag Müller & Steinicke München

1. Auflage 2010
2. Auflage 2013
3. Auflage 2017
4. Nachdruck 2019

ISBN 978-3-87569-229-7

Druck: EOS-Druck, 86941 St. Ottilien

Vorwort

In dem vorliegenden Buch beschäftigen sich Britta Kaiser und Matthias Korell mit dem komplexen Problem der Endometriose. Die Endometriose, eine Erkrankung mit vielfältigen Facetten und bisher noch sehr diversen Fragezeichen, führt bei den Betroffenen nicht selten zu einer wesentlichen Einschränkung der Lebensqualität.
Im Spannungsfeld der unterschiedlichen Therapiemöglichkeiten und der individuellen Lebenssituation wünschen sich viele Frauen zur Genesung selbst beitragen zu können.

Matthias Korell, ein Experte auf dem Gebiet der Endometriose, befasst sich seit vielen Jahren damit, die Erkrankung mit einem ganzheitlichen Ansatz zu erfassen. Sein Ziel ist es, als Therapeut zu beraten und die Patientin über die Erkrankung umfassend zu informieren. Dies spiegelt sich auch in dem vorliegenden Werk wider.
Britta Kaiser, selbst eine Betroffene, ist seit vielen Jahren als Ernährungberaterin tätig und hat sich hierbei intensiv mit der Betreuung von Frauen mit Endometriose befasst. Sie schildert persönlich ihren individuellen und erfolgreichen Weg aus der Erkrankung zu einem normalen Leben.

Nach der vollständigen Entfernung der Endometriose ist eine komplementärmedizinische Betreuung der Patientinnen in vielen Fällen sinnvoll und hilfreich. Die Autoren beschreiben die neuesten schulmedizinischen Erkenntnisse, aber auch die Möglichkeiten, wie durch eine Ernährungsumstellung eine bessere Lebensqualität erzielt werden kann.

Sowohl Matthias Korell als auch Britta Kaiser ist es gelungen, den Patientinnen und Interessierten in einer behutsamen und sehr umfassenden Form die Krankheit „Endometriose“ näherzubringen und gleichzeitig individuelle Lösungen zur Verbesserung der Lebensqualität bzw. Überwindung der Krankheit aufzuzeigen. Das große Anliegen der Autoren ist es, den Patientinnen zu helfen, ihre Autonomie in jeder Phase der Krankheit weiter zu behalten.

Ich gratuliere den beiden Autoren zu diesem interessanten und sehr nützlichen Buch für PatientInnen und TherapeutInnen.

Prim. Univ.-Prof. Dr. Jörg Keckstein

Vorwort zur 3. Auflage

Sieben Jahre nach der Erstauflage dürfen wir Ihnen nun eine dritte Auflage vorlegen. Vielen Dank für die weiterhin zahlreichen positiven Feedbacks und auch kritischen Anmerkungen. Um aktuell zu bleiben, haben wir neue Studien berücksichtigt und Themen wie Epigenetik oder Trans-Fettsäuren in das Buch eingearbeitet.
Auch den Entwicklungen bei Medikamenten wie z.B. neuen Pillenpräparaten wurde Rechnung getragen.

Die mediterrane Diät hatte schon immer große Bedeutung in Bezug auf die allgemeine Gesundheit. Da nun auch hervorragende Ergebnisse dieser Ernährungsform für Endometriose und Krebserkrankungen vorliegen, haben wir der mediterranen Kost ebenfalls ein Kapitel gewidmet.

Wir hoffen, dass dieses Buch Ihnen weiterhin ein guter Ratgeber sein wird.

Alles Gute – geben Sie gut auf sich acht!

Britta Kaiser und Matthias Korell

Inhaltsverzeichnis

Für Maximilian

Einleitung

Dieses Buch ist für all jene Frauen,
die sich aufmachen, ihren Weg zu gehen.

Für Jede, die bereit ist, Verantwortung für sich selbst
und die eigene Gesundheit zu übernehmen.

Für Frauen, die bereit sind, vom Etablierten abzuweichen.

Für Ärzte und Patientinnen, die an Gesundwerdung
und nicht nur an der Krankheit interessiert sind.

Für Angehörige und Freunde, die Ihr Gegenüber
stärken und unterstützen wollen.

Macht Euch auf und geht mit mir!

Wenn ich einen Vortrag halte, beginne ich gern so und zitiere damit einen Beitrag aus der Medical Tribune von 2001:

„Frauen müssen nur richtig essen!
Erdnüsse gegen Endometriose, Leinsamen fürs Wunschkind“

OBERGURGL – Nahezu jede dritte Krebserkrankung bei einer Frau ließe sich durch eine Ernährungsumstellung vermeiden, schätzen Wissenschaftler des Robert-Koch-Institutes. Auch Infertilität, Endometriose, Menstruationsstörungen und Mastodynie lassen sich damit eventuell beeinflussen (MT-Online D, Ausgabe 14 / 2001 S.12, bös).

Doch wie beginne ich ein Buch?
Endometriose ...
Irgendwann hörst du dieses Wort – Endometriose – zum ersten Mal und weißt nichts damit anzufangen.
Du versuchst zu verstehen, was dein Arzt dir erzählt, und beginnst zu recherchieren ... hoffentlich! Denn Grundlage jedweder Therapieentscheidung sollte fundiertes Wissen sein.
Wenn du weißt, wovon dein Arzt/deine Ärztin redet, kannst du den Therapie- und Heilungsprozess viel besser unterstützen, denn niemand kennt deinen Körper so gut wie du selbst.

Endometriose ist mit bis zu 40.000 Neuerkrankungen pro Jahr sehr häufig, aber leider auch häufig spät oder gar nicht erkannt.

Als ich im Jahre 1998 die Diagnose Endometriose bekam, war ich sehr verunsichert und wusste mit dem Begriff nichts anzufangen. Auch die Formulierung der schnell gewählten und scheinbar unumgänglichen Therapie „künstliche Wechseljahre“ löste eher Angst und Verunsicherung aus, als dass es mir geholfen hätte zu verstehen, was in meinem Körper gerade geschieht. Der Weg schien schon vorgezeichnet: Nach der ersten Operation wurde eine Hormontherapie mit GnRH-Analoga durchgeführt und wenige Monate später

die nächste Operation. Ich bekam einen „Behandlungspass für Endometriose-Patientinnen“. Dieses Heftchen enthielt tatsächlich eine Tabelle zur Auflistung von Operationen, bereits durchnummeriert. In den nachfolgenden Spalten war die Art der OP (Laparoskopie oder Bauchschnitt, etc.) einzutragen und die Medikation. Ich konnte also nun, wenn ich wollte, alle meine zukünftigen Operationen der Reihe nach dort eintragen. Dass war für mich ein schreckliches Gefühl: eine Erkrankung zu haben, für die die Pharmaunternehmen es als sinnvoll erachteten einen Pass zu erstellen. Dieser verdeutlichte mir, dass es nicht nur eine Operation gibt und dann ist alles wieder gut, sondern dass darauf wieder eine Operation und wieder eine folgt.
Mir wollte einfach nicht in den Sinn, dass ich an einer Krankheit erkrankt war, deren Therapie immer wieder erneute Operationen mit sich bringen sollte.
Ganz salopp wurde mir in einem Universitätsklinikum erklärt, dass am besten auch gleich meine Gebärmutter mit entfernt werden sollte, da diese „unbrauchbar“ sei und nur Ansatzpunkte für neue Endometrioseherde böte.
Mir war übel angesichts dieser Neuigkeiten und ich entschied mich trotz größter Schmerzen zunächst einmal gar nichts zu entscheiden, solange ich mir nicht ein eigenes Urteil über meine Erkrankung gebildet hatte. Wie wertvoll und richtig diese Entscheidung war, die meine innere Stimme mir da zuflüsterte, wird mir immer dann am deutlichsten bewusst, wenn ich meinen kleinen Sohn im Arm halte oder ihm beim Spielen zusehe. So „unbrauchbar“ war meine Gebärmutter also doch nicht.
Um nun zu einer Entscheidung über die für mich passende Therapie zu kommen, musste ich mich zunächst einmal umfassend und nicht nur einseitig informieren. Das Internet ist ein hervorragendes Medium dafür. Noch nie hatten wir Zugriff auf eine solche Menge an Informationen, die relativ barrierefrei zur Verfügung stehen. Allerdings will hier auch gut gefiltert werden.
Die nächsten Stunden und Tage nach meiner Entlassung aus der Klinik verbrachte ich also im Internet, stöberte auf wissenschaftlichen Seiten und in Foren. Mit meinem neugewonnenen Wissen kontaktierte ich auf Endometriose spezialisierte Ärzte, fand Zugang zur Endometriose-Vereinigung und war in Foren aktiv. Eine besondere Informationsquelle und Stütze war mir bei meiner Suche das Forum von habeebee: www.forum-endometriose.de

Die resultierenden Kontakte und mein Wissen um die Erkrankung stärkten mich im Arzt-Patientengespräch und waren wichtig für die Auswahl des zu mir passenden Therapieverfahrens und Operateurs. Ich wurde durch Recherchen und zahlreiche Empfehlungen schließlich fündig in der Duisburger Wedau Klinik. Dort ließ ich mich von Prof. Korell von einer organerhaltenden minimalinvasiven Operation überzeugen und es war eindeutig die beste Entscheidung, die ich treffen konnte. Diese fachkundig ausgeführte OP versetzte mich nun zunächst einmal in einen Endometriose-freien Zustand.
Doch wie ist dieser aufrechtzuerhalten, wenn ich ansonsten mein Leben, meine Lebensführung, nicht änderte? Irgendetwas hatte ja zu dieser Erkrankung geführt und würde sicherlich – wenn nicht hormonell unterdrückt – wieder dazu führen.

In den Kreislauf aus GnRH-Analoga-Gabe und Operation – wie es damals Standard in der Endometriose-Therapie war – wollte ich nicht eintreten und suchte daher nach alternativen Methoden zur Unterstützung und Aufrechterhaltung des guten OP-Ergebnisses.
Mein persönliches Puzzle begann.
Ich las jede Menge Literatur und wählte für mich die Ernährung als plausibelstes Mittel, um auf die Endometriose einzuwirken.
Durch meine naturwissenschaftliche Vorbildung erschlossen sich mir rasch die Zusammenhänge zwischen Stoffwechselgeschehen und Ernährung bzw. Essverhalten.
Je mehr ich mich in das Thema hineinarbeitete – ich absolvierte schließlich auch noch eine Ausbildung zur Ernährungsberaterin –, desto mehr faszinierten mich die Möglichkeiten, die ich nicht ungenutzt wissen wollte.
Die Ernährung ist immer einsatzfähig, da keinerlei Hilfsmittel benötigt werden. Sie kann jederzeit angewandt werden, um jedwede andere Therapieform zu unterstützen. Nicht zuletzt gibt sie die Verantwortung für den eigenen Körper über weite Teile in die Hände der Frau zurück – macht Sie zu Ihrer eigenen Heilerin.

Ich machte mich also daran, ein Ernährungskonzept für Frauen mit Endometriose zu entwickeln.

Die Beschäftigung mit dem Thema wurde für mich persönlich im doppelten Sinne zur Therapie. Zum einen half es mir, mich Endometriose-gerecht zu ernähren, zum anderen wurde die Ernährungsberatung „mein Kind“, wenn sich schon das Leibliche zu dem damaligen Zeitpunkt nicht einstellen wollte.

Warum ein Buch über Ernährung bei Endometriose?

Die Idee dahinter war simpel – essen müssen wir tagtäglich – warum nicht gleich das Richtige?
Ich habe ein Instrument für Frauen entwickelt, mit dem sie ein Stück weit wieder in ihre eigene Verantwortlichkeit kommen können. Sie sollen spüren, dass sie etwas bewegen können und sich nicht nur tatenlos mit ihrer Krankheit und teilweise befremdlichen Therapievorschlägen von anderen abgeben müssen. Sie können mithelfen. Tun schafft Stärke!

Seit Jahren beschäftige ich mich mit dem Thema Ernährung und speziell mit der richtigen, wohltuenden Ernährung bei Endometriose, da mir der Aspekt der Ernährung in ihrer Wirkung auf die multifaktoriell entstehende Endometriose bedeutsam erschien. Dies hat sich mittlerweile bestätigt.

Glücklicherweise konnte ich in vielfacher Weise die wohltuende Wirkung der Ernährungsumstellung sehen und mir wurde immer wieder von der positiven Wirkung auf die Endometriose und die Lebensqualität der Frauen berichtet. Da die Lebensmittelempfehlungen vielfach erprobt sind, ist es nun an der Zeit, das Wissen darüber an jede Interessierte weiterzugeben.

Von den meisten Frauen, welche zu mir in die Beratung kommen, werde ich auch nach geeigneten Rezepten gefragt.
Für viele Frauen, entweder im Kochen ungeübte oder die, die kaum Zeit für die Zubereitung ihrer Nahrung aufbringen können, sind diese Anleitungen hilfreich und ersparen das ständige Nachdenken über „Was soll ich heute bloß wieder kochen?“. Darüber hinaus macht das Buch Sie mit den Grundzügen meiner Beratung und dem Wechselspiel von Krankheit und Ernährung in Ihrem Körper vertraut. Dadurch werden Sie in die Lage versetzt selbst auf Ihr Wohlbefinden einzuwirken. Hintergründe werden ersichtlich und dadurch

stehen Sie fest hinter Ihrer Umstellung. Durch das Wissen um die Prozesse, die Ihre Ernährung in Gang bringen kann, werden Sie gern Ihre Ernährung umstellen und müssen nicht einfach „glauben". Haben Sie die schmerzhaften Auswirkungen gesättigter Fettsäuren begriffen und erlebt, so werden Sie diese in Ihrer Nahrung eher meiden, als wenn ich einfach postuliere, dass diese schädlich sind und daher gemieden werden sollten.

Immer wieder auch komme ich im Buch auf den Kinderwunsch zu sprechen, darauf, was unser Körper benötigt um empfangen zu können und ein Kind auszutragen. Dies einfach deswegen, weil Endometriose und ungewollte Kinderlosigkeit so nah beieinander liegen. Sowohl bezüglich der Ursache als auch bei der Auflösung.

Die Endometriose-gerechte Ernährung läßt keine Wünsche offen. Sie ist schmackhaft und wirksam. Da es sich um eine sehr ausgewogene Ernährungsweise handelt, erwerben Sie keinerlei Mangelzustände, sondern gleichen diese aus und füllen Ihre Nährstoffspeicher. Die Endometriose-gerechte Ernährung ist geeignet für jedermann und bringt bezüglich Nährstoffversorgung, Gewicht und Energielevel auch Frauen wie Männern ohne Endometriose Vorteile. Insbesondere bei unerfülltem Kinderwunsch hat die Ernährungsumstellung auch Frauen ohne Endometriose weitergeholfen.
Nach heutigem Kenntnisstand ist es unabdingbar eine Ernährungsumstellung in die Endometriosetherapie mit einzuflechten. Ein so simples Werkzeug wie die Ernährung nicht zu beachten, die zudem noch ohne unerwünschte Nebenwirkungen positiv wirken kann, wäre schlichtweg fahrlässig und würde uns Frauen einer großen Chance berauben.
Die Ernährungsumstellung sollte das Fundament sein, auf dem alle anderen therapeutischen Ansätze ruhen. Ist der Körper optimal versorgt, so kann z. B. nach Operationen mit einer schnelleren Rekonvaleszenz gerechnet werden. Zudem ist das Stoffwechselgeschehen bei geeigneter Ernährung so eingestellt, dass sich Entzündungen und Schmerzen, welche oft mit der Operation einhergehen, minimiert werden und dass das Gewebe ebenso weniger dazu neigt, zu proliferieren, d.h. neue Rezidive (Endometrioseherde) auszubilden. Die

Schmerzen lassen sich reduzieren, was zu einer gesteigerten Lebensqualität führt und den Konsum an Medikamenten reduziert.

Letztendlich möchte ich mit dem vorliegenden Buch eine Lücke schließen. Die Lücke, die sich auftut zwischen intuitivem Frau-Sein und neuen medizinischen Errungenschaften. Es soll vermitteln und zur Kooperation aufrufen. Bitte betrachten Sie die Erkrankung Endometriose nicht als Ihren Gegner oder Ihren Feind. Ich weiß, dass dies ein schwerer Rat ist, insbesondere wenn die Diagnose frisch ist oder man schon lange mit der Krankheit „kämpft" und diese einfach nicht los wird. Kämpfen Sie gegen die Endometriose, so kämpfen Sie gegen sich selbst. Die Endometriose gehört zurzeit nun einmal zu Ihnen, Sie können sie nicht isoliert betrachten. Dafür, dass das in der Zukunft nicht mehr so ist, können Sie einiges tun.
Beginnen Sie sofort damit und fragen Sie sich vor allem, was Ihr Körper braucht, um die Endometriose loszulassen. Richten Sie Ihr Augenmerk und Ihre Anstrengung auf die Heilung und das, was Ihnen gut tut.

Wie verwende ich dieses Buch?

Dieses Buch soll ein Ratgeber sein. Vielleicht wird es Ihnen auch ein guter Freund, der immer mal wieder zu Rate gezogen wird. Es soll Sie unterstützen, solange Sie Unterstützung brauchen. Es folgt keinen strengen Regeln und unterwirft Sie als Leserin nicht irgendwelchen Dogmen.
Ich habe viel Wert auf Pragmatismus gelegt, da erst hierdurch ein Ernährungskonzept lebt und alltagstauglich wird. Ein noch so ausgeklügeltes System aus Richtlinien, Rezepten oder etwa ein detaillierter Ernährungsplan nützt Ihnen nichts, wenn es schon daran scheitert, dass Sie die angegebenen Lebensmittel nicht vertragen, nicht mögen oder mehrere Stunden mit deren Beschaffung und Zubereitung zubringen müssen.
Da kann das Ganze ernährungsmedizinisch noch so sinnvoll sein – ihre Compliance hat es nicht und dadurch auch keine Wirkung. Da kann es beispielsweise sinnvoll sein, zu erklären, wie man Kartoffeln kocht, oder Erläuterungen über energetische Gehalte von Lebensmitteln zu geben – es kommt immer darauf an, welche Unterstützung Sie gerade in dem Moment benötigen.
Ihr persönliches Ernährungskonzept muss lebbar sein und zu Ihnen passen, ansonsten landet es ungenutzt in Ihrer Schublade.
Jeder Frau muss ich dort begegnen, wo sie gerade steht.

Dieses Buch gibt Ihnen wichtige Informationen an die Hand über die Wirkungsweise der Ernährung auf die Endometriose in all ihren Ausprägungen. Nutzen Sie die Kraft der Ernährung, um sich wieder besser zu fühlen und Schmerzen hinter sich zu lassen. Bereiten Sie sich mit den richtigen Nährstoffen optimal auf das Kind vor, was einmal in Ihnen heranwachsen soll. Sie können sofort beginnen, Ihre Gesundheit in die eigenen Hände zu nehmen und jedwede andere Therapie effektiv zu unterstützen.
Falls Sie Ihre Ernährungsumstellung vertiefen möchten, können Sie eine individuelle Beratung in Anspruch nehmen, die detailliert auf Ihre Vorlieben, Abneigungen, Ihre „Ernährungsgeschichte" und Ihre persönlichen Anliegen eingeht und diese berücksichtigt.

Die Lektüre dieses Buches oder die Anwendung der hier beschriebenen Rezepte ersetzt keineswegs den Besuch oder Rat eines Gynäkologen oder eine Endometriose-Therapie.
Das Buch versteht sich vielmehr als Begleiter und unterstützend zu anderen Therapieformen, insbesondere der operativen Therapie.

Zur Vereinfachung habe ich in diesem Buch häufig das Wort „östlich“ benutzt, wenn ich „chinesisch“ oder teilweise auch „ayurvedisch“ gemeint habe. Berücksichtigen Sie das bitte bei der Lektüre.

Zunächst möchte ich das Wort aber wieder abgeben an Herrn Prof. Korell, der Sie in die ärztliche Sicht der Endometriose einführen und Fachbegriffe klären wird.

Teil 1: Was ist Endometriose?

„Schmerzen bei der Periode? Das ist doch normal …!“ Dieser Satz klingt manchen Frauen nach einer jahrelangen Odyssee von Arzt zu Arzt, nach vielen Operationen und Wechseljahresbeschwerden durch medikamentöse Behandlungen etc. wie ein schlechter Scherz im Ohr. Der klassische Spruch von früher – wenn dann durch eine Bauchspiegelung „Endometriose“ festgestellt wurde: *„Sie müssen versuchen, schnell schwanger zu werden – wer weiß, wie lange es noch geht – dann trocknet auch die Endometriose aus …“*, gehört heute bei der Mehrzahl der Ärzte hoffentlich der Vergangenheit an. Dennoch können betroffene Frauen durch eine einzige derartige Aussage für den weiteren Behandlungs- und Lebensweg stark geprägt werden.
Insofern sind ausreichende Informationen über diese Erkrankung gleichermaßen für Ärzte und Betroffene wichtig, um das individuell bestmögliche Behandlungsergebnis zu erzielen.

Die Endometriose wurde zuerst Ende des 19. Jahrhunderts beschrieben, ist aber eine Erkrankung, die es sicher schon sehr viel länger gibt. Die ersten Untersuchungen befassten sich mit Veränderungen der Gebärmutter durch die Endometriose. Danach folgte die Beschreibung von Endometriose innerhalb der Eierstöcke (Ovarien), wo es durch die monatlichen Einblutungen mit der Zeit zur Bildung der sogenannten „Schokoladenzysten“ kommt – ein Name, der vom typischen braunen, dickflüssigen Inhalt kommt.
Um die Endometriose allgemein verständlich zu erklären, wird üblicherweise der Begriff der „versprengten Gebärmutterschleimhaut“ gewählt, was die bestehende Situation gut beschreibt: Außerhalb der Gebärmutter findet sich Endometrium (Gebärmutterschleimhaut), welches in ähnlicher Weise reagiert wie die normale Gebärmutterschleimhaut. Das heißt, durch Hormoneinfluss baut sich die Schleimhaut auf und blutet während der Periode dann auch wieder ab. Der Unterschied ist aber, dass die Endometriose in den Bauchraum bzw. direkt in das umliegende Gewebe blutet. Dies führt dann zu massiven Reaktionen des Körpers, in dessen Folge auch die heftigen Schmer-

zen während der Monatsblutung (Periode) zu erklären sind. Aber schon während des Wachsens der Endometriose werden im umliegenden Gewebe Prozesse ausgelöst, welche sich im weiteren Verlauf neben den Schmerzen auch durch Vernarbungen und Entzündungsvorgänge äußern. Hierdurch wird das gesamte Milieu des Bauchraumes so nachhaltig verändert, dass auch ohne durch die Endometriose ausgelöste Verwachsungen zwischen Eileiter und Eierstock häufig das Eintreten einer Schwangerschaft erschwert ist.

Jörg Keckstein aus Villach bezeichnet die Erkrankung in seinem Buch „Endometriose – die verkannte Frauenkrankheit" als *rätselhaft*, was sicher für mehrere Aspekte der Endometriose zutreffend ist. Viele betroffene Frauen erleben sich durch ihre Erkrankung sehr bedroht und durch die hohe Rezidivneigung regelrecht „verfolgt".

Dieses Buch soll auf der einen Seite durch weitere Informationen das Verständnis über die Endometriose und deren Behandlung erhöhen, andererseits am Beispiel der täglichen Ernährung Möglichkeiten aufzeigen, als Betroffene selbst den Verlauf der Erkrankung und das Leben mit ihr zu beeinflussen.

1. Wie entsteht Endometriose?

Dieser Frage geht die Forschung schon seit mehreren Jahrzehnten mehr oder weniger erfolgreich nach. Es gibt zahlreiche Erklärungsmodelle, was sehr dafür spricht, dass man es noch nicht ganz genau weiß. Vielleicht gibt es auch verschiedene Ursachen für deren Entstehung, was besser zu den ganz unterschiedlichen Arten und Formen der Endometriose passen würde. Denn schließlich kann Endometriose nicht nur im Bereich des weiblichen Beckens auftreten, wo sie am häufigsten zu finden ist. Endometriose kann auch an ganz anderen Orten wie z. B. in der Lunge entstehen bis hin zum extrem seltenen Fall einer männlichen Endometriose nach längerer Hormonbehandlung.

Die am weitesten verbreitete Erklärung zur Entstehung der Endometriose ist die sogenannte „Verschleppungstheorie". Hierbei geht man davon aus, dass die

Monatsblutung nicht nur über die Scheide abfließt, sondern sich auch über die Eileiter in den Bauchraum entleert. Dies wird „retrograde Mens-truation" genannt. Tatsächlich kann man im Menstrualblut lebende Gebärmutterschleimhautzellen nachweisen und es ist gut vorstellbar, dass sich diese Zellen dann im Bauchraum anheften und weiterwachsen können. Das würde auch erklären, warum Endometriose häufig im Douglasraum – dem tiefsten Punkt des Bauchraumes – gefunden wird. Bei Frauen mit etwas nach hinten gekippter Gebärmutter (Retroflexio) siedeln sich Endometrioseherde gerne im Bereich der Blase an, da der Douglasraum durch die Gebärmutter abgedeckt wird.
Freie Flüssigkeit hinter der Gebärmutter im Douglasraum kann man bei vielen Frauen zu unterschiedlichen Zeitpunkten des Monatszyklus durch Ultraschall nachweisen. In den meisten Fällen handelt es sich um klare Flüssigkeit, welche vom Bauchfell produziert wird oder dem Inhalt des gesprungenen Eibläschens entstammt. Nicht selten findet man – häufig gerade bei Frauen mit Endometriose – auch blutiges Sekret. Es ist aber durchaus anzunehmen, dass bei vielen Frauen durch die retrograde Menstruation Monatsblut durch die Eileiter in den Bauchraum fließt. Die Frage ist wohl eher, warum bei einem Teil der Frauen die Gebärmutterschleimhautzellen anwachsen, während sie dies bei den anderen nicht tun? Hier spielen wahrscheinlich viele Faktoren wie z. B. die genetische Veranlagung, Hormone, Ernährung und auch die Psyche eine Rolle.
Auf jeden Fall kann mit der Verschleppungstheorie der größte Teil der Endometriosebefunde erklärt werden, da sehr häufig das Becken und die darin liegenden Organe davon betroffen sind. Dennoch bleibt ein Teil der Befunde unerklärlich.

Die sogenannte „Metaplasietheorie" beschreibt die Möglichkeit, dass sich Körperzellen quasi „umprogrammieren" und sich in andere Zellarten umwandeln. Bestes Beispiel für diese Wandlungsfähigkeit ist die Eizelle – aus einer einzigen befruchteten Eizelle bilden sich im Verlauf der Entwicklung sämtliche, komplett unterschiedliche Zellen unseres Körpers. Dementsprechend nennt man diese Zellen „omnipotent", da ihre Fähigkeit zur Verwandlung noch uneingeschränkt ist. Durch Umweltreize können sich aber auch reife

Zellen noch umwandeln. Ein Beispiel ist das Ersetzen der normalen Drüsenzellen der Luftröhre durch der Haut ähnliche Plattenepithelzellen, wenn längere Zeit Gifte wie Tabakrauch einwirken.
Theoretisch ist etwas ähnliches auch für das Bauchfell (Peritoneum) denkbar, sodass daraus auch der Gebärmutterschleimhaut ähnliche Zellen entstehen können.

Eine neuere Theorie zur Entstehung der Endometriose wurde von Leyendecker ins Spiel gebracht. Sein Konzept von der „Archimetra“ wurde von der Beobachtung stimuliert, dass Endometrioseherde nicht nur aus Gebärmutterschleimhautzellen bestehen. In vielen Fällen bildet sich um die Schleimhaut herum Muskel- und Bindegewebe. Das heißt, der Körper versucht eine gewisse Normalität herzustellen und bildet etwas, was unter dem Mikroskop wie eine kleine Gebärmutter aussieht.
Die Vorstellung von Gebärmutterschleimhaut, welche durch den hohen Muskeldruck im Uterus in Gewebsspalten gedrückt wird, kann das Entstehen der sogenannten Adenomyosis uteri gut erklären. Als Adenomyose wird eine Ausbreitung der Endometriose innerhalb der Gebärmutterwand verstanden, welche sich häufig durch starke Periodenschmerzen bemerkbar macht. Dies erklärt sich durch die Einblutung in die Muskulatur der Gebärmutter, da die Endometrioseherde den Anschluss zur Gebärmutterhöhle verloren haben.

Es gibt noch viele weitere Theorien zur Entstehung der Endometriose. Eine Erklärung, wie es die Endometriose in seltenen Einzelfällen sogar bis in die Lunge schafft, ist auch nicht einfach zu geben. Zukünftige Forschungen können vielleicht weitere Klärung erbringen und eventuell sogar neue Wege zur Behandlung der Endometriose aufzeigen. Zum jetzigen Zeitpunkt müssen wir uns aber auf die Diagnose und Therapie der Endometriose konzentrieren, um das individuell beste Ergebnis für die von der Erkrankung betroffene Patientin zu erreichen.
Desweiteren scheint nach den heute vorliegenden Erkenntnissen über den Einfluss der Ernährung auf die Entstehung und das Wachstum der Endometriose, damit auch eine gewisse Prävention möglich zu sein.

2. Diagnose der Endometriose

Frauen mit Endometriose erleben ganz charakteristische Beschwerden, die typisch für diese Erkrankung sind. In den meisten Fällen kann somit allein durch die Abklärung der bestehenden Symptome zumindest die Verdachtsdiagnose „Endometriose" gestellt werden.

An erster Stelle steht hierbei die schmerzhafte Regelblutung (Dysmenorrhoe). Die Endometriose tritt üblicherweise bei Frauen zwischen dem 20. und 40. Lebensjahr auf – deutlich seltener davor oder danach. Klassischerweise kommt es etwa 1 Jahr nach Absetzen der Pille – häufig wegen Kinderwunsch – zu einer Zunahme der Schmerzen während der Periode. Dies ist auch der entscheidende Unterschied zur „normalen" Dysmenorrhoe. Die Schmerzen bei Beginn der Monatsblutungen mit 12 oder 13 Jahren werden als sogenannte „primäre Dysmenorrhoe" bezeichnet. Diese sind in aller Regel nicht durch Endometriose bedingt. Durch die Einnahme der Pille werden diese Beschwerden zumeist nicht mehr als stark erlebt.

Nehmen die Schmerzen bei der Periode schrittweise über die Monate zu, spricht man von der „sekundären Dysmenorrhoe". Dies ist hinweisend auf Endometriose als Ursache. Mit der Zeit können die Endometrioseherde größer werden und tiefer in die betroffenen Organe einwachsen. Das kann dann dazu führen, dass die Beschwerden auch außerhalb der Monatsblutung auftreten, mit dem Höhepunkt während der Periode. Nach Jahren der Erkrankung kann schließlich der zyklische Charakter der Endometriose in den Hintergrund treten und die Beschwerden können andauernd vorhanden sein.

Insofern ist es wichtig, bereits bei der ständigen Zunahme der Periodenschmerzen an die Möglichkeit Endometriose zu denken und die notwendigen weiteren Schritte einzuleiten. Dies gilt insbesondere dann, wenn durch Befall von Scheide, Darm oder Blase bereits Beschwerden beim Verkehr, Stuhlgang oder Urinieren auftreten. Durch ein frühzeitiges Erkennen der Endometriose kann nicht nur die Behandlung eher beginnen, es wird auch der sonst häufig langjährige Leidensweg abgekürzt.

Die von der Endometriose befallenen Organe können sich mit bestimmten Beschwerden bemerkbar machen, die häufig allein durch eine eingehende Befragung auch ohne operativen Eingriff bereits eine Verdachts-Diagnose ermöglichen.

Endometriose im Bauchfell (Peritoneum)

Der häufigste Befund bei Frauen mit Endometriose sind teils bläuliche, teilweise auch rötlich oder weißlich erscheinende Herde im Bereich des Bauchfells, die sich hauptsächlich im Unterbauch befinden. Teilweise kann sich die Endometriose auch in den Oberbauch bis zum Zwerchfell ausbreiten. Man geht davon aus, dass die Herde durch zunächst oberflächliche Auflagerung von Gebärmutterschleimhaut entstehen. Der Körper versucht, die befallenen Areale zu heilen und wieder eine glatte Oberfläche herzustellen. Dadurch werden die Endometrioseherde mit Bauchfell überzogen. Die bläuliche Farbe entsteht durch die monatliche Blutung direkt ins Gewebe, welche nicht vom Körper vollständig aufgelöst werden kann. Zurück bleiben dann bläuliche bis schwarze Reste des roten Blutfarbstoffes (Hämoglobin).
Die Reaktionen des Körpers auf die Endometrioseherde bedingen einerseits eine zunehmende Bildung von Bindegewebe – andererseits werden zahlreiche Entzündungsstoffe ausgeschüttet, die sich im Douglasraum sammeln und das gesamte Milieu im Bauchraum verändern. Das ist ungünstig sowohl für Eizellen als auch für Spermien.
Im Rahmen der Abheilung im Gewebe kommt es nicht selten auch zu Verwachsungen, sodass Organe miteinander verkleben. Dies kann z. B. bei Endometrioseherden im Bereich der Eierstöcke oder Eileiter dazu führen, dass die Beweglichkeit der Fimbrientrichter für den Eiauffang eingeschränkt ist oder der Eisprung selbst behindert wird.

Die klassischen Beschwerden bei der Endometriose im Bereich des Bauchfells sind schmerzhafte Monatsblutungen (Dysmenorrhoe). Seltener treten Probleme durch die entstehenden Verwachsungen auf. Bei Frauen mit unerfülltem Kinderwunsch wird häufig im Rahmen der Sterilitätsabklärung oberflächliche

Endometriose gefunden. Man geht davon aus, dass hierdurch das Eintreten einer Schwangerschaft verhindert werden kann, auch wenn die Eileiter selbst unauffällig und frei durchgängig sind.

Im Ultraschall sind die Endometrioseherde im Peritoneum zumeist nicht sichtbar. Der Nachweis gelingt in dieser Situation nur mit einer Bauchspiegelung (Laparoskopie). Dabei ist es wichtig, auch eine Gewebeprobe zur histologischen Sicherung der Diagnose zu entnehmen. Obwohl die Herde zumeist sehr typisch aussehen, sollte man die Endometriose auch durch mikroskopische Untersuchung beweisen.

Die Photodynamische Diagnostik (PDD) wurde eingesetzt, um die Herde im Bauchraum besser entdecken zu können. Hierzu wurde ein sogenannter Photosensitizer eingesetzt, der sich in den betroffenen Zellen anreichert und bei Lichtbestrahlung mit einer bestimmten Wellenlänge aufleuchtet. Für die Endometriose wurde Delta-Aminolävulinsäure (ALA) verwendet – ein Stoff, der z. B. auch beim Nachweis von Tumoren in der Harnblase eingesetzt wird. Wird dann das Bauchfell mit UV-Licht beleuchtet, kann man durch einen Gelbfilter die Herde rot aufleuchten sehen.
Insgesamt war dieser neue Ansatz sehr vielversprechend. Es hat sich aber gezeigt, dass es zwar durch die photodynamische Diagnostik möglich ist, viele mit dem bloßen Auge nicht erkennbare Endometrioseherde darzustellen. Eine echte Verbesserung für die Patientinnen konnte insgesamt aber nicht festgestellt werden. Zudem sind die tiefer liegenden knotigen Befunde, welche einen Großteil der Beschwerden verursachen, hierdurch gerade nicht nachweisbar.

Endometriose im Eierstock (Ovar)

Die ersten Beschreibungen der Endometriose bezogen sich auf die sogenannten „Schokoladenzysten“. Bei der Operation von Eierstockzysten fiel der typische dunkelbraune Inhalt auf, was für die Benennung ausschlaggebend war. Heute wissen wir, dass die Endometriose sehr häufig, aber nicht allein, die Eierstöcke befallen kann.

Als Entstehungsmechanismus dieser speziellen Zysten nimmt man an, dass Gebärmutterschleimhautzellen z. B. aus dem retrograd in die Bauchhöhle geflossenen Menstrualblut außen auf dem Eierstock anwachsen. Der Körper möchte wiederum den Befund abheilen, damit eine glatte Oberfläche entsteht. Dabei kommt der gleiche Mechanismus zum Einsatz, der auch beim Abheilen von geplatzten Eibläschen wirksam ist. Die Wunde wird außen verschlossen und dadurch nach innen verlagert. Nun ist im Fall der Endometriose die Gebärmutterschleimhaut im Ovar, sodass nun die Monatsblutung regelmäßig in den Eierstock selbst fließt. Der Körper kann aber nur die flüssigen Bestandteile des Blutes auflösen, sodass am Ende der schon beschriebene dunkle, zähflüssige Inhalt zurückbleibt. Dieser wird mit der Zeit immer mehr und kann hierdurch nicht nur Beschwerden machen, sondern auch die übrige Eierstocksubstanz verdrängen. Es erscheint logisch, dass die Endometriosezysten im Gegensatz zu den „normalen" serösen Eierstockzysten keine Tendenz zur spontanen Rückbildung haben.
Endometriosezysten sind üblicherweise gut im Ultraschall erkennbar.
Sie unterscheiden sich durch den nicht komplett dunkel erscheinenden Inhalt von den mit klarer Flüssigkeit gefüllten serösen Zysten. Schwierigkeiten kann manchmal die Abgrenzung zu eingebluteten Zysten machen, wobei diese sich im weiteren Verlauf spontan verändern und zurückbilden. Des Weiteren können auch sogenannte „Dermoidzysten" ähnliche Ultraschallbilder wie eine Endometriosezyste machen. Meist ist aber der in den Dermoidzysten befindliche Inhalt aus Talg und Haaren im Ultraschallbild doch deutlich zu unterscheiden.

Endometriose in der Scheide (Vagina)

Bei länger bestehender Endometriose im Douglasraum kann es auch zum Befall der Scheide kommen. Der Entstehungsmechanismus ist wiederum das monatliche Einbluten der Gebärmutterschleimhaut in das Gewebe. Teilweise ist die gesamte Wand von Endometriose durchwachsen, sodass in diesen Fällen die bläulichen Knoten bei der gynäkologischen Untersuchung im hinteren Scheidengewölbe zu sehen sind. Die betroffene Frau spürt dies – neben den

starken Menstruationsbeschwerden – hauptsächlich durch Schmerzen beim Verkehr (Dyspareunie). Häufig sind diese auch abhängig von der Stellung beim Geschlechtsverkehr, da sich Richtung und Eindringtiefe hier unterscheiden. Der Gynäkologe kann bei der Tastuntersuchung unterhalb des Gebärmutterhalses den zumeist sehr schmerzhaften Knoten im hinteren Scheidengewölbe tasten. Durch gleichzeitige rektale Kontrolle kann auch der Hinweis auf eine mögliche Beteiligung des Darmes gefunden werden.
Im Ultraschall können diese Endometrioseherde teilweise dargestellt werden, was die operative Planung erleichtern kann.
Seltener und auch nur beim kompletten Endometriosebefall der gesamten Scheidenwand kommt es monatlich zu einer vaginalen Blutung, welche aber meist nur nach Entfernung der Gebärmutter auffällt. Die Unterscheidung von der normalen Menstruationsblutung ist ansonsten sehr schwierig.

Endometriose im Darm

Ausgehend von zunächst oberflächlichen Herden im Douglasraum, kann die Endometriose auch die Darmwand befallen. Durch die monatlichen Einblutungen entstehen mit der Zeit durch die Gewebsreaktionen narbige Knoten. Diese können die gesamte Wand des Darmes durchsetzen, was sich dann in monatlichen Blutbeimengungen zum Stuhl (Dyschesie) zeigt. Nicht selten wird dies auch von Ärzten als Hämorrhoiden fehlinterpretiert. Zum Glück sind aber derart ausgeprägte Befunde nicht die Regel.
Zumeist macht sich die Endometriose im Darm mit den typischen Monatsbeschwerden bemerkbar. Mit zunehmender Ausprägung der Knoten kommt es auch zu Schmerzen beim Stuhlgang – zumeist konzentriert auf die Zeit während der Regel.
Am häufigsten ist die Darm-Endometriose im Bereich des Enddarms (Rektum) bzw. in dem darüber liegenden Sigma zu finden. Dabei kann ein Knoten durchaus in Scheide und Darm gleichzeitig eingewachsen sein. Dann ist er zumeist auch bei der gynäkologischen Untersuchung tastbar bzw. macht sich neben den Stuhlgangsbeschwerden auch durch Schmerzen beim Verkehr bemerkbar.

Die Endometriose kann aber auch andere Teile des Darmes einschließlich des Blinddarmes (Appendix) befallen. Charakteristisch bleiben dann die typischen zyklusabhängigen Beschwerden – schwieriger gestaltet sich in dieser Situation aber manchmal das Erkennen der Endometriose. Selbst bei einer Bauchspiegelung sind die Herde teilweise nicht nachweisbar. In diesen Fällen muss man ausgehend von den vorhandenen Beschwerden und den Befunden bei der Diagnostik versuchen, den Endometriosebefall über Ultraschall oder Magnetresonanztomographie (MRT) zu lokalisieren.
Bei Verdacht auf Endometriose im Bereich des Darmes ist die weitere Abklärung über Darmspiegelung (Coloskopie bzw. Rektoskopie) üblich. Dies gilt insbesondere dann, wenn zyklische Blutbeimengungen im Stuhl (Hämatochesis) festzustellen sind oder Hinweise auf eine Darmenge bestehen. Eine Röntgen-Kontrastdarstellung des Darmes (Röntgen-Kontrast-Einlauf) ist nur in Ausnahmefällen notwendig. Häufig kann aber selbst bei Blut im Stuhl die Endometriose im Darm durch die Coloskopie nicht nachgewiesen werden.

Endometriose in der Blase

Vergleichbar mit der Entstehung der Darm-Endometriose können Herde im Bauchfell schrittweise auch in die Blasenwand einwachsen. Ausgangsbefund ist wahrscheinlich eine zunächst oberflächliche Endometriose, welche, einmal mit Bauchfell abgedeckt, nun in der Tiefe monatlich wächst und blutet, worauf der Körper mit der Bildung von Narbengewebe reagiert. Der hierdurch entstehende Knoten kann mit der Zeit die gesamte Blasenwand durchwachsen und sich durch zyklisches Blut im Urin (Hämaturie) bemerkbar machen. Zum Glück sind derart ausgeprägte Befunde selten, dennoch können selbst kleine Endometrioseherde große Schmerzen verursachen. Typisch ist wiederum der zyklische Charakter – das heißt, die Blasenbeschwerden wie das schmerzhafte oder auch sehr häufige Wasserlassen (Dysurie bzw. Pollakisurie) treten nur oder verstärkt bei der Monatsblutung auf. Nicht selten werden die Probleme als häufige Blasenentzündungen fehlgedeutet und durch zahlreiche Therapieversuche mit Antibiotika die richtige Diagnose verzögert.

Dementsprechend sollte bei fehlendem Nachweis von Bakterien im Urin und zyklischer Symptomatik immer auch an die Möglichkeit einer Endometriose gedacht werden.
Bei Verdacht auf Blasenendometriose sollte zur weiteren Diagnostik eine Blasenspiegelung (Zystoskopie) erfolgen. Dies gilt bei allen zyklischen Blasenbeschwerden und insbesondere bei Blut im Urin während der Menstruation.
Die Zystoskopie kann bei bereits bestehender Notwendigkeit zur Operation auch im Rahmen der Bauchspiegelung erfolgen.
Bei Durchwanderung der gesamten Blasenwand kann die Endometriose bei der Blasenspiegelung auch von innen gesehen werden. Nicht selten ist aber auch bei größeren Knoten die Blasenschleimhaut darüber noch intakt, sodass die Endometriose selbst nicht sichtbar ist.

Endometriose im Bereich des Harnleiters

Durch den sehr häufigen Befall der Beckenwand kann die Endometriose auch den dort verlaufenden Harnleiter (Ureter) mit betreffen. Zu Anfang der Erkrankung hat das häufig noch keine Auswirkungen. Kommt es aber im weiteren Verlauf zu stärkeren Vernarbungen, können auch die Harnleiter in diesen Prozess einbezogen werden. Nicht selten kommt es dann zu Verengungen mit Störung des Urinabflusses in die Blase, sodass sich ein Harnstau in einer oder beiden Nieren bildet. Die hierbei typischen Flanken- bzw. Kreuzschmerzen werden häufig nicht mit der Endometriose in Zusammenhang gebracht, sodass sich auf die Dauer Nierenschäden bis zum kompletten Organverlust ergeben können. Erschwert wird die richtige Diagnose auch durch den häufig nicht zyklisch auftretenden Charakter der Beschwerden, was ansonsten für die sich durch Schmerzen bei der Periode bemerkbar machende Endometriose untypisch ist.
Wichtig ist bei allen die ableitenden Harnwege betreffenden Beschwerden eine sorgfältige Ultraschalluntersuchung zum Ausschluss eines Nierenstaus, da dieser neben der Endometriose auch durch andere Erkrankungen verursacht werden kann und eine frühzeitige Diagnose und dementsprechende Behandlung für die Prognose extrem wichtig sind.

Endometriose in der Gebärmutter

Lange Zeit wurde die Endometriose hauptsächlich außerhalb der Gebärmutter gesucht und gefunden. In den letzten Jahren kam erneut ins Bewußtsein, dass nicht selten auch die Muskelschicht der Gebärmutter selbst von Endometriose betroffen ist. Dies wird allgemein als „Adenomyosis uteri“ bezeichnet und macht sich meistens durch zyklisch abhängige Schmerzen bemerkbar. Auch bei Frauen mit unerfülltem Kinderwunsch ist diese häufiger zu beobachten.

Der Nachweis der Adenomyose lässt sich nur selten durch die Tastuntersuchung allein führen – allenfalls kann eine schmerzhafte und vergrößerte Gebärmutter den Verdacht darauf lenken. Erst durch die Vaginalsonographie wird dieser Verdacht dann erhärtet, wenn die Gebärmuttermuskulatur im Ultraschall unregelmäßig erscheint und teilweise sogar zystische Veränderungen zeigt. Typisch für die Adenomyose ist auch eine unterschiedlich dicke Vorder- und Hinterwand der Gebärmutter.
Durch die Anwendung der Kernspintomographie (MRT) können diese Befunde in der Regel noch besser dargestellt werden.
Bei vielen Frauen mit Adenomyose der Gebärmutter kann die Verdachtsdiagnose nur gestellt werden, wenn trotz kompletter Entfernung der Endometrioseherde im Bauchraum weiterhin zyklusabhängige Schmerzen auftreten. Teilweise kann bei einer Laparoskopie durch eine Gewebsprobe aus dem Uterus die Adenomyose dann feingeweblich durch histologische Untersuchung nachgewiesen werden.

Rolle der Vorsorgeuntersuchung

Es gibt Statistiken, die besagen, dass vom Beginn der Beschwerden bis zum Erkennen der Endometriose im Schnitt 6 Jahre vergehen. Dies erscheint angesichts der geradezu klassischen Symptomatik viel zu lang und bedeutet neben den regelmäßigen Schmerzen für die betroffenen Frauen auch eine größere Ausdehnung der Erkrankung mit entsprechend höherem Schwierigkeitsgrad der Therapie.
Im Fall von unerfülltem Kinderwunsch erfolgt die Diagnose der Endometri-

ose zwar durchschnittlich etwas früher, da der Nachweis meistens bei der zur Überprüfung der Eileiterdurchgängigkeit durchgeführten Bauchspiegelung gelingt. Dennoch wird auch hier die notwendige adäquate Sterilitätstherapie verzögert und damit die Chancen auf eine Schwangerschaft verringert.
Noch schlechter sieht es für Frauen mit Endometriose aus, welche allein mit Schmerzen zum Arzt gehen. Hier vergehen teilweise bis zu 10 Jahre (und mehr), bis die Beschwerdeursache gefunden wird.

In den Internetforen finden sich diesbezüglich erschreckende Geschichten von langjährigen Hormontherapien und zahllosen chirurgischen Eingriffen bis hin zur „Total-OP". Eine Beurteilung der einzelnen Fälle ist aber meist aufgrund der angegebenen Informationen nicht objektiv möglich. Zudem gibt es die verschiedensten Schmerzursachen, die nur schwierig voneinander abzugrenzen sind. Menschen mit unklarer chronischer Schmerzsymptomatik können allgemein nur schwierig erfolgreich behandelt werden.

Dennoch sollte es nicht mehr passieren, dass Frauen mit ganz typischer Schmerzsymptomatik wie zyklischen Beschwerden und/oder klassischen Befunden wie „Schokoladenzysten" oder Endometrioseknoten in der Scheide jahrelang ohne korrekte Diagnose und entsprechende Therapie weiter leiden müssen. Das muss bei den Betroffenen zwangsläufig das frustrierende Gefühl auslösen, mit den geäußerten Beschwerden nicht ernst genommen zu werden. Ein erheblicher Teil der psychischen Belastung mit den langfristigen Folgen hat hier seine Ursache.

Entscheidend ist die Beachtung der typischen Beschwerden bei Endometriose trotz unauffälliger gynäkologischer Untersuchung. Eine oberflächliche Bauchfell-Endometriose – der häufigste Befund – lässt sich weder mit der normalen Tast- noch der Ultraschalluntersuchung erkennen. Dies trifft nur für die typischen Endometriosezysten des Eierstocks zu, die im Gegensatz zu den sehr häufigen „normalen" Zysten nicht spontan von selbst zurückgehen und im Ultraschall ein charakteristisches Bild zeigen können. Nur eine ausgedehnte knotige Endometriose im Bereich von Scheide, Darm oder Blase lässt sich bei erreichbarer Lokalisation ertasten bzw. bei entsprechender Größe im Ultraschall sehen. Wichtig ist eine sorgfältige und genaue Anamnese, welche nicht nur die Lokalisation der Schmerzen, sondern auch deren Auftreten im Monatszyklus erfasst. Zeigt sich hierbei als klassisches Symptom eine zunehmend schmerzhafte Monatsblutung (sekundäre Dysmenorrhoe), so muss an die Möglichkeit einer eventuell vorliegenden Endometriose gedacht und die weiteren notwendigen Schritte eingeleitet werden.

Stellenwert der apparativen Diagnostik

Unter der sogenannten „apparativen Diagnostik“ werden allgemein die bildgebenden Verfahren in der Medizin verstanden. In der Gynäkologie steht dabei an erster Stelle die Ultraschalluntersuchung (Sonographie). Mit dem vaginalen Schallkopf ist es möglich, sehr nahe an die Beckenorgane zu gelangen, was eine optimale Darstellung mit dem Nachweis evtl. Veränderungen ermöglicht. Man kann die Gebärmutterhöhle und Veränderungen der Schleimhaut ebenso gut sehen wie z. B. Myomknoten oder aber eine Adenomyosis uteri. Im Bereich der Eierstöcke können flüssigkeitsgefüllte Zysten oder eher solide Tumore dargestellt werden.

Schwierig ist es aber häufig, die Befunde genau zuzuordnen. Ein Ultraschallbefund, wie er z. B. typisch für eine Endometriosezyste ist, kann ebenso ein eingebluteter Gelbkörper oder eine sogenannte Dermoidzyste sein. Erst bei der Operation und nach der Eröffnung des Eierstocks lässt sich der tatsächliche Inhalt darstellen. Die Frage „gutartig“ oder „bösartig“ lässt sich sogar erst nach der feingeweblichen Untersuchung unter dem Mikroskop beantworten, was zum Glück bei Frauen mit Endometriose in aller Regel keine Rolle spielt.
Ebenso sind Befunde im Bereich der Gebärmutter allein durch den Ultraschallbefund nicht sicher einzuordnen. Eine Struktur z. B. innerhalb der Gebärmutterhöhle kann nicht nur einem kleinen Myom, sondern auch einem Schleimhautpolypen entsprechen. Durch Gebärmutterspiegelung (Hysteroskopie) kann die Situation weiter geklärt werden, aber erst die Gewebsuntersuchung nach Entfernung des Befundes bringt eine sichere Diagnose.

Das heißt, es ist mit dem Ultraschall nur die Entscheidung „unauffällig“ oder „auffällig“ möglich. Alles weitere ist eine sogenannte „Verdachtsdiagnose“, welche entweder durch weitere Untersuchungen oder meistens erst bei der Operation mit anschließender feingeweblicher Untersuchung weiter abgeklärt werden muss.

Neben der Vaginalsonographie ist bei Verdacht auf Endometriose eine Ultraschalluntersuchung der Nieren wichtig. Diese sollte nicht nur bei in den Rücken austrahlenden Schmerzen, sondern möglichst auch vor allen geplanten operativen Eingriffen erfolgen. Durch die Darstellung der Nierenbecken auf beiden Seiten kann ein Harnstau nachgewiesen werden, wie er durch die Endometriose verursacht werden kann. Durch Vernarbungen sind Verengungen im Bereich der Harnleiter möglich, sodass sich der Urin bis in die Nieren hochstaut. Langfristig droht hierdurch sogar der Verlust der Niere durch chronischen Aufstau (Hydronephrose), sodass ein frühzeitiges Erkennen und die operative Behebung des Problems sehr wichtig sind. Des Weiteren ist eine genaue Abklärung der Situation für die individuell adaptierte optimale Operationsplanung wichtig.

Bei Verdacht auf eine Beteiligung der ableitenden Harnwege sollten weiterführende Untersuchungen erwogen werden. Hierzu gehört die Kontrastdarstellung – intravenöse Pyelographie (IVP) –, welche heute häufig im Rahmen einer Computertomographie (CT) durchgeführt wird.

Alternativ können die Nieren auch bei einer Magnetresonanztomographie (MRT) mit dargestellt werden.

Während die im Ultraschall gut sichtbaren Endometrioszysten auch im CT oder MRT gut nachweisbar sind, können ansonsten nur größere Endometrioseknoten mit der bildgebenden Diagnostik gesehen werden. Insofern sind diese Untersuchungen in der Regel nicht zwingend notwendig, da der genaue Befund nicht selten erst bei der Operation direkt festgestellt werden kann.

Besteht der Verdacht auf ein Hineinwachsen der Endometriose in die Darmwand, kann durch die sogenannte Endosonographie versucht werden, den Herd genauer darzustellen. Hierzu wird mit einer kleinen Ultraschallsonde in den Enddarm eingegangen und der Befund dargestellt und vermessen.

Bluttest auf Endometriose?

Es werden regelmäßig neue Forschungsergebnisse veröffentlicht, in denen von Erfolgen beim Nachweis von Endometriose durch einen einfachen Bluttest berichtet wird.
Auch sogenannte „Tumormarker" wie das CA 125 sind häufig bei Frauen mit Endometriose erhöht. Dieser eigentlich für den Nachweis von Eierstockkrebs (Ovarialkarzinom) gedachte Test ist aber auch bei Myomen der Gebärmutter oder Entzündungen im Beckenbereich im pathologischen Bereich, sodass von einem Tumormarker-Wert allein keine sichere Diagnose abgeleitet werden kann. Vielmehr tragen diese Blutwerte häufig unbegründet zur Verunsicherung der Frauen und ihrer behandelnden Ärzte bei und lösen teilweise unnötige diagnostische und sogar auch operative Maßnahmen aus.
Durch die Kombination der verschiedenen Marker für das Vorliegen einer Endometriose ist es möglich, die Treffsicherheit deutlich zu steigern. Dennoch kann damit keine sichere Diagnose gestellt werden.

Auf der anderen Seite sind die Beschwerden bei Frauen mit Endometriose so typisch, dass sich häufig der Verdacht allein durch die Anamnese ergibt. Zum genauen Nachweis und zur dann notwendigen Behandlung ist in der Regel eine Bauchspiegelung erforderlich, sodass der Wert eines derartigen Nachweises durch Blutuntersuchung vermindert wird. Es ist derzeit fraglich ob derartige Tests in Zukunft zur Verlaufskontrolle bzw. zur Absicherung in bestimmten Situationen z. B. bei weiter bestehenden Beschwerden trotz mehrerer Operationen ohne Nachweis von Endometriose eine Rolle spielen können. Liegt keine Indikation für eine Operation vor, ist es möglich, eine Verbesserung der Beschwerden unter Pilleneinnahme als indirekten Hinweis auf das Vorliegen einer Endometriose zu werten.

Die Möglichkeiten der Bauchspiegelung (Laparoskopie)

Die Bauchspiegelung (Laparoskopie) ist heute die Standarduntersuchung, um eine aufgrund der typischen Beschwerden oder z. B. eines Ultraschallbefundes vermutete Endometriose auch tatsächlich nachzuweisen oder auszuschließen. Das typische Bild der Endometrioseherde im Bereich des Bauchfells oder das Vorliegen einer „Schokoladenzyste" sind einfach zu erkennen. Die Endometriose kann aber auch anders aussehen als die typischen bräunlichen Auflagerungen – sie kann sich auch rötlich oder weißlich zeigen. Teilweise ist die Endometriose nur bei direkter Betrachtung des Bauchfells aus der Nähe zu erkennen bzw. durch vermehrte Gefäßansammlung zu vermuten. Daher sollte immer versucht werden, eine Probe zur feingeweblichen Untersuchung zu entnehmen (Histologie). Nur dann ist tatsächlich das Vorliegen der Endometriose zu beweisen, was zur weiteren Planung der Therapie wichtig ist.

Schwieriger kann es sein, die Herde nachzuweisen, wenn diese nicht auf, sondern hinter dem Bauchfell (retroperitoneal) liegen. Daher ist es wichtig, nicht nur direkt vor der Bauchspiegelung in Narkose eine Tastuntersuchung durch Scheide und Darm (rektovaginal) durchzuführen. Dies sollte auch nochmals während des Eingriffes „unter Sicht" wiederholt werden, um insbesondere den Douglasraum, Darm und Scheide bzw. die Blasenwand auf knotige Endometriose hin zu untersuchen. Unverzichtbar ist dies auf jeden Fall, wenn spezifische Beschwerden wie Schmerzen beim Wasserlassen (Dysurie), beim Stuhlgang (Dyschesie) oder auch beim Verkehr (Dyspareunie) auf einen Endometriosebefall dieser Bereiche hindeuten.

Liegen die Herde im Darm höher als 10–15 cm vom Anus aus gerechnet, können sie nicht durch Tastuntersuchung nachgewiesen werden. Häufig sind diese dann von außen durch narbige Verziehungen erkennbar. Es gibt aber auch Endometrioseknoten, welche nur intramural – also in der Darmwand – sitzen und weder von außen bei der Bauchspiegelung noch von innen bei der Darmspiegelung zu sehen sind. Dies ist für die betroffenen Frauen besonders beunruhigend, wenn sich zyklisch bei der Periode Blut im Stuhl zeigt, alle Untersuchungen aber keine Endometriose nachweisen können. Zum Glück können aber in diesen Fällen bösartige Befunde bei der Darmspiegelung mit großer Sicherheit ausgeschlossen werden, sodass man eventuell durch Pilleneinnahme die Blutung unterdrücken und weiter abwarten kann.

In vielen Fällen kann mit Hilfe der Laparoskopie nicht nur die Diagnostik allein, sondern gleichzeitig auch die notwendige Behandlung erfolgen. Hierdurch kann heute in vielen Fällen ein Bauchschnitt (Laparotomie) vermieden werden.

Soll die Bauchspiegelung auf jeden Fall in einem „Endometriosezentrum" erfolgen?
Diese Frage stellt sich, seitdem es – ähnlich zu anderen Erkrankungen wie z. B. dem Brustkrebs – auf Endometriose spezialisierte Zentren gibt.
Die Entwicklung mit Zentralisierung und Spezialisierung einzelner Krankenhäuser auf bestimmte Krankheitsbilder wird von verschiedenen Seiten propagiert, weil dies Vorteile für die betroffenen Patienten bedeuten würde. Es soll hierdurch möglich sein, die Qualität der Behandlung zu steigern und damit bessere Ergebnisse bei geringerer Komplikationsrate zu erzielen. Dieses Ziel an sich ist absolut zu unterstützen, da die Internetforen voll von „Horrorstories" betroffener Frauen sind. Über mehrere Operationen pro Jahr, Entfernung von Eierstöcken und Gebärmutter bei unter 30-Jährigen etc. wird nicht selten berichtet.
Es ist aber sehr fraglich, ob die Zentrenbildung allein in der Lage ist, das Problem der Qualität bei der Endometriosetherapie zu lösen. Die Information über die optimale Diagnostik und Therapie bei Frauen mit Endometriose sollte allgemein bei allen behandelnden Ärzten verbessert werden. Dies betrifft nicht nur die Gynäkologen in der Praxis bzw. im Krankenhaus. Auch alle Allgemeinärzte sollten bei zyklischen Beschwerden an eine mögliche Endometriose denken und die notwendigen weiteren Maßnahmen einleiten. Dies würde für alle Betroffenen eventuell lange Jahre mit Schmerzen vermeiden helfen und z. B. bei Befall der Harnleiter auch einem Verlust der Nieren durch chronischen Harnstau vorbeugen.
Nur die allgemeine Verbreitung der Kenntnisse über die Endometriose verbessert die Gesamtsituation der Betroffenen. Ist es doch fraglich, wie sinnvoll es wäre, jede Bauchspiegelung bei Unterbauchschmerzen „bundesweit"

in einem Endometriosezentrum durchzuführen? Nein – hier erscheint eher eine Vernetzung von niedergelassenen Ärzten und „normalen“ und „spezialisierten“ Ärzten in der Klinik die beste Lösung. Dies beinhaltet z. B. eine Laparoskopie zur Abklärung von Unterbauchschmerzen oder unerfülltem Kinderwunsch in dem lokal zuständigen Krankenhaus oder einer operativen Praxis. Wichtig ist dann die Weiterleitung der Frauen mit ausgedehnter Endometriose an hierauf spezialisierte Operateure. Das Gleiche gilt für Patientinnen mit Kinderwunsch. Auch hier ist die Operation entscheidend, um die Fertilität zu verbessern. Es sollte vermieden werden, dass die Endometriose nur oberflächlich verschorft (oder gelasert) und einfach eine Hormontherapie angeschlossen wird. Die Idee mit dem „Eintrocknen“ funktioniert nämlich meistens nicht. In der Regel kommt es 6–12 Monate nach Absetzen der Hormonbehandlung zu einem erneuten Wachstum der zwischenzeitlich unterdrückten Endometriose und damit auch erneut zu Beschwerden.

Ein nicht unerheblicher Teil der Rezidive nach Operation sind meist nicht auf das schnelle Nachwachsen der Endometriose zurückzuführen, sondern beruhen eher auf knotigen Befunden, die hinter dem Bauchfell versteckt sind und bei dem Eingriff nicht entfernt wurden.

Die gute Vernetzung von allen beteiligten Ärzten verbessert nicht nur die Versorgung der individuell von Endometriose betroffenen Patientin. Zudem kommt es durch gute Kommunikation mit gegenseitigem Informationsaustausch mehr und mehr zu einer allgemeinen Verbreitung der optimalen Therapie und einem allgemeinem Fortschritt in Diagnostik und Therapie dieser häufigen und häufig chronischen Erkrankung.

Die Zusammenarbeit im Netzwerk wirkt auch dem Vorwurf entgegen, die Endometriosezentren würden das „Spezialisten-Etikett“ als reine Marketingstrategie nutzen, um mehr Patientinnen anzuwerben.

Die Stadieneinteilung der Endometriose

Das Ausmaß und der Schweregrad einer Tumorerkrankung werden in verschiedene Stadien eingeteilt – meistens Stadium 1–4. Es ist dann jedem klar, dass ein bösartiger Tumor T4 größer und „schlimmer“ ist als ein T1-Befund. Auch die

Heilungschance und die gesamte Prognose hängen mit dem Tumorstadium eng zusammen. Zudem ist es mit der Stadieneinteilung besser möglich, die Effektivität verschiedener Behandlungsstrategien miteinander zu vergleichen, wenn man mehr Informationen über die individuelle Krankheitssituation hat.
Auch für Frauen mit Endometriose wurde versucht, eine Stadieneinteilung zu entwickeln. Allgemein durchgesetzt hat sich hierbei der sogenannte AFS-Score (American Fertility Society). Dieser wird von den meisten Operateuren erhoben (oder geschätzt) und spielt hauptsächlich bei Anträgen für das Versorgungsamt etc. eine große Rolle. Zur Bestimmung, wieviel Prozent der Schwerbehinderung den betroffenen Frauen zugestanden wird, wird regelmäßig auch nach dem Stadium gefragt.
Im Gegensatz zur Tumortherapie korrelieren die Stadien bei der Endometriose weder mit den Beschwerden noch mit dem Verlauf der Erkrankung. Das bedeutet, dass selbst kleine und oberflächliche Herde starke Beschwerden oder unerfüllten Kinderwunsch verursachen können. Das Rezidivrisiko und das Ansprechen auf die Hormonbehandlung hängen auch eher von der biologischen Aktivität der Erkrankung als vom Endometriosestadium ab.

Der AFS-Score kommt aus der Kinderwunschbehandlung und konzentriert sich dementsprechend im Wesentlichen auf die Endometriose an den Eierstöcken und Eileitern und dem umliegenden Bauchfell. Leider berücksichtigt diese Stadieneinteilung den knotigen Befall von Scheide, Darm oder Blase bzw. die Adenomyosis uteri nur unzureichend.
Um dieses Problem zu überwinden, wurde von der Gruppe um Prof. Keckstein der sogenannte ENZIAN-Score entwickelt. In dieser Stadieneinteilung wird die Ausdehnung der Endometriose im Bereich Douglasraum, Scheide, Darm und Blase genau beschrieben und auch die Größe der Knoten festgehalten. Hierdurch lässt sich das Ausmaß einer Operation zur Entfernung dieser Befunde deutlich besser abschätzen. Eine direkte Korrelation zwischen dem Endometriosestadium im ENZIAN-Score und den Beschwerden bzw. der Prognose der Erkrankung besteht aber auch hier nicht. Dennoch ist der ENZIAN-Score als einziger geeignet, das Ausmaß der tief infiltrierenden Endometriose zu beschreiben und damit eine Vergleichbarkeit der Operationsergebnisse zu ermöglichen.

Insgesamt kommt aber der Stadieneinteilung für die betroffene Patientin nicht die höchste Bedeutung zu. Viel wichtiger ist es, die Befunde bei einer Operation sehr genau zu dokumentieren. Dies erleichtert im späteren Verlauf die Beratung und eventuell weiter notwendige OP-Planung erheblich.

3. Therapie der Endometriose

Die Behandlung von Frauen mit Endometriose hat sich in den letzten Jahrzehnten deutlich gewandelt. Früher war die alleinige medikamentöse Therapie mit starken Nebenwirkungen und leider dennoch hoher Rezidivrate (Gefahr, dass die Endometriose wiederkommt) der Standard. Heute ist es das Ziel, die individuell angepasste, möglichst optimale Kombination aus operativer und medikamentöser Behandlung zu finden.

Der normale Hormonzyklus

Um die hormonellen Einflüsse auf die Endometriose und die Wirkungen bzw. Nebenwirkungen der Therapie besser verstehen zu können, ist ein Wissen über den „normalen" weiblichen Zyklus erforderlich. Denn in vielen Aspekten verhält sich die Endometriose in gleicher oder zumindest ähnlicher Weise wie die Gebärmutterschleimhaut im Uterus (Gebärmutter).
Ziel des weiblichen Hormonzyklus ist es einerseits im Eierstock eine Eizelle reifen zu lassen und andererseits die Gebärmutterschleimhaut für das Einnisten und Weiterwachsen der befruchteten Eizelle vorzubereiten.
Die „Schaltzentrale" hierfür liegt im Gehirn – in der Hirnanhangsdrüse (Hypophyse). Dort werden die Hormonwerte im Blut „gemessen" und die Stimulation der Eierstöcke reguliert. Dies funktioniert ähnlich einer Zentralheizung, bei der die Temperatur im Zimmer gemessen wird und je nach Wert die Heizung höher- oder heruntergedreht wird. Man nennt dies in der Medizin – und nicht nur da – einen Regelkreis.
Die Hypophyse schüttet am Beginn des Zyklus FSH – Follikel stimulierendes Hormon – aus, was zur Reifung eines Eibläschens (Follikel) im Eierstock (Ovar) führt. Dieses Eibläschen wiederum produziert zunehmend Östrogen,

was von der Hypophyse registriert wird. Im Bereich der Gebärmutter führt das Östrogen zu einem Wachstum der Schleimhaut.
Erscheint der Östrogen-Wert im Blut hoch genug, geht die Hypophyse von einem reifen Eibläschen aus und löst durch die Ausschüttung von LH – luteinisierendem Hormon – den Eisprung (Ovulation) aus. Die „gesprungene" Eizelle wird von dem trichterförmigen Eileiterende „aufgesogen" und dann im Eileiter selbst von den bereits zahlreich wartenden Samenzellen (Spermien) „begrüßt" und befruchtet. Etwa 5–7 Tage dauert dann der Weg der befruchteten Eizelle bis zur Einnistung in der Gebärmutter. Dort hat sich seit dem Eisprung viel verändert. Die Hülle des geplatzten Eibläschens hat sich zum Gelbkörper (Corpus Luteum) umgewandelt, welcher nunmehr Progesteron – das sogenannte Gelbkörperhormon – produziert. Durch das Progesteron wird die durch Östrogen maximal aufgebaute Gebärmutterschleimhaut umgebaut, damit eine Einnistung der befruchteten Eizelle möglich ist. Man nennt dies „drüsige Umwandlung". Gelingt die Einnistung, so bildet der Embryo sehr schnell einen „Mutterkuchen" (Trophoblast – später Plazenta), welcher die Produktion vom Gelbkörperhormon Progesteron aufrecht erhält und damit das frühe Überleben und Weiterwachsen der Schwangerschaft sichert. Die Frau bemerkt dies an der ausbleibenden Periodenblutung (Menstruation) und relativ schnell auch an anderen Schwangerschaftsveränderungen wie Brustspannen, Harndrang und später Übelkeit etc.

Kommt es nicht zur Befruchtung und Einnistung einer Eizelle, kann die hoch aufgebaute und drüsig umgewandelte Gebärmutterschleimhaut durch die nachlassende Aktivität des Gelbkörpers nicht mehr aufrecht gehalten werden und es kommt zur Monatsblutung.

Abb. 1 zeigt die Veränderungen im Verlaufe des Monatszyklus noch einmal schematisch auf:
Ganz unten ist die Zeitachse aufgetragen, wo von einem „normalen" Zyklus von 28 Tagen ausgegangen wird.

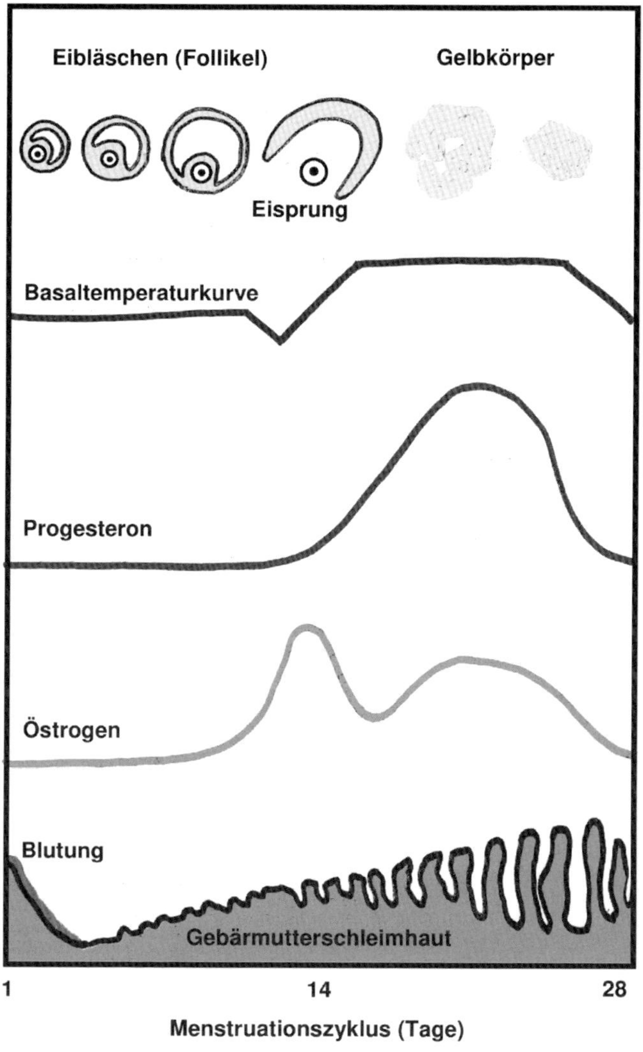

Abb. 1: Darstellung der Veränderungen im Menstruationszyklus

Darüber sieht man die Gebärmutterschleimhaut in ihrem Verlauf während des Zyklus. Es beginnt mit der Monatsblutung, wo sich die Schleimhaut aus dem vorangegangenen Zyklus abstößt und abblutet. Daher wird auch der erste Tag der Blutung der Tag 1 des neuen Zyklus. Durch die Einwirkung des steigenden Östrogenspiegels, welcher vom wachsenden Eibläschen produziert wird, kommt es bis zum Tag 14 zu einem massiven Wachstum der Gebärmutterschleimhaut. Durch die Progesteron-Wirkung erfolgt in der zweiten Zyklushälfte eine Umwandlung der Gebärmutterschleimhaut, um die Einnistung einer befruchteten Eizelle zu ermöglichen. Entsteht keine Schwangerschaft, wird die Schleimhaut abgestoßen. Es kommt zur Monatsblutung und der Zyklus beginnt von vorn.

Die erste Kurve oberhalb der Gebärmutterschleimhaut zeigt den Östrogen-Verlauf während des Zyklus. Anfangs steigt der Hormonspiegel nur langsam an, kurz vor dem Eisprung kommt es durch die LH-Ausschüttung der Hypophyse zu einem deutlichen Anstieg – danach bleibt der Spiegel bis zum Ende des Zyklus auf hohem Niveau.

Die Kurve oberhalb des Östrogens zeigt den Verlauf von Progesteron. Während das Eibläschen in der ersten Zyklushälfte nur Östrogen herstellt, wird nach dem Eisprung aus dem Eibläschen der Gelbkörper, welcher danach Progesteron produziert. Dadurch kann Progesteron nur nach einem Eisprung in der zweiten Zyklushälfte nachgewiesen werden.

Auch der Temperaturverlauf verändert sich im Verlauf des Monatszyklus und entspricht der sogenannten Basaltemperaturkurve. Vor dem Eisprung kommt es zu einem kleinen Rückgang der gemessenen Körpertemperatur, bevor der Wert in der zweiten Zyklushälfte auf ein höheres Niveau steigt und kurz vor der Monatsblutung wieder auf den ursprünglichen Wert zurückgeht.

Ganz oben auf der Abbildung sieht man die Entwicklung des Östrogen produzierenden Eibläschens bis zum Eisprung und die Umwandlung zum Gelbkörper, welcher dann auch Progesteron herstellt.

Medikamentöse Behandlung

1. Hormontherapie mit GnRH-Analoga

Endometriosezellen werden genauso wie die Gebärmutterschleimhaut durch Östrogen im Wachstum stimuliert. Dies ist der Ansatzpunkt der Behandlung von betroffenen Patientinnen mit den sogenannten GnRH-Analoga (Gonadotropin Releasing Hormone – Analoga). Diese Stoffe blockieren die Ausschüttung von FSH und LH in der Hirnanhangsdrüse (Hypophyse), sodass in den Eierstöcken weder Eibläschen noch Östrogen bzw. Gestagen produziert werden (siehe Kapitel: Der normale Hormonzyklus).

Durch den Einsatz der GnRH-Analoga wird also die Hormonproduktion in den Eierstöcken unterbrochen. Das führt durch Hormonentzug zu einer Situation des Körpers wie in den Wechseljahren. Dementsprechend sind die Beschwerden wie im „richtigen“ Klimakterium (Wechseljahre) während der Therapie mit den „Monatsspritzen“ (so werden die Medikamente wie Enantone®, Zoladex® etc. gerne genannt): Hitzewallungen und Nachtschweiß. Das bedeutet, es wird einem den Tag über plötzlich ganz heiß und der Kopf wird rot, was den Frauen in der Öffentlichkeit besonders peinlich ist. In der Nacht ist dann typischerweise mit starker Schweißbildung zu rechnen, sodass die Betroffenen von mehrmaligem Wechsel der Bettwäsche etc. sprechen.
Dazu kommen weitere Probleme wie Schlafstörungen und Stimmungsschwankungen. Auch organisch lassen sich die Folgen des Hormonentzuges nachweisen, da viele Gewebe im Körper hormonabhängig sind. So führen die Monatsspritzen zu einer trockenen Scheide, was zu Schmerzen beim Verkehr (Dyspareunie) führen kann. Im Knochen löst der Mangel an Östrogenen einen verstärkten Abbau der Knochensubstanz aus, was nach längerer Behandlung eine deutliche Schwäche (Osteoporose) bewirkt. Daher wird allgemein empfohlen, die GnRH-Analoga nicht länger als 6 Monate anzuwenden.

Von ärztlicher Seite werden zumeist die unbestreitbar positiven Effekte der Therapie mit GnRH-Analoga in den Vordergrund gestellt. Die Aussagen der Patientinnen und die Kommentare der Betroffenen in den Internetforen spiegeln aber die erheblichen, auch das weibliche Selbstgefühl bedrohenden Nebenwirkungen dieser Behandlung wider. Trotz der erheblichen Nachteile durch die Wechseljahres-typischen (klimakterischen) Beschwerden hat der vorübergehende Hormonentzug mit den GnRH-Analoga die Behandlungsmöglichkeiten von Frauen mit Endometriose allerdings deutlich verbessert.

Durch die Monatsspritzen wird die Menstruation verhindert, da die Schleimhaut in der Gebärmutterhöhle nicht mehr aufgebaut wird. Das Fehlen von Östrogenen während der Behandlung mit GnRH-Analoga bewirkt auch in den Endometrioseherden eine Abflachung der Gebärmutterschleimhaut und damit eine Verkleinerung des Befundes. Auch die narbige Gewebsreaktion in der Umgebung der Endometriose wird vermindert, da unter der Behandlung keine monatlichen Blutungen auftreten. Diese regelmäßige Blutung ins Gewebe während der Periode verursacht ansonsten einen großen Teil der Reaktion des Körpers und führt auf Dauer zu den narbigen Knoten in Douglasraum, Scheide, Blase oder Darm.
Diese Effekte der Hormontherapie mit den GnRH-Analoga führen insgesamt zu einem deutlichen Rückgang der Endometrioseherde und damit auch in der Regel zu einer Verminderung der Beschwerden. An erster Stelle ist hier der Wegfall der schmerzhaften Regelblutung (Dysmenorrhoe) zu nennen. Im Falle einer knotigen Endometriose z. B. in der Scheide kommt es zumeist unter der Hormontherapie zu einer Verkleinerung dieser Herde, sodass auch die hierdurch ausgelösten Beschwerden beim Verkehr (Dyspareunie) verringert werden.
Eine große Hoffnung, die mit der „Wechseljahrestherapie“ verbunden wurde, ist die Heilung der Endometriose durch den Hormonentzug. Hier kommt die Vorstellung vom sogenannten „Austrocknen“ der Herde ins Spiel. Leider hat sich diese Hoffnung in der Realität nicht bestätigt. Vielmehr kommt es nach Absetzen der Monatsspritzen zu einem erneuten Wachstum der verbliebenen Endometrioseherde und die Beschwerden treten erneut auf. Die Zeit zwischen dem Ende der Hormontherapie und dem Rezidiv (Wiederauftreten der Erkrankung) liegt im allgemeinen zwischen 6 Monaten und 2 Jahren.

Der Grund hierfür liegt darin, daß die Endometriose unter der Hormonbehandlung nur unterdrückt, aber nicht zerstört wird. Da nicht alle Endometrioseherde Hormonrezeptoren haben, also auf Hormone reagieren, wird der Effekt zusätzlich eingeschränkt. Die verbliebenen Herde werden aber nach dem Absetzen der GnRH-Analoga wieder zum Wachsen stimuliert und die Endometriose ist damit wieder aktiv.

Ähnliches gilt für die häufig zur „Therapie" der Endometriose empfohlene Schwangerschaft. Auch hierdurch sollen die Herde „ausgetrocknet" werden. Einmal abgesehen von dem immensen Druck, welcher durch diesen „guten Rat" auf Frauen ausgeübt wird, deren Lebensplanung vielleicht ganz anders aussieht oder die derzeit keinen festen Partner haben – auch der Effekt einer Schwangerschaft mit evtl. nachfolgender Stillphase auf die Endometriose ist ähnlich zeitlich begrenzt wie bei der Hormontherapie. Üblicherweise kommt es 1–2 Jahre nach der Geburt oder dem Abstillen zu einem Wiederauftreten der Erkrankung und ihrer Symptome.
Erschwerend kommt noch dazu, daß die Schwangerschaftschance für Frauen mit Endometriose häufig reduziert ist. Hierdurch wird der psychische Druck auf die betroffenen Frauen noch verstärkt.

Richtig ist, daß die Endometriose während der Schwangerschaft eher zurückgeht bzw. weniger Beschwerden macht. Es macht aber keinen Sinn, sie als eine Art „Hormontherapie der Endometriose" einsetzen zu wollen.
Unabhängig davon ist es für alle von Endometriose betroffenen Frauen sinnvoll, sich mit dem Thema „Kinderwunsch und Schwangerschaft" auseinander zu setzen. Ziel sollte sein, den individuell „richtigen" Zeitpunkt für den Kinderwunsch zu finden – weder wegen beruflicher Planung „zu spät" noch aufgrund Endometriose-Angst „zu früh".
Denn eine erfolgreiche Geburt kann neben der direkten Wirkung von Schwangerschaft und Stillzeit auf die Endometriose auch die weitere Therapie erleichtern. So kann ohne „brennenden" Kinderwunsch eine hormonelle Therapie leichter auch länger durchgeführt werden, um das Wiederauftreten der Erkrankung möglichst weit nach hinten zu schieben.

Insgesamt bietet die Therapie mit GnRH-Analoga einen großen Effekt auf die Endometriose – bei allerdings erheblichen Nebenwirkungen und einer auf höchstens 6 Monate begrenzten Zeitdauer der Behandlung. Zudem besteht die Gefahr bei einer Operation direkt nach dem Hormonentzug noch vorhandene, aber durch die Therapie „versteckte“ Endometrioseherde zu übersehen.

Hierdurch wurde der Stellenwert der GnRH-Analoga in den letzten Jahren deutlich reduziert. Glücklicherweise stehen heute verschiedene, weniger belastende Behandlungsmöglichkeiten zur Verfügung.

Wenn eine Therapie mit GnRH-Analoga erforderlich ist und die ansonsten unvermeidlichen klimakterischen Beschwerden abgemildert werden sollen, kann eine sogenannte „Add-back“-Therapie eingesetzt werden. Hierbei werden zu den Monatsspritzen noch Hormone gegeben – „dazu addiert“. Das können gewöhnliche Pillenpräparate sein oder auch Hormonkombinationen, wie sie üblicherweise in den Wechseljahren gegeben werden. Es hat sich gezeigt, dass hierdurch die Nebenwirkungen der GnRH-Analoga weitestgehend aufgehoben werden können. Die Wirksamkeit dieser Hormonbehandlung auf die Endometriose wird dagegen nur wenig vermindert. Diese Add-back-Therapie ist besonders wichtig, wenn die Monatsspritzen länger als die sonst möglichen 6 Monate gegeben werden sollen.

Eine sinnvolle Möglichkeit ist der Einsatz der GnRH-Analoga vor einer geplanten IVF-Behandlung (künstliche Befruchtung – in vitro-Fertilisation). Es konnte in verschiedenen Studien gezeigt werden, daß hierdurch die Erfolgschancen der künstlichen Befruchtung verbessert werden können und mehr Schwangerschaften entstehen.

2. Hormonelle Behandlung mit Gestagenen

Gestagene werden als sogenanntes „Gelbkörperhormon“ (Progesteron) im Eibläschen (Follikel) gebildet, nachdem dieser nach dem Eisprung zum Gelbkörper umgewandelt wurde. Das Progesteron bewirkt bei der durch das

Östrogen hochaufgebauten Schleimhaut eine Umwandlung, die für die Einnistung einer befruchteten Eizelle erforderlich ist.

Werden Gestagene aber schon in der ersten Zyklushälfte gegeben, verhindern sie den Aufbau der Schleimhaut und heben so die Östrogenwirkung ganz oder teilweise auf. Dieser Effekt wird in den heute üblichen, niedrig dosierten Pillen-Präparaten genutzt. Die Abb. 2 zeigt die deutlich geringer aufgebaute Gebärmutterschleimhaut unter „Pille“ im Vergleich zum normalen Zyklus. Dementsprechend fällt die Monatsblutung unter Pilleneinahme auch viel geringer aus. Entscheidend ist dabei, dass die heute üblichen Ein-Phasen-Pillen verwendet werden, die über den gesamten Zyklus die gleiche Kombination von Östrogen und Gestagen beinhalten.

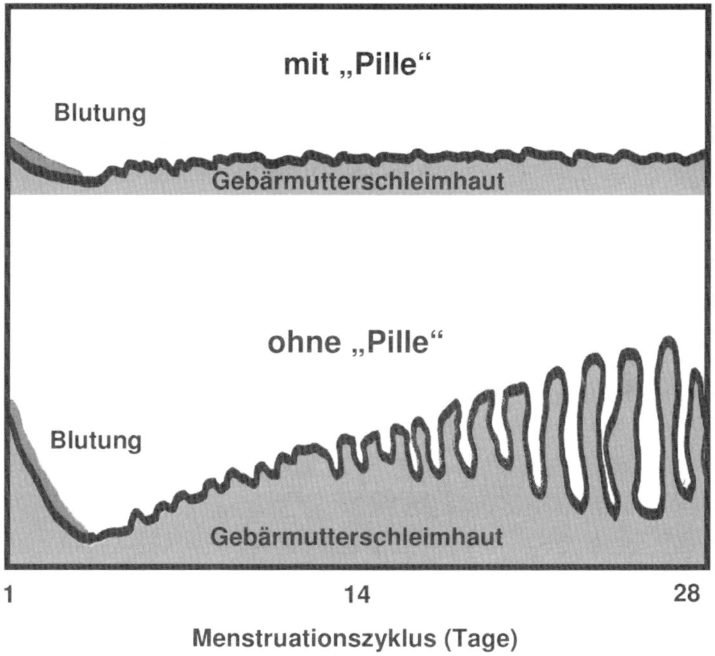

Abb. 2: Darstellung des Schleimhautaufbaus mit bzw. ohne „Pille“

Die hemmende Wirkung der Gestagene auf das Wachstum der Gebärmutterschleimhaut macht man sich auch in der Endometriosebehandlung zunutze. Da die Endometrioseherde auf die Hormone ähnlich reagieren wie das normale Endometrium, können hier Gestagene alleine oder auch gestagenbetonte Kombinationen mit niedrigem Östrogenanteil zur Anwendung kommen.

Dabei können die Hormone zyklisch eingesetzt werden, was eine zwar deutlich schwächere, aber regelmäßige Periode bedeutet. Dies allein hat schon einen positiven Effekt auf die Endometrioseherde, weil weniger Wachstum stimuliert und zudem noch eine geringere Gewebsreaktion durch die verminderte Menstruationsblutung ausgelöst wird.
In den letzten Jahren hat sich zunehmend der sogenannte „Langzyklus" durchgesetzt. Hierbei werden die Gestagene bzw. die Östrogen/Gestagen-Kombinationen über mehrere Monate bis teilweise Jahre ohne Pause und damit auch ohne Monatsblutung eingenommen. Dies hat sich nicht nur bei der Langzeit-Therapie der Endometriose als sinnvoll und erfolgreich erwiesen. Das Bewusstsein der Frauen bezüglich der Menstruation hat sich heute allgemein geändert. Früher wurde die regelmäßige Monatsblutung als „gesund" und „natürlich" angesehen, sodass die große Mehrheit der Frauen nicht auf diese verzichten wollte. Vorstellungen wie „da staut sich Blut in der Gebärmutter" verbildlichen die vermutete „reinigende Wirkung" der Menstruation. Dagegen nimmt in letzter Zeit die Haltung zu, auf die Periode auch gerne zu „verzichten".
Entscheidend ist es dabei, die Menstruation weitgehend von Ideologien zu befreien. So hatte die „urzeitliche" Frau in ihrem Leben nur wenige Monatsblutungen, da den Schwangerschaften und Geburten jeweils langjährige Stillphasen folgten.

Durch die Einnahme von Gestagenen bzw. einer gestagenbetonten Kombinations-Pille wird der Aufbau der Gebärmutterschleimhaut und der Endometrioseherde wirksam gebremst. Da das Hormonsystem einem Regelkreis-System unterliegt, führen von außen zugeführte Östrogene und Gestagene automatisch zu einer Reduktion der körpereigenen Hormonproduktion. Insofern sollte der Eindruck von „Hormonbomben" oder die Aussage „ich möchte mich nicht mit Pillen vollstopfen" relativiert werden.

Die langfristige Einnahme von Gestagenen bzw. gestagenbetonten Kombinationspräparaten ermöglicht eine nebenwirkungsarme Endometriosetherapie und kann das Rezidivrisiko langfristig deutlich senken.
Vor diesem Hintergrund ist es für die betroffenen Frauen schwer verständlich, dass viele Krankenkassen die Therapie mit den deutlich günstigeren und nebenwirkungsärmeren „Pillen" erst nach mühsamen Antragsverfahren oder auch überhaupt nicht bezahlen, nur weil diese nicht „auf der Liste" stehen ...

Dennoch bleiben auch bei der Pilleneinnahme positive und negative Wirkungen nebeneinander bestehen. Insgesamt wäre es absolut wünschenswert – trotz der unbestritten positiven Wirkungen der Hormonbehandlung – effektive Alternativen zu den „Pillen und Spritzen" zu finden. Dies würde die Abhängigkeit der Frauen mit Endometriose von der Therapie mit Hormonen reduzieren helfen.

Das am meisten eingesetzte Präparat, wenn es um eine alleinige Gestagentherapie geht, ist die Cerazette®. Es ist dem früher häufig eingesetzten Orgametril® vergleichbar. Des Weiteren gibt es das abgewandelte Gelbkörperhormon Progesteron in Clinovir® als Monatsspritze bzw. als Tabletten mit MPA – Medroxy-Progesteronacetat.
Seit 1.5.2010 ist mit Visanne® ein reines Gestagen-Präparat für die Endometriose-Behandlung zugelassen. Hiermit können Frauen mit Endometriose langfristig behandelt werden. Das in der Regel in den Oberarm unter die Haut plazierte „Verhütungsstäbchen" Implanon® enthält ebenfalls nur Gestagene.

Ähnlich sieht es mit der Hormonspirale Mirena® aus, die in die Gebärmutterhöhle zur Verhütung und Blutungsreduktion eingesetzt wird. Das in der Mirena® enthaltene Gestagen wirkt in hoher Konzentration auf das Endometrium innerhalb der Gebärmutter. Es hat sich aber gezeigt, dass Frauen mit der Hormonspirale auch weniger Schmerzen bei der Periode angaben. Insofern ist eine Wirkung der Hormone über die Gebärmutterhöhle hinaus wahrscheinlich. Besonders ist dies bei der Adenomyosis uteri der Fall, wenn die Endometriose innerhalb der Gebärmutterwand auftritt. In diesen Fällen können durch die Mirena®–Spirale nicht nur die Blutungsstärke, sondern auch die Periodenschmerzen reduziert werden.

Als Östrogen/Gestagen-Kombination sind heute praktisch alle Ein-Phasen-Pillenpräparate geeignet, da die niedrig dosierten sämtlich gestagenbetont sind und somit den Schleimhautaufbau unterdrücken. Dabei unterscheiden sich Valette®, Aida®, Desmin®, Eve®, Leios®, Lovelle®, Petibelle®/Yasmin® etc. neben einem nur gering unterschiedlichem Östrogengehalt hauptsächlich durch die Art der Gestagenkomponente.
In den heutigen kombinierten Pillenpräparaten ist als Östrogenkomponente in der Regel Äthinyl-Estradiol enthalten. Dieses „künstliche" Hormon wird eingesetzt, da es besser über den Verdauungstrakt aufgenommen wird als das „natürliche" Östrogen.
Im Gestagenanteil unterscheiden sich die verschiedenen Präparate aber erheblich. Am häufigsten wird ein aus dem männlichen Testosteron abgeleitetes Gestagen (Gelbkörperhormon) angewendet. Diese zeichnen sich durch eine hohe Wirksamkeit an der Gebärmutterschleimhaut aus. Hierdurch reicht schon eine geringe Dosis aus, um die sogenannte „Transformation" des Endometriums zu bewirken. Dieser Effekt bereitet im „normalen" Zyklus die von Östrogenen hoch stimulierte Schleimhaut für die Einnistung einer befruchteten Eizelle – eines Embryos – vor. Bei der Pilleneinnahme mit gleichzeitiger Wirkung von Östrogen und Gestagen wird der Aufbau der Gebärmutterschleimhaut insgesamt stark gebremst (siehe Abb. 2). Zu merken ist dies an den deutlich geringeren Periodenblutungen unter der „Pille". Zudem eröffnet dieser Effekt die Möglichkeiten der sogenannten „Pille im Langzyklus". Hierbei wird keine Pillenpause eingehalten, sondern die Einnahme monatelang bis zu Jahren fortgesetzt. Sorgen um „gestautes Blut" oder Gesundheitsschäden braucht man sich bei der nicht zyklischen Pilleneinnahme nach dem derzeitigen Erkenntnisstand nicht zu machen. Vielmehr entsprechen weniger Monatsblutungen wie oben beschrieben eher dem früher üblichen Zustand von mehreren Schwangerschaften mit nachfolgenden langen Stillphasen.

Diese Pilleneinnahme im Langzyklus hat sich insbesondere bei der Langzeitprophylaxe nach Endometriose-Operationen sehr bewährt, da die Endometrioseherde ähnlich reagieren wie die Schleimhaut in der Gebärmutter.

Neben den Testosteron-Abkömmlingen Gestagenen gibt es noch weitere Gestagenarten, die nicht vom männlichen Sexualhormon abstammen. Diese haben meistens Verwandtschaft mit dem natürlichen Gelbkörperhormon Progesteron. In den letzten Jahren kamen auch Pillenpräparate auf den Markt, dessen Gestagenanteil von Substanzen abgeleitet sind, welche die Urinausscheidung fördern. Dies wurde mit dem Hinweis vermarktet, dass hierdurch die Wassereinlagerungen im Körper verringert werden sollten. Hierzu existieren aber bislang keine Studien, die das beweisen würden.

Zudem gibt es Kombinationspillen, welche als Gestagen ein „Anti-Androgen" enthalten, also einen Gegenspieler des männlichen Sexualhormons. Denn Testosteron ist auch bei Frauen im Körper vorhanden und bis zu einem gewissen Spiegel nicht nur normal, sondern auch für viele Funktionen wichtig.
Diese Pillen mit einem Anti-Androgen werden besonders bei Frauen eingesetzt, welche unter einer sog. „Hyperandrogenämie" („zuviel an männlichen Hormonen") und deren typischen Beschwerden wie Akne und männliches Behaarungsmuster (Hirsutismus – Oberlippenbart, Ausweitung der Schambehaarung bis zum Nabel etc.) leiden. Auch ein übermäßiger Haarausfall (Alopezie) mit Ausbildung der typischen „Geheimratsecken" ist möglich. Durch Blockierung der Androgenwirkung können diese Veränderungen positiv beeinflusst werden, wobei erfahrungsgemäß die Pickel bei Akne schneller verschwinden als die überzähligen Haare, was teilweise bis zu 6 Monate dauern kann.
Da ein Teil der Androgene bei der Frau auch von den Eierstöcken produziert wird, wirken die meisten Pillenpräparate positiv z. B. auf die Akneneigung. Dies ist eine Folge der reduzierten Aktivität in den Eierstöcken durch die Hormonzufuhr von außen.

Prinzipiell kann man nicht sagen, dass die einen Pillenpräparate „schlecht" und die anderen „gut" sind – sie sind unterschiedlich und das kann jeweils positiv genutzt werden.

Das unterschiedlich hoch dosierte Östrogen kann unerwünschte Blutungen während der Pilleneinnahme vermeiden helfen. Die Gestagenkomponente kann ebenfalls gewechselt werden, wenn typische Nebenwirkungen wie z. B. vermehrt Akne auftreten.

Der große Vorteil der Pilleneinnahme ist das insgesamt günstige Nebenwirkungsprofil. Dies bedeutet aber nicht, dass überhaupt keine unerwünschten Nebenwirkungen auftreten, auch wenn dies von manchen Ärzten so vermittelt wird. Hier sollte „Frau" selbstbewusst gemeinsam mit dem behandelnden Frauenarzt nach Alternativen suchen. Man kann die Probleme zumeist eher dem Östrogenanteil bzw. dem Gestagenanteil zuordnen und so die typischen Beschwerden vermindern.

Ein wesentlicher Vorteil liegt in der Möglichkeit einer langen Einnahme – auch weit über die 6 Monate der GnRH-Analoga hinaus –, dies erlaubt eine langfristige Beeinflussung der Endometriose mit in der Regel erträglichen Problemen. Hierdurch kann auch der Druck „jetzt unbedingt schwanger werden zu müssen" reduziert werden.
Verunsichernd ist es allerdings, dass teilweise die Endometriose immer noch in der Packungsbeilage unter der Rubrik: „Krankheiten, die durch die Pilleneinnahme verschlimmert werden können" aufgeführt ist. Dies ist so nicht zutreffend und zeigt eher die Vorsicht der Pharma-Industrie vor Regressansprüchen. Wie schon erwähnt, ist prinzipiell jede Ein-Phasen-Kombinationspille in der Lage, die Endometriose in ihrem Wachstum zu bremsen.

Die Nebenwirkungen der Pillenpräparate sind im Vergleich zu den GnRH-Analoga deutlich geringer ausgeprägt. Sie betreffen häufig Blutungsstörungen wie z. B. Schmierblutungen. Dies betrifft besonders sehr niedrig dosierte Präparate und die alleinige Gestagengabe wie z. B. die Cerazette®. Häufig kann durch einen Präparatewechsel das Problem gelöst oder zumindest verringert werden.

Beim Auftreten von erheblichen Nebenwirkungen durch orale Pillenpräparaten ist es möglich, z.B. durch den vaginal angewendeten Nuva-Ring® eine Verbesserung der Verträglichkeit zu erreichen.

Zusätzlich stehen mit Evra® bzw. Lisvy® Verhütungspflaster zur Verfügung, welche ebenfalls eingesetzt werden können, um die Nebenwirkungen der „Pille" zu reduzieren.

Da im Gegensatz zur Visanne® die Kosten aller anderen, ebenfalls zur Behandlung der Endometriose eingesetzten „Verhütungsmitteln" nicht von der Krankenkasse übernommen werden, bleiben die betroffenen Frauen auf den „Kosten sitzen". Hier können mit dem Zusatz „aut idem" auf dem Rezept des verordnenden Arztes gleich wirksame, aber kostengünstigere Alternativpräparate verwendet werden.
Für Frauen mit Kinderwunsch ist aber bei der hormonellen Therapie die gleichzeitige kontrazeptive Wirkung problematisch. Das bedeutet, eine Schwangerschaft wird hierbei verhindert.
Zudem ist die langfristige Abhängigkeit von der Pille für viele Frauen eine belastende Vorstellung. Zudem lassen sich auch durch Präparatewechsel die Nebenwirkungen nicht in jedem Fallausreichend beeinflussen.

Insofern ist es erforderlich, Alternativen zur hormonellen Behandlung von Frauen mit Endometriose zu entwickeln.

Operative Behandlung

Über lange Jahre war die Operation bei der Behandlung von Frauen mit Endometriose nur der diagnostische Teil der hormonellen Behandlung. Im Rahmen der sogenannten „Mehrschritt-Therapie" wurde zumeist die Diagnose „Endometriose" bei einer Bauchspiegelung gestellt. Nach der histologischen Sicherung über eine Probeentnahme bei der Laparoskopie wurde über 3–6 Monate eine hormonelle Therapie mit GnRH-Analoga angeschlossen. Darauf folgte dann eine erneute Operation, wobei sich zumeist ein deutlicher Rückgang der Endometrioseherde zeigte.
Leider erwies sich, dass die hormonelle Behandlung alleine nicht zu langanhaltenden Erfolgen führte. Nach Absetzen der Monatsspritzen entwickelten sich häufig schnell wieder Beschwerden und nach 1 bis 2 Jahren trat bei bis zu 90 % der Frauen ein Rezidiv der Endometriose auf.

Besonders bei nicht komplett ausgeschälten Endometriosezysten oder knotigen Herden in Darm, Scheide oder Blase kommt es in der Regel durch die Normalisierung des Hormonspiegels nach Absetzen der GnRH-Analoga zu einem erneuten Wachstum. Nach heutigem Verständnis der Erkrankung muss man in diesen Fällen statt von einem Rezidiv eher von einem langfristigen Fortbestehen der Endometriose ausgehen, da die Herde nicht vollständig entfernt und von der Hormonbehandlung nur unterdrückt wurden.

Dementsprechend kommt heute der möglichst vollständigen Entfernung aller erreichbaren Endometrioseherde eine größere Bedeutung zu. Nur so scheint es möglich, eine längere Zeit ohne Beschwerden und ohne erneutes Auftreten der Erkrankung zu erreichen.

Bauchspiegelung oder Bauchschnitt (Laparoskopie versus Laparotomie)

Früher war der Einsatz der Bauchspiegelung (Laparoskopie) auf die Diagnostik von Erkrankungen beschränkt. Zur Therapie war dann aber meist ein Bauchschnitt (Laparotomie) erforderlich. Durch die stetige Weiterentwicklung der operativen Techniken ist es heute möglich, fast alle Eingriffe auch über Laparoskopie durchführen zu können. Selbst Eingriffe am Darm oder der Harnblase sind endoskopisch möglich.

Die Anwendung dieser sogenannten „minimal invasiven Chirurgie“ („Schlüsselloch-Chirurgie“) bietet neben den geringeren Narben an der Bauchwand für die betroffenen Frauen auch weniger Schmerzen und eine deutlich schnellere Erholung nach der Operation.

Die unbestritten vorhandenen Vorteile der Laparoskopie bei der operativen Behandlung von Frauen mit Endometriose dürfen aber nicht zu Lasten der Qualität gehen. Hier ist an erster Stelle die Rezidivrate – das Risiko erneuter Endometriose – zu nennen. Wir wissen, dass dies von vielen individuellen Faktoren abhängt, die teilweise nicht zu beeinflussen sind. Ganz wichtig ist aber das möglichst vollständige Entfernen der Herde, um ein erneutes Auftreten der Endometriose mit ihren Beschwerden zu vermindern. Des Weiteren

ist eine möglichst niedrige Komplikationsrate anzustreben. Gerade bei operativen Eingriffen im Bereich Darm, Blase oder Ureter sind Probleme nicht selten und häufig auch schwerwiegend.
Zudem kommt es bei der Endometriosechirurgie auch auf den Erhalt bzw. die Verbesserung der Fertilität an. Viele Frauen können durch die Endometriose selbst und die durch diese verursachten Verwachsungen nicht spontan schwanger werden. Eine ausgedehnte Operation kann hier versuchen alle Endometrioseherde zu entfernen, die Folge sind aber oft ausgedehnte Wundflächen, welche wiederum zu starken Verwachsungen führen können.
Entscheidend ist es, das optimale Ergebnis für die betroffene Frau mit einer geringen Komplikationsrate und möglichst wenig Rezidiven bei verbesserten Schwangerschaftschancen zu erreichen. Dies ist wichtiger als die Frage „Bauchspiegelung oder Bauchschnitt?". Bei gleicher Qualität sind die Vorteile der Laparoskopie natürlich überzeugend und sollten möglichst genutzt werden.

Operation bei Frauen mit Kinderwunsch

Bei vielen Frauen wird die Endometriose erst im Rahmen der Abklärung eines unerfüllten Kinderwunsches entdeckt, obwohl die typischen Beschwerden meist schon länger bestanden haben. Es gilt als erwiesen, dass Endometrioseherde tatsächlich die Chancen auf eine Schwangerschaft vermindern. Andererseits konnte gezeigt werden, dass die Entfernung der auffälligen Befunde zu einer Verbesserung der Schwangerschaftsrate führt. Leider hält dieser Effekt nur etwa 1–2 Jahre an, was mit der hohen Rezidivneigung der Endometriose zu erklären ist.

Es ist also sicher sinnvoll, bei Kinderwunsch möglichst alle Herde zu entfernen, was nicht selten zu großen Wundflächen innerhalb des Bauchraumes führt. Ein großes Problem der operativen Behandlung von Frauen mit Endometriose ist aber das Auftreten von Verwachsungen (Adhäsionen). Diese entstehen im Verlauf der Heilung durch das Verkleben von Wundflächen. Die Endometriose selbst führt schon sehr häufig zu Verwachsungen durch die Reizung des Bauchfells, sodass nicht selten Eierstöcke und Beckenwand miteinander verkleben und fest zusammenwachsen.

Werden nun die Eierstöcke im Rahmen der Operation wieder gelöst, entstehen Wunden auf beiden Seiten. Da diese auch noch direkt zusammenliegen, kommt es nach der Operation häufig erneut zu Verwachsungen zwischen Eierstock und Beckenwand.

Die Gefahr besteht somit, dass eine Frau durch die Operation zwar von Endometriose befreit wurde, aber aufgrund der Verwachsungen dennoch auf natürlichem Wege keine Schwangerschaft eintreten kann. Dies ist nicht selten der Grund für die Notwendigkeit einer IVF-Behandlung.

Ziel muss somit sein, möglichst wenige Verwachsungen auszulösen und trotzdem die Endometriose soweit möglich vollständig zu entfernen. Dies ist zum Teil durch eine schonende Operationstechnik zu erreichen. Zusätzlich werden sogenannte „Biofilme" zur Reduktion der Verwachsungen eingesetzt. Bei diesen Barrieremethoden werden Netze, Gelschichten oder Flüssigkeiten verwendet, welche die Wundflächen für die Zeit der Abheilung bedecken. Danach wird das Material vom Körper wieder aufgelöst. Leider hat sich bislang von diesen Biofilmen keiner als absolut wirksam in der Vermeidung von Verwachsungen durchsetzen können.

Ein weiteres Verfahren zur Reduktion des Adhäsionsrisikos ist die sogenannte Ovaropexie. Hierbei werden beide Eierstöcke zum Ende der Operation an die vordere Bauchwand festgenäht. Dadurch bleiben die entstandenen Wundflächen zwischen Beckenwänden und Eileitern und Ovarien für die Zeit der Wundheilung voneinander getrennt. Nach einem Zeitintervall von mehreren Wochen können die Eierstöcke dann wieder von der Bauchwand befreit und entstandene Verwachsungen gelöst werden. Nach unseren Erfahrungen ist es mit der Ovaropexie möglich, bei Frauen mit Kinderwunsch trotz ausgedehnten Wundflächen das Auftreten von Verwachsungen deutlich zu vermindern. Nachteilig ist die Notwendigkeit einer erneuten Operation, bei der die Eierstöcke wieder gelöst werden müssen. In der Regel ist diese sogenannte „second look-Laparoskopie" ein kleiner, in der Regel ambulanter Eingriff.

Nachbehandlung nach operativer Therapie der Endometriose

Auch nach möglichst vollständiger Resektion aller Endometrioseherde ist leider mit einem hohen Rezidivrisiko zu rechnen. Daher muss die Möglichkeit einer Nachbehandlung angesprochen werden.

Eine Möglichkeit, die sich in der täglichen Praxis durchaus bewährt hat, ist eine hormonelle Rezidivprophylaxe mit niedrigdosierter Gestagen-betonter Pille. Hierdurch lässt sich das Nachwachsen der Endometriose und damit das Rezidivrisiko deutlich vermindern. Auch eine längerdauernde Einnahme der Pille sogar über Jahre ist möglich. Wichtig ist die Beachtung der Kontraindikationen, die mit den behandelnden Ärzten vorher abgeklärt werden müssen. Problematisch ist aber die Anwendung der Pille für Frauen mit Kinderwunsch. Insofern ist es für die Entscheidung über die Nachbehandlung wichtig, ob Kinderwunsch oder Beschwerden bestehen. Sehr schwierig ist die Nachbehandlung inbesondere bei Frauen, die sowohl Kinderwunsch als auch Beschwerden haben. Eine Reduktion der Schmerzen ist dann über die Pille nicht möglich, wenn man die Möglichkeit einer spontan eintretenden Schwangerschaft eröffnen will.

Auch bei bestehender Pillenunverträglichkeit muss nach Alternativen gesucht werden. Die geschilderten Beschwerden reichen dabei von Ödemen und Gewichtszunahme über Stimmungsschwankungen bis hin zu starken Kopfschmerzen etc. Nicht selten sind es auch Nebenwirkungen wie häufige Harnwegs-Infekte oder eine durch die Gestagene trockene Scheide, bei denen häufig nicht sofort an die Pille als mögliche Ursache gedacht wird.
Prinzipiell sollte das subjektiv empfundene Ausmaß der Beschwerden ernst genommen werden.
In vielen Fällen kann durch einen Wechsel des Pillenpräparates das Ausmaß der Nebenwirkungen reduziert oder sogar vollständig vermieden werden.
Es gilt aber der Grundsatz wie bei allen Medikamenten: „keine Wirkung ohne Nebenwirkung“
Das bedeutet einerseits die Suche nach dem bestverträglichen Pillenpräparat und andererseits die individuelle Abwägung von Nutzen und Belastung für die betroffene Frau.

Somit besteht aus verschiedenen Gründen eine dringende Notwendigkeit für zusätzliche Maßnahmen wie z. B. eine Ernährungsumstellung. Dies ist besonders für Frauen mit Schmerzen und Kinderwunsch oder auch bei einer bestehenden Pillenunverträglichkeit sehr wichtig.

4. Endometriose und Schmerzen

Schmerzen – ganz besonders die Schmerzen während der Monatsblutung – sind das klassische Symptom bei Frauen mit Endometriose. Der Fachausdruck hierfür ist *Dysmenorrhoe.* Schwierig ist die Unterscheidung zu den „normalen" Beschwerden bei der Periode, da jede Frau nicht nur unterschiedlich starke Monatsschmerzen hat bzw. diese unterschiedlich wahrnimmt – auch die Vorstellung von dieser „Normalität" ist individuell sehr unterschiedlich. Ein wichtiges Hinweiszeichen ist die Zunahme der Schmerzen von Monat zu Monat bzw. von Jahr zu Jahr. Dies wird als sogenannte *sekundäre Dysmenorrhoe* bezeichnet, während die Schmerzen des Mädchens bereits bei der ersten Menstruation als *primäre Dysmenorrhoe* benannt werden. Nur selten tritt die Endometriose schon bei Frauen unter 20 Jahren auf. Meistens dauert es Jahre, bis die Herde genügend gewachsen sind, um Probleme zu verursachen. Insofern ist bei Regelschmerzen „von Anfang an" die Endometriose als Ursache zwar nicht ausgeschlossen, aber auch nicht sehr wahrscheinlich.

Ein weiterer wichtiger Hinweis ist, ob sich die „Pille" auf die Schmerzen positiv auswirkt oder nicht. Allgemein spricht sowohl die primäre als auch die sekundäre Dysmenorrhoe sehr gut auf die normale Verhütungspille an. Durch die hormonellen Veränderungen bei Einnahme der Pille werden sowohl die normale Schleimhaut in der Gebärmutter als auch die Endometriose in ihrem Wachstum stark gebremst, was sich neben der deutlich reduzierten Blutungsstärke zumeist auch in geringeren Schmerzen äußert. Nimmt man die Pille im Langzyklus oder zumindest für mehrere Zyklen, so fehlen für die Endometrioseherde auch die Gewebsreaktionen aufgrund der geringeren bzw. fehlenden Blutungen.

Bleiben die Schmerzen aber auch unter der Pilleneinnahme unverändert, so ist Endometriose als Beschwerdeursache eher unwahrscheinlich. In dieser Situation sollte nach anderen Ursachen für die Beschwerden gesucht werden. Ausnahmen hiervon kann es bei langjähriger Erkrankung geben, wo die narbigen Endometrioseknoten auch ohne den hormonellen Zyklus z. B. an Darm, Blase oder Scheide Beschwerden verursachen können.

Ein besonders starker Effekt ist von den sogenannten „Monatsspritzen" zu erwarten. Durch die vollständige Hemmung der Hormonproduktion in den

Eierstöcken durch die GnRH-Analoga wird das Wachstum sämtlicher Endometrioseherde am stärksten unterdrückt. Leider ist diese Therapie auch von erheblichen Nebenwirkungen begleitet. Einerseits treten in der Regel subjektiv starke Wechseljahresbeschwerden wie Hitzewallungen, Nachtschweiß, trockene Scheide, Schlafstörungen, Gefühlsschwankungen auf, die von den meisten Frauen erstaunlich gleichmütig toleriert werden. Andererseits limitieren die Störungen des Knochenaufbaus als Nebenwirkung den Einsatz der GnRH-Analoga auf höchstens 6 Monate. Ansonsten droht eine *Osteoporose* – eine Schwächung der Knochenstruktur durch mangelnden Calzium-Einbau. Gibt es auch unter der Therapie mit GnRH-Analoga keine Verbesserung der Schmerzen, ist eine Endometriose als Ursache für die Beschwerden weniger wahrscheinlich.

Obwohl die „Pillen" und die Monatsspritzen eigentlich keine Schmerzmittel sind, können diese dennoch erfolgreich bei Frauen mit Endometriose zur Reduktion der Beschwerden eingesetzt werden. Die klassische Schmerztherapie wird üblicherweise mit den sogenannten Nicht-Steroidalen Antirheumatika (NSAR) begonnen. Das sind entzündungshemmende und gleichzeitig abschwellende Medikamente, welche weder zum Cortison (nicht steroidal) noch zu den Opiaten gehören. Bekanntester Vertreter dieser Gruppe ist das „Aspirin®" – die Acetyl-Salicylsäure. Daneben gehören noch das Diclofenac (Voltaren®) oder auch das sehr häufig zur Therapie eingesetzte Ibuprofen und Paracetamol dazu, welche rezeptfrei in der Apotheke zu kaufen sind. Neben weiteren Präparaten ist noch das Novamin-Sulfat (Novalgin®) erwähnenswert, welches als Tropfen eingenommen einen schnellen Wirkungseintritt bietet. Seit einigen Jahren existieren auf dem Markt mit den COX-2-Hemmern spezielle Schmerzmedikamente, welche sich aber in der täglichen Praxis bis jetzt nicht durchsetzen konnten.
Aus der Gruppe der Opiate – abgeleitet aus dem Wirkstoff des Schlafmohns – werden hauptsächlich Tramadol-Tropfen eingesetzt. Diese können zur Wirkungsverstärkung z. B. mit den Novaminsulfat-Tropfen zusammen angewandt werden. Es hat sich nämlich gezeigt, dass die niedrig dosierte Kombination zweier verschiedener Schmerzmedikamente (Analgetika) deutlich besser wirkt, ohne dass die Nebenwirkungen stark ansteigen.

Natürlich haben alle Medikamente mit Wirkungen auch Nebenwirkungen. Bei den üblichen Schmerzmitteln wie Ibuprofen etc. ist dies z. B. die Wirkung auf die Magenschleimhaut mit dem Risiko von Magengeschwüren. Die Opiate haben hauptsächlich dämpfende Nebenwirkungen, sodass die Fahrtüchtigkeit gefährdet und Vorsicht vor der Kombination mit Alkohol oder anderen Medikamenten geboten ist.

Führt die Gabe von Schmerzmitteln nicht zum gewünschten Erfolg, muss individuell überlegt werden, welche Alternativen noch bestehen. Dies kann z. B. die Vorstellung bei einem Schmerztherapeuten oder eventuell auch eine erneute Operation sein.

5. Endometriose und Kinderwunsch

Es muss nach übereinstimmenden Erkenntnissen angenommen werden, dass die Endometriose das Entstehen einer Schwangerschaft verhindern kann. Dies geschieht schon bei den häufigen oberflächlichen Herden über die Veränderungen des Milieus im Bauchraum. Der Körper „kämpft" gegen die Endometriose an – die dabei ausgeschütteten Substanzen sind aber schädlich für Eizellen und Spermien.

Des Weiteren kann die Endometriose bei Schokoladenzysten die Funktion der Eierstöcke stören oder durch Verwachsungen den Eiauffangmechanismus unterbinden. Auch die Adenomyose der Gebärmutter hat wohl einen Einfluss auf die Schwangerschaftschancen, obwohl dies schwieriger nachzuweisen ist. Es gibt Hinweise, dass die Behandlung mit GnRH-Analoga vor einer IVF-Behandlung die Einnistungsrate erhöht, was am ehesten durch die Wirkung auf die Gebärmutter erklärt werden kann.

Das bedeutet aber nicht, dass bei Endometriose automatisch keine Schwangerschaft möglich wäre. Es gibt durchaus Fälle, dass z. B. bei einer Bauchspiegelung zur Tubensterilisation (Eileiterunterbindung) nach 2 oder 3 Geburten zufällig auch Endometriose festgestellt wird.

Häufig wird Frauen mit Endometriose bei Kinderwunsch relativ schnell zur künstlichen Befruchtung geraten. Dies hat bei ausgedehnten Befunden auch durchaus seine Berechtigung. Hier ist es absolut hilfreich, dass mit der IVF-Behandlung eine Möglichkeit besteht, dennoch schwanger zu werden.

Es ist aber nicht zutreffend, dass dies unbedingt bei allen Frauen so sein muss. Die Frage, ob eine IVF-Behandlung angebracht ist oder man besser eine Spontanschwangerschaft anstreben sollte, kann immer nur individuell entschieden werden. Nach operativer Entfernung sämtlicher Herde kann eine gewisse Zeit mit verbesserten Schwangerschaftschancen gerechnet werden. Insofern ist es meist sinnvoll, es zunächst „spontan" zu versuchen. Dabei ist es aber notwendig, dass es nach der Operation nicht zu massiven Verwachsungen gekommen ist, die eine Gravidität verhindern könnten.

Andererseits steigt das Risiko eines Rezidivs der Endometriose mit der Zeit an. Je länger also keine Pille zur Prophylaxe eingenommen wird, umso größer ist die Gefahr, dass die Endometriose wieder Probleme verursacht. Diese Aussicht ist für viele Frauen sehr belastend und führt zu einer großen Verunsicherung, welcher Weg eingeschlagen werden sollte. Kann/sollte man das Risiko überhaupt eingehen?

Hier ist eine Rückbesinnung auf die eigene Stärke und das Vertrauen in den eigenen Lebensweg wichtig, obgleich das natürlich in dieser Situation sehr schwer fällt. Dennoch ist die innere Ruhe trotz der empfundenen Bedrohung durch die Endometriose überlebenswichtig.

Hierbei ist auch eine gute ärztliche Begleitung hilfreich, welche individuell berät und nicht pauschal verkündet „werden Sie sofort schwanger" oder „Sie brauchen das gar nicht erst zu versuchen".

In Abhängigkeit vom Befund bei der Operation kann man die Schwangerschaftschancen abschätzen und dahingehend beraten, wie lange es spontan „versucht" werden sollte. In der Regel ist es aber nicht sinnvoll, mehr als 12 Monate abzuwarten. Denn die Wahrscheinlichkeit einer Schwangerschaft nimmt mit der Zeit ab, das Risiko der Endometriose aber entsprechend zu. Insofern ist nach 1 bis spätestens 2 Jahren unerfülltem Kinderwunsch die Vorstellung der Patientin in einem IVF-Zentrum ratsam. Es ist aber meist sinnvoll, sich bereits früher dort beraten zu lassen. In Absprache mit dem Operateur und den anderen behandelnden Ärzten kann dann individuell ein Zeitplan entworfen werden.

Nachteilig sind bei der IVF-Behandlung die hohen Hormonspiegel durch die Stimulation der Eierstöcke. Hierdurch kann auch die Endometriose zum Wachstum angeregt werden. Obwohl es selten ist, dass unter der Hormonbehandlung eine Endometriose kurzfristig massiv „aufblüht", möchte man doch jeden Wachstumsreiz vermeiden. Hier hat sich bewährt, zwischen den IVF-Zyklen eine gestagenbetonte Pille einzunehmen. Hierdurch wird der Wachstumsanreiz der Stimulation für die Endometriose wieder ausgeglichen. Bei der Kombination von Endometriose und Kinderwunsch gilt es somit, zwischen „Spontan oder Reagenzglas" den eigenen Weg zu finden. Hier kann z. B. die Ernährungsberatung eine wichtige Rolle spielen. Einerseits können die ohne Pille zumeist stärkeren Schmerzen verringert und gleichzeitig das Nachwachsen der Endometriose positiv beeinflusst werden. Dies verschafft der betroffenen Frau mehr Zeit und Ruhe spontan schwanger zu werden.

6. Auswirkungen der Endometriose auf die Psyche

Die Endometriose ist aufgrund ihrer Charakteristik eine schwierige Erkrankung. Die Kombination aus häufig starken Schmerzen, notwendigen Operationen und den Schwierigkeiten mit Endometriose schwanger zu werden bedeutet eine große Belastung für die betroffenen Frauen. Dazu kommt das große Rezidivrisiko, was das Gefühl „verfolgt zu werden" noch verstärkt. Nimmt man auch den Einfluss der Erkrankung auf das Berufsleben durch häufige Krankheit und auf die Partnerschaft durch Einschränkungen des täglichen und nächtlichen Lebens (Stichwort Dyspareunie) hinzu, kann man ihre erhebliche Dimension erfassen.
Man kann die Endometriose als eine im Gegensatz zum Krebs zwar nicht bösartige, aber doch extrem anhängliche Erkrankung bezeichnen.
Insofern muss neben den körperlichen Auswirkungen auch der psychische Aspekt mit berücksichtigt werden. Hier spielt die Psychosomatik eine wichtige Rolle.

Wir konnten in einer Fragebogenaktion nachweisen, dass sich Frauen mit Endometriose deutlich mehr psychisch belastet fühlen als die Frauen einer

nicht von dieser Erkrankung betroffenen Kontrollgruppe. Lange Zeit beschäftigte sich auch die Forschung mit der Fragestellung, ob es eine bestimmte „Endometriose-Persönlichkeit" gibt? Früher wurde Endometriose z. B. als die sogenannte „Airline stewardess disease" (typische Erkrankung von Stewardessen) angesehen oder auch als „Krebs der Karrierefrau" bezeichnet. Das würde bedeuten, die Konstellation von „schlank, berufstätig und kinderlos" allein wäre ursächlich für das Auftreten dieser Erkrankung, was schmerzhaft an die im Mittelalter gängige Vorstellung von Krankheiten als „schuldhafte Folge irdischer Sünden" erinnert. Sieht man einmal von den Folgen heutiger „Sünden" wie Rauchen und Überernährung mit den absehbaren Folgen Lungenkrebs und Herzinfarkt/Diabetes ab, gibt es diesen direkten Zusammenhang so nicht. Das heißt, eine Krankheit wie z. B. die Endometriose ist keine „Bestrafung" für Fehlverhalten oder falsche Lebensentscheidungen.
Das bedeutet jedoch andererseits nicht, dass das gewählte Leben keinen Einfluss auf die Krankheitsentstehung hätte. Wir wissen heute, dass z. B. die Ernährung ebenso wie körperliche Aktivität einen immensen Gesundheitsfaktor darstellt, der größer einzuschätzen ist als die üblicherweise hierzu verschriebenen Arzneimittel und Medikamente. Dementsprechend muss man annehmen, dass in ähnlicher Weise vor allem die Ernährung einen nicht unerheblichen Einfluss auf den Verlauf der Endometriose besitzt. Zu vermuten ist zudem auch, dass die heute veränderte Rolle der Frau in der Gesellschaft ebenfalls eine Rolle spielt. Der Zeitpunkt der ersten Geburt hat sich bei den Frauen heute im Vergleich zur Nachkriegszeit durchschnittlich um gut 10 Jahre nach hinten verschoben. Das bedeutet zum Glück einerseits Chancen auf gute Berufsausbildung und eine autonome, gleichberechtigte Stellung in der Gesellschaft. Andererseits ist mit dieser Zeitspanne eine deutliche Abnahme der Schwangerschaftschancen durch das Älterwerden allgemein, aber zudem durch das Auftreten verschiedener Risikofaktoren wie z. B. aufsteigender Entzündungen oder auch der Endometriose verbunden.
Das bedeutet jetzt nicht, es wäre „schlecht" oder „falsch" später Kinder zu bekommen – es hat eben nur positive und negative Aspekte (genauso wie das frühe „Mutter Werden"!).

Und einer dieser Nachteile sind die allgemein mit zunehmenden Alter geringer werdenden Schwangerschaftschancen, was im Entscheidungsprozess bei der Lebensplanung berücksichtigt werden sollte – ohne jedoch als Angst verbreitendes „Damokles-Schwert" zu wirken!
Angst ist überhaupt ein wichtiger Punkt: Sie ist eine tief in uns verankerte Schutzfunktion, Gefahren zu erkennen und ausweichen zu können. Schwierig wird es, wenn die Angst das Kommando übernimmt. Dann werden wir entweder starr wie die „Maus vor der Schlange" oder es geht uns wie dem „Angsthasen" und wir rennen nur noch und schlagen Haken ...
Viele Studien konnten zeigen, dass die Endometriose durch die damit häufig verbundenen Schmerzen eine starke psychische und physische Belastung darstellt, aber auch vielfältige Ängste auslöst – sei es vor erneuten Schmerzen, notwendigen Operationen, Verlust von Organen oder auch der möglichen Gefahr bleibender Kinderlosigkeit.

Die wichtige Aufgabe besteht daher darin, neben all den notwendigen Eingriffen und Medikamenten eine psychische Stärkung der betroffenen Frau zu erreichen, um das schwere Leben mit der Endometriose zu erleichtern. Ziel ist es dabei, eine möglichst große Normalität zu erreichen – natürlich ohne die Realität zu verleugnen.
Bei Krebserkrankungen wird häufig der Begriff „Krise als Chance" angeführt. Viele Betroffene können zunächst damit nicht viel anfangen und winken ab. Sie stellen sich die typische Frage „Warum ich?", was in dieser bedrohlichen Situation absolut verständlich ist. Dabei übersehen sie aber womöglich, welche Chancen, welches Veränderungspotenzial in diesem Schicksal liegt. Was könnte der Krankheitsgewinn für einen selbst sein?
Die Frage wäre also nicht „Warum ich?" sondern besser „Wozu?".

Dies ist nicht nur schwierig für die von Endometriose betroffene Frau, auch im klinischen Alltag ist dies nicht einfach zu berücksichtigen. Prof. Bitzer aus Basel beschreibt in einem Artikel über die „Psychosomatische Betreuung von Patientinnen mit Endometriose":

Aus psychosomatischer Sicht erscheinen deshalb folgende „Basisinterventionen" wichtig:

- *den Patientinnen gut zuhören.*
- *den Patientinnen respektvoll begegnen, das heißt sie als Expertinnen für ihr Befinden anerkennen.*
- *negative Emotionen (Enttäuschung, Vorwurf, Wut, Verzweiflung) annehmen und durch Ansprechen und Verbalisieren das Verstehen signalisieren.*
- *von Beginn aktiv an der Herstellung einer vertrauensvollen Beziehung arbeiten.*

Wenn man genauer hinsieht, sind dies eigentlich die Grundanforderungen an jede Arzt/Patienten-Beziehung und gelten nicht nur für Frauen mit Endometriose. Die Realität in den Kliniken und Arztpraxen dürfte in der Regel aber anders aussehen, was nicht unbedingt auf mangelndem Interesse der Gynäkologen beruhen muss. Hier spielen auch andere Gründe wie z.B. Zeitmangel etc. eine Rolle.

Dennoch muss gefordert werden, dass jeder Arzt in der Betreuung von Patientinnen mit Endometriose die psychosomatische Dimension der Erkrankung mit berücksichtigt. Des Weiteren sollte jeder Frau mit Endometriose der Weg zu einer psychotherapeutischen Unterstützung geebnet werden, wenn dies sinnvoll erscheint. Nicht selten reicht das „Aufgefangenwerden" in den Selbsthilfegruppen eben nicht aus.
Auch die psychosomatischen Angebote während der Reha-Maßnahmen können nicht selten eine weitere persönliche Entwicklung nur anstoßen. Der Weg muss von den betroffenen Frauen selbst gegangen werden, was nicht einfach ist und manchmal allein ohne Hilfe nicht zu schaffen ist.

Insofern ist auf dem Gebiet der psychosomatischen Betreuung von Frauen mit Endometriose noch viel Entwicklungsarbeit zu leisten.

Als sehr hilfreich für die betroffenen Frauen haben sich REHA-Maßnahmen nach der Endometriose-Therapie und die zunehmende Verbreitung von Selbsthilfegruppen erwiesen.

7. Männer und Endometriose

Männer können selbst keine Endometriose bekommen – zumindest ist dies ganz selten wie z. B. nach längerer Östrogenbehandlung bei Prostatakrebs. Dennoch können sie durchaus unter Endometriose leiden. Dann nämlich, wenn ihre Partnerin unter Endometriose leidet, was sich zwangsläufig auch auf die Partnerschaft auswirken muss. Die chronischen Beschwerden, die Schmerzen beim Geschlechtsverkehr und die häufigen medikamentösen Therapien und Operationen, die auch nicht ohne Nebenwirkungen bleiben – das alles wirkt auch erheblich in die Beziehung hinein.

Dazu kommen die geschlechtstypischen Unterschiede im Kommunikationsverhalten. Frauen fällt es in der Regel leichter, ihre Gefühle sprachlich auszudrücken. Männer dagegen haben damit zumeist Schwierigkeiten und empfinden sich zudem hilflos, da sie an der Situation ihrer Partnerin nichts Wesentliches ändern können.

Seit mehreren Jahren gibt es spezielle Angebote für die Partner von Frauen mit Endometriose.

Ein wesentlicher Teil sind Informationen über die Erkrankung, um den Männern mehr Verständnis für die Endometriose und den betroffenen Frauen zu ermöglichen.

Des Weiteren werden hinsichtlich der häufigen Probleme wie z.B. Schmerzen beim Verkehr etc. mögliche Strategien zur Reduktion der Belastung für die Partnerschaft erarbeitet.

Auf jeden Fall ist gegenseitiges Verständnis und Achtsamkeit für die Situation des Anderen schon mal ein Schritt in die richtige Richtung.

8. Wann hat die Endometriose ein Ende?

Diese Frage haben sich sicherlich schon viele von Endometriose betroffene Frauen gestellt. Nach oft jahrelanger Irrfahrt mit Beschwerden ohne Diagnose, gefolgt von vielen Behandlungen wegen Schmerzen oder unzähligen IVF-Behandlungen bei Kinderwunsch, sind sie einfach nur müde. Sie wol-

len mit ihrer großen Anzahl von Operationen nicht ins „Guinness-Buch der Rekorde“ – sie wollen „ihre Ruhe haben“.
Dem steht aber nicht selten die „Anhänglichkeit“ der Erkrankung entgegen. Dennoch gibt es tatsächlich Möglichkeiten „in Ruhe“ mit der Endometriose zu leben. Dazu gehört es zunächst, für den eventuell bestehenden Kinderwunsch eine Lösung zu finden. Dies kann in hoffentlich erfolgreichen IVF-Versuchen, aber auch in einem bewussten Abschied von Schwangerschaft und Geburt liegen.
Glücklicherweise kann heute häufig durch das Konzept der sorgfältigen Operation gefolgt von einer Rezidivprophylaxe mit gestagenbetonter Pille eine längerfristige Beschwerde- und Rezidivfreiheit erzielt werden.
Mit den Lebensjahren nimmt auch die Bedrohung durch die Endometriose ab. Einerseits ist der eventuell notwendige Verlust von wichtigen Organen wie der Gebärmutter eher zu verschmerzen. Andererseits nimmt mit den Wechseljahren auch die Wachstumstendenz der Endometriose deutlich ab. Selbst wenn man aufgrund der typischen klimakterischen Beschwerden wie Hitzewallungen oder Nachtschweiß eine hormonelle Ausgleichsbehandlung durchführen muss, kann die Endometriose auch weiterhin im Wachstum gebremst werden. Wichtig ist hierbei die Hinzunahme von Gestagenen auch in der Menopause. Man sollte einer Frau mit Endometriose in der Vorgeschichte nicht alleine Östrogene verschreiben. Dies ist nur bei lokalen Hormongaben wie z. B. Östrogenzäpfchen bei trockener Scheide möglich.

Zu beachten ist auch das mögliche Entartungsrisiko der Endometriose. Dies ist zwar mit etwa 1 % extrem niedrig. Dennoch sollte eine hormonelle Unterdrückung mit Gestagenen erwogen werden, wenn eine Östrogenstimulation zu erwarten ist. Dies ist z. B. bei der Wechseljahresbehandlung und bei Frauen mit Übergewicht der Fall, da im Fettgewebe auch in den Wechseljahren weiterhin Östrogene produziert werden.

Insgesamt hat die Endometriose tatsächlich einmal ein Ende – hoffentlich ohne dass die Frau ebenfalls „am Ende“ ist.

9. Zusätzliche Behandlungsmöglichkeiten bei Endometriose

Leider zeichnet sich die Endometriose durch ein hohes Rezidivrisiko der Erkrankung aus. Das bedeutet, dass auch nach möglichst vollständiger Entfernung aller Herde bei vielen Frauen im Verlauf der nächsten Jahre die Erkrankung erneut auftritt und entsprechende Probleme macht.
Durch die Einnahme von Hormonen kann die Rezidivgefahr zwar deutlich vermindert werden. Es treten aber unter der hormonellen Behandlung nicht selten auch Nebenwirkungen auf. Diese können manchmal auch so erheblich sein, dass eine Fortsetzung der Therapie nicht möglich ist.
Zudem ist unter Pille bzw. hormoneller Behandlung eine Schwangerschaft nicht möglich, sodass dies für Frauen mit Kinderwunsch nicht in Frage kommt.

Insofern ist es zwingend erforderlich, zusätzliche Behandlungsverfahren zur Verfügung zu haben. Seit längerem werden hierfür neben der klassischen Homöopathie auch Naturheilverfahren eingesetzt. Das Ziel ist hier einerseits eine Reduktion der Immunreaktion des Körpers und andererseits eine Reduktion der Entzündungsreaktion. Es hat sich gezeigt, dass ein wesentlicher Teil der Narben und Schmerzen bei Endometriose durch die Reaktionen des Körpers auf die versprengte Gebärmutterschleimhaut hervorgerufen wird. Durch die Anwendung entzündungshemmender und das Immunsystem ausgleichender Pflanzenpräparate wird versucht, das Schmerzbild positiv zu beeinflussen. Andererseits können Pflanzen mit Hormonwirkung eingesetzt werden, um z. B. die Gestagenwirkung zu verstärken.

Nach unseren eigenen Erfahrungen haben sich zur unterstützenden Therapie bei Frauen mit Endometriose einerseits die Traditionelle Chinesische Medizin (TCM) und andererseits eine Ernährungsumstellung bewährt.

10. Traditionelle Chinesische Medizin (TCM)

Die Vorstellung vom Körper und das Verständnis von Krankheit unterscheiden sich in der Traditionellen Chinesischen Medizin ganz erheblich von unserer westlichen Sichtweise. Die Lehre basiert auf den „5 Elementen" Wasser, Holz, Feuer, Erde und Metall. Nach der chinesischen Vorstellung fließt im Körper neben dem Blut (Xue) eine Energie (Qi), welche das Blut in Bewegung bringt, aber gleichzeitig auch durch es „genährt" wird.

Die Endometriose ist als Erkrankung selbst in der TCM nicht bekannt. So kann die Dysmenorrhoe als „schmerzhafter Mondfluss" angesehen werden. Die häufigen Schokoladenzysten bei Endometriose entsprechen in der Traditionellen Chinesischen Medizin einem „Massestau im Bauchraum". Verbunden ist dies häufig mit einer „Qi-Schwäche" und einem „Blut-Stau" bzw. einer „Blutstagnation".

Man kann also die TCM nicht direkt in unser westliches System übertragen. In sich sind aber beide Vorstellungen schlüssig und können zur Behandlung von Störungen eingesetzt werden.

Bei der Traditionellen Chinesischen Medizin geht es um einen Ausgleich der aus der Balance geratenen Ströme. Hierzu kommt neben der Akupunktur den Heilkräutern die entscheidende Rolle zu.

Lange Zeit waren im Westen hauptsächlich die Akupunktur-Nadeln bekannt, die sich besonders zur Behandlung akuter Schmerzen eignen. Die „lecker schmeckenden" chinesischen Tees bilden aber die wesentliche Basis der Behandlung der chronischen Beschwerden durch die Endometriose.

Wir haben seit vielen Jahren die TCM zur zusätzlichen Behandlung bei Frauen mit Endometriose erfolgreich eingesetzt. Bei relevanten Beschwerden und ausgeprägten Befunden ist die Traditionelle Chinesische Medizin alleine nicht ausreichend. Sie ist eher additiv nach einer operativen Entfernung der Endometrioseherde wirksam, um die Beschwerden zu vermindern. Dies ist besonders für die Frauen wichtig, die aufgrund Kinderwunsch oder Unverträglichkeiten keine Pille zur Rezidivprophylaxe bzw. Schmerzreduktion einnehmen können.

11. Ernährungsberatung

Eine weitere, nach unseren eigenen Erfahrungen sehr erfolgreiche Methode bei Frauen mit Endometriose ist eine Ernährungsberatung.
Welchen großen Einfluss das Essverhalten auf die allgemeine Gesundheit des Menschen hat, ist gut bekannt. Für viele Erkrankungen wie z. B. die Zuckerkrankheit (Diabetes mellitus) oder auch die Herz-Kreislauf-Erkrankungen konnte nachgewiesen werden, dass eine Umstellung der Essgewohnheiten eine stärkere Wirkung hat als die üblicherweise verschriebenen Medikamente. Dementsprechend ist auch in den medizinischen Leitlinien für die Behandlung der Hypertonie (Bluthochdruck) der Einsatz einer Ernährungsumstellung dringend angeraten. Dort heißt es: „*Eine professionelle Diätberatung sollte zum therapeutischen Konzept hypertensiver Patienten gehören.*"
Wie sieht danach eine ideale Ernährung aus?
Hier kommt der Begriff der sogenannten „Mittelmeerdiät" ins Spiel. Hauptbestandteile dieser Ernährung sind frisches Gemüse und Olivenöl. Das bedeutet eine optimale Zufuhr von Vitaminen und Antioxidantien bei gleichzeitig geringer Aufnahme von gesättigten tierischen Fetten. Diese Form der Ernährung hat sich als sehr herzschonend erwiesen, wobei auch viele andere günstigen Effekte nachweisbar waren.

Trotz der positiven Wirkungen wird allenfalls noch in der Kur nach einem Herzinfarkt strenge Diät eingehalten. Ansonsten steht die Medikamententherapie absolut im Vordergrund. Dies liegt nicht nur an den wirtschaftlichen Interessen der Pharmaindustrie. Auch der betroffene Patient selbst schluckt lieber fett senkende Medikamente und Blutdrucktabletten, als auf seine gewohnte Schweinshaxe zu verzichten.

Auch für viele Krebsarten wie z. B. den Brustkrebs ist der Einfluss der Ernährung bereits seit langem bekannt. Das Risiko an einem Mammakarzinom zu erkranken ist für Asiatinnen deutlich geringer als für Frauen der westlichen Welt. Dies gilt aber nur, solange der asiatische Lebensstil beibehalten wird.

Nehmen z. B. die Kinder oder Enkel der asiatischen Einwanderer den amerikanischen Lebensstil mit Fast Food etc. an, so steigt auch die Rate der im Westen häufigen Karzinome wie Brust-, Eierstock- und Dickdarmkrebs auf das in den USA übliche Niveau.

Trotz der nachweisbaren Wirksamkeit hat sich die Ernährungstherapie nicht allgemein durchgesetzt. Hauptziel von Diäten ist heute hauptsächlich die reine Gewichtsreduktion, und das mehr aus optisch-ästhetischen als aus gesundheitlichen Gründen.

Auch für die Endometriose sind Zusammenhänge mit der Ernährung bekannt. Lange Zeit wurden Umweltgifte wie Dioxin etc. als Ursache für die Erkrankung verantwortlich gemacht. Ob aber tatsächlich ein Zusammenhang besteht, ist bis heute unklar geblieben. Dagegen gibt es für die allgemeine Zusammensetzung der Ernährung durchaus Hinweise auf einen Einfluss bei Frauen mit Endometriose. Die bekannteste Studie diesbezüglich stammt von Parazzini und Mitarbeitern. Hier spielt wieder die oben bereits erwähnte „Mittelmeer-Diät" eine Rolle. In dieser Studie konnte gezeigt werden, dass Endometriose-Patientinnen signifikant häufiger rotes Fleisch wie Rind- oder Schweinefleisch gegessen hatten und dafür umso weniger rotes bzw. gelbes Gemüse wie z. B. Paprika. Dies passt zu den bereits bestehenden wissenschaftlichen Erkenntnissen über die Auswirkungen der ungesättigten tierischen Fettsäuren und die schützende Kraft der pflanzlichen Antioxidantien. Besonders die Omega-3-Fettsäuren spielen eine große Rolle in der Vermeidung der Endometriose, während z.B. die sog. „Trans-Fette" das Risiko hieran zu erkranken, signifikant erhöht.

Muss man also nur anders essen, wie es schon vor Jahren in einer Überschrift hieß: „Erdnüsse gegen Endometriose"? Leider nein!
Trotz dieser Erkenntnisse über die Zusammenhänge zwischen Ernährung und Gesundheit ist es nicht möglich, Endometriose allein durch eine Ernährungsumstellung zu heilen.
Dazu ist die Entstehungsgeschichte der Endometriose viel zu komplex!

Ein weiterer Ansatz mit Hilfe der Ernährung die Erkrankung Endometriose positiv zu beeinflussen kommt aus Asien. Wie schon erwähnt, ist dort die Wahrscheinlichkeit an Brustkrebs zu erkranken deutlich geringer als bei uns. Hierfür werden neben anderen Faktoren im Wesentlichen die Soja-Produkte verantwortlich gemacht. Wir wissen, dass Soja reich an Phytoöstrogenen ist. Das sind pflanzliche („Phyto-") Hormone, die am Östrogenrezeptor im Gewebe andocken und entsprechende Zellreaktionen auslösen. Das ist wohl ein Grund, warum Frauen in Asien weniger Wechseljahresbeschwerden haben. Denn die fehlende Östrogenwirkung nach Erlöschen der Eierstockfunktion wird teilweise durch das Soja ersetzt.
Die Phytoöstrogene wirken aber anders, wenn noch „normale" Östrogene im Körper vorhanden sind. Durch die Bindung der Pflanzenhormone an die Rezeptoren der Zellen, kann das Östrogen selbst nicht mehr seine Wirkung entfalten. Die Rezeptoren sind ja besetzt. Da die Wirkung der Phytoöstrogene in der Zelle deutlich geringer ist als die des echten Östrogens, wird die Hormonwirkung insgesamt abgeschwächt.
Das kann auch beim Vorliegen einer Endometriose günstig sein. Denn verminderte Östrogenwirkung bedeutet auch weniger Stimulation und damit ein geringeres Wachstum der Endometrioseherde.

Ein wesentlicher Bestandteil der chinesischen Ernährungslehre ist zudem der Verzicht auf Milchprodukte. Dies ist einer der wesentlichen Unterschiede zu unserer typischen Nahrung, welche sehr stark auf Milchprodukten wie Joghurt, Käse etc. basiert. Der Grund dafür liegt im Wesentlichen in der verbreiteten Milch-Unverträglichkeit bei den Asiaten. Dort haben fast alle eine sogenannte „Lactose-Intoleranz" – d. h. sie können keinen Milchzucker verarbeiten. Insofern ist der Verzicht auf alle unverarbeiteten Milchprodukte nachvollziehbar, da ansonsten ständig Bauchbeschwerden auftreten. Auch bei uns gibt es diese „Milch-Unverträglichkeit" – sie kommt nur deutlich weniger häufig vor. Bei Verdacht auf Lactose-Intoleranz sollte zunächst ein sogenannter „Expositionstest" durchgeführt werden. Dabei wird über mehrere Tage jegliche Zufuhr von Milchzucker vermieden. Dabei ist besonders auf versteckte Zusätze in Fertigprodukten zu achten. Insofern ist es wichtig, auch das „Kleingedruckte" auf den

Inhaltsangaben der Lebensmittel zu lesen, da nicht selten Milchprodukte auch in Produkten enthalten sind, bei denen man es eigentlich nicht vermutet.
Verschwinden unter dieser Lactose-freien „Diät" die Bauchbeschwerden, ist eine Unverträglichkeit wahrscheinlich. Kommt es danach durch die Aufnahme einer großen Menge von Milchzucker erneut zu den typischen krampfartigen Schmerzen, wird eine Laktoseintoleranz noch wahrscheinlicher. Beweisen kann man diese durch den sogenannten H_2-Atemtest. Die Bakterien im Darm, welche den nicht abgebauten Milchzucker verarbeiten, produzieren neben Milchsäure und Kohlendioxid auch Wasserstoff. Dieser kann dann in der Atemluft festgestellt werden.
Ohne diesen genauen Nachweis kann eine Milchunverträglichkeit nur vermutet werden.
Unabhängig von der möglichen Intoleranz enthalten Milch und die daraus hergestellten Nahrungsmittel auch ungesättigte tierische Fette, was für die Endometriose eher ungünstig ist. Andererseits sind Milchprodukte ein wesentlicher Lieferant unserer Darmflora. Hier ist besonders der Joghurt mit lebenden Kulturen zu nennen. Die darin enthaltenen Laktobazillen unterstützen den Aufbau einer gesunden Keimbesiedlung, was für eine ungestörte Verdauung wichtig ist. Neuere Untersuchungen konnten sogar zeigen, dass nicht nur das Immunsystem, sondern auch der Fettstoffwechsel von einer gesunden Darmflora abhängig ist. Fettreiche Ernährung führt umgekehrt zu einer Abnahme der Laktobazillen. Es beeinflussen sich die Zusammensetzung der Ernährung und das Spektrum der Keime im Darm also gegenseitig.

Der Erhalt einer gesunden Darmflora wird aber immer schwieriger, da die meisten Lebensmittel heute „wärmebehandelt" und damit ohne Keime (steril) sind. Früher konnte man aus Milch durch einfaches Stehenlassen selbst Dickmilch produzieren – heute wird sie auf diese Weise nur schlecht, weil keine natürlichen Milchbakterien mehr enthalten sind. In der westlichen Zivilisation fängt die Keimfreiheit schon bei der Geburt an, sodass bei Kleinkindern häufiger Durchfallerkrankungen (und auch Allergien) auftreten. Das Motto soll aber jetzt nicht sein „zurück in den Urwald"! Die heute so niedrige Sterblichkeit von Müttern und Kindern ist ja gerade auf die verbesserten hy-

gienischen Bedingungen zurückzuführen. Die „Rückseite dieser Medaille“ ist aber auch das Fehlen von für die Gesundheit notwendigen Keimen.
Wir haben in langjähriger Anwendung mit der Ernährungsberatung als zusätzliches Angebot für Frauen mit Endometriose sehr gute Erfahrungen gemacht. Meist konnten in der gewohnten Ernährung Änderungsmöglichkeiten ermittelt werden. Im Verlauf der kontinuierlichen Begleitung war im Schnitt eine Verbesserung der Beschwerden erreichbar. Auch hier zeigte sich, dass in dem, was wir täglich zu uns nehmen, viel Potenzial steckt. In der Regel ist uns das gar nicht bewusst, sodass wir die Möglichkeiten nicht ausnutzen können.

Insgesamt ist es also unverzichtbar, bei der Zusammenstellung einer ausgewogenen Ernährung alle Aspekte der Gesunderhaltung zu berücksichtigen – und dazu gehören aber auch der Spaß und der Genuss! Insofern sollte man die Erkenntnisse der Wissenschaft ernst nehmen und berücksichtigen, welche nicht nur für Frauen mit Endometriose eine Richtung vorgeben.
Es stellt sich ja schon die Frage: Wozu brauche ich eigentlich so viel Fleisch? Für was muss ich mich mit den vielen Süßigkeiten belohnen? etc.
„Folter“-Diäten aber sind nicht empfehlenswert! Sie erhöhen nur die Frustration und begünstigen die sogenannten „Diät-Sünden“ (auch ein Begriff, der mit vollkommen falschen Wert-Vorstellungen arbeitet).
Es geht eher darum, mit Kreativität und Spaß seine Ernährung zusammenzustellen, um einen Kompromiss aus Genuss und Gesundheit zu erreichen.

Schließlich gilt ja der alte Spruch immer noch:

„Essen hält Leib und Seele zusammen!“

Matthias Korell

Teil 2: Westliche und östliche Sichtweise der Endometriose?

1. Endometriose aus westlicher Sicht

Westlich gesehen ist die Endometriose eine chronische, aber gutartige Erkrankung von Frauen, bei der laut Definition endometriumartige Zellverbände außerhalb der Gebärmutter vorkommen. Das bedeutet also, dass sich Gewebe ähnlich dem der Gebärmutterschleimhaut außerhalb der Gebärmutter ansiedelt und dort zyklusabhängig unter dem Einfluss von Östrogen wächst.
Um dieses an falscher Stelle angesiedelte Gewebe zu beseitigen, unterhält der Körper eine Entzündungsreaktion, die ihrerseits wieder ein Milieu schafft, in dem die Endometriose gut gedeihen kann. Dabei vergrößert sich die Endometriose und es können Vernarbungen, Verwachsungen und Zysten an den Eierstöcken, den Eileitern, der Blase, dem Darm, überhaupt im gesamten Bauchraum entstehen.
Endometriose wird häufig auch als Chamäleon der Frauenerkrankungen bezeichnet, weil sie so schwierig zu erkennen und diagnostizieren ist. Endometriose kann zahlreiche Beschwerden hervorrufen, die von Frau zu Frau stark differieren können.
Leitsymptome der Endometriose sind Schmerz und ungewollte Kinderlosigkeit.
Das Ausmaß der Endometriose korreliert allerdings nicht immer mit dem individuellen Schmerz. Es gibt völlig schmerzfreie Patientinnen, bei denen eine Endometriose erst dann entdeckt wird, wenn diese vergeblich versuchen schwanger zu werden und sich zur Abklärung der Sterilitätsursachen einer Bauchspiegelung unterziehen.
Eine weitergehende Beschreibung der ärztlichen Sicht der Endometriose gibt Herr Prof. Korell im Teil 1 des Buches.

Nach Schätzungen leiden etwa 7–15 % aller Frauen im geschlechtsreifen Alter an Endometriose. Das sind in Deutschland etwa 2–6 Mio. Frauen. Von den Frauen, welche an unerfülltem Kinderwunsch leiden, sind 20–30 % von Endometriose betroffen.
Bis zu 40.000[1] Frauen erkranken jährlich an Endometriose, das sind ebenso viele Frauen, wie an Brustkrebs jährlich neu erkranken. Dennoch ist Endometriose im Vergleich zu Brustkrebs absolut unbekannt. Endometriose ist nun mal kein Krebs und nicht unmittelbar lebensbedrohlich, aber ich denke, dass viele Frauen mit Endometriose diese nicht als „gutartig" im übertragenen Sinne ansehen, sondern als eine Erkrankung, die einem das Leben zur Hölle machen kann. Vor allem die Zeit bis zur Diagnosestellung verläuft oft qualvoll und muss dringend verkürzt werden. Es vergehen immer noch vom Auftreten der ersten Symptome bis zur Diagnosestellung im Durchschnitt 6 Jahre (bei Sterilitätspatientinnen 3 Jahre, bei Schmerzpatientinnen bis zu 10 Jahre!). Das ist definitiv zu lang und bedeutet einen enormen Verlust an Lebensqualität.

2. Endometriose aus Sicht der Traditionellen Chinesischen Medizin

„Krankheiten der Frau sind zehnmal so schwer zu behandeln wie Krankheiten des Mannes; dies kommt wegen ihrer besonderen Umstände von Menstruation, Schwangerschaft und Geburt" (Sun Simiao Si Miao, Qianjin Fang).

In der Traditionellen Chinesischen Medizin existiert der Begriff „Endometriose" als solcher nicht. Grundsätzlich ist nach Ansicht der TCM Gesundheit ein Zustand des Gleichgewichtes. Treten Ungleichgewichte im Körper auf, so wird er krank. Jede Erkrankung zeigt ihre spezifischen Muster aus Ungleichgewichten. Grundsätzlich wird die Endometriose in der chinesischen Medizin als eine Kombination aus schmerzhafter Periode „Tong Jing" und abdomineller Masse „Ji Ju", also „Masse im Bauchraum", angesehen.

1 Quelle: Homepage der Endometriose-Vereinigung Deutschland: http://www.endometriose-vereinigung.de

Bei der „klassischen“ Endometriose-Patientin herrscht immer auch eine Blutstase vor. Zudem finden sich Ungleichgewichte im Bereich der Milz, der Leber und häufig auch der Nieren. Im Leber-Bereich kommt es meist zur Qi-Stagnation, im Milz-Bereich zur Qi-Leere, im Nieren-Bereich zur Yang-Leere. Die Symptome sind nicht selten auch mit Kälte assoziiert.

Damit will ich nicht sagen, dass nicht auch anderswo Ungleichgewichte auftreten können oder dass immer in allen drei genannten Bereichen Ungleichgewichte auftreten müssen, sondern eben nur, dass dies die typischen Bereiche sind, wo bei einer von Endometriose betroffenen Frau in aller Regel Ungleichgewichte zu finden sind. Die Blut-Stase allerdings, meist ausgelöst durch einen Kälteeinfluss, haben alle Frauen mit Endometriose gemein.

Wenn ich schreibe, dass im Milz-Bereich eine Qi-Leere vorherrscht, so ist das komplexer zu verstehen, als einzig nur das Organ Milz zu betrachten. Die TCM betrachtet nicht die Organe als solche, sondern eher Ihre Funktionsweise.

Um dies zu verstehen, unternehmen wir einen kleinen Exkurs in das System der 5 Elemente, bzw. genauer in das System der 5 Wandlungsphasen. Erst dann erschließt sich die Wirkungsweise des Ernährungskonzeptes, die sowohl auf östlichen als auch auf westlichen Prinzipien beruht.

Sie fragen sich, wofür ich die unterschiedlichen Sichtweisen erläutere?

Mein Ernährungskonzept ist lange gewachsen. Zunächst führte ich die Ernährungsumstellung nur nach westlichen Kriterien durch. Dadurch erzielte ich auch schon Verbesserungen, aber diese stellten mich noch lange nicht zufrieden. Erst als ich zunehmend diätetische Aspekte der chinesischen Medizin mit einflocht, lösten sich auch Zustände, die bis dorthin unlösbar schienen. Der besondere Nutzen der Chinesischen Diätetik liegt in der Berücksichtigung der thermischen Wirkung der unterschiedlichen Nahrungsmittel. Darüber hinaus wird es mit Hilfe der Chinesischen Diätetik möglich, Lebensmittel ihre spezifische Wirkung an einem bestimmten „Ort“ im Körper entfalten zu lassen. Daher möchte ich Ihnen auch die östlichen Hintergründe etwas erläutern.

Falls Sie schnell mit der Ernährungsumstellung beginnen möchten, können Sie auch gern direkt ab Teil 3, Kapitel 1.1 „Was macht die Endometriose mit mir?“ (Seite 106) weiterlesen.

2. 1. Die Grundbegriffe der TCM

Hier möchte ich einige wenige für uns wichtige Grundbegriffe der TCM aufgreifen, welche die Grundsubstanzen des Lebens beschreiben, und kurz erläutern. Die Begriffe und ihre Definitionen mögen fremd anmuten, da das chinesische Weltbild stark von unserem westlichen abweicht. Vergessen Sie dabei aber nicht, dass die zugrunde liegende Philosophie eine seit Jahrtausenden erprobte und funktionierende Medizin geschaffen hat. Wenn wir uns ein Stück weit auf diese Weltanschauung einlassen, eröffnen sich Möglichkeiten, die unseren westlichen Spielraum ergänzen und bereichern.

Zwei Begriffe, welche sicherlich den meisten unter Ihnen geläufig sind, sind Yin und Yang, mit dem zugehörigen, bekannten Symbol:

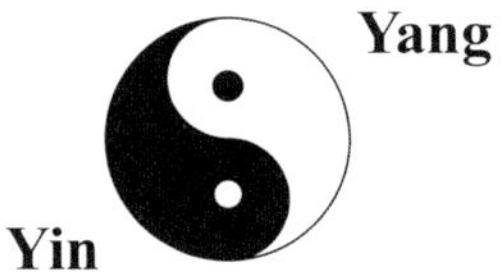

Klassisch werden dem Yin und dem Yang gegensätzliche Aspekte zugeordnet, welche zusammen wieder eine Einheit ergeben. Der Tag ist Yang, die Nacht ist Yin. Ohne Tag gäbe es keine Nacht. Die Nacht wandelt sich in den Tag und umgekehrt. So ist auch die Beziehung von Yin und Yang zu sehen.

Beispiele für Yin	Beispiele für Yang
Nacht	Tag
fest	weich
Struktur	Energie
Ruhe	Bewegung
innen	außen
kühl, kalt	warm, heiß
unten	oben

Jing

Jing bezeichnet die Essenz, die allem Leben zugrunde liegt. Das Jing setzt sich ähnlich dem Qi aus einem vorgeburtlichen und einem nachgeburtlichen Teil zusammen.

Das Jing, über welches eine Person ihr Leben lang verfügt, wird bei der Verschmelzung von Ei und Samenzelle aus dem Jing der Eltern festgelegt. Zusammen mit dem vorgeburtlichen Qi bestimmt das Jing die Konstitution der Person. Speicherplatz sind die Nieren. Das nachgeburtliche Jing kann aus der Nahrung gewonnen werden. Im Laufe des Lebens wird Jing verbraucht, bis mit seinem Ende auch das Leben zuende ist. Durch eine kräftezehrende Lebensweise oder auch kraftlose, minderwertige Nahrung tritt eine vorzeitige Alterung ein, das Jing wird schneller verbraucht.

Auch die vielen Operationen, denen sich viele Endometriose-Patientinnen immer wieder unterziehen müssen, sind kraftraubend. Daher spielt für uns die hochwertige, kraftspendende Nahrung so eine große Rolle. Mit dem daraus erzielten Energiegewinn können wir unser Jing unterstützen und Qi aufbauen.

Die chinesische Tradition unterscheidet zwischen dem Jing der Frau und dem Jing des Mannes.

Das Nei Jing (Ein Klassiker des Gelben Kaisers zur Chinesischen Medizin, ein Grundlagenwerk) beschreibt die Entwicklung des Jing der Frau in einem Sieben-Jahres-Rhythmus[2]:

2 Ted Kaptchuk, Das große Buch der Chinesischen Medizin

„Mit 7 Jahren ist das Nieren [-Jing] im Aufsteigen begriffen: Der Zahnwechsel tritt ein, die Haare wachsen. Mit 14 Jahren trifft der „Tau des Himmels" ein: Das Diener- oder Konzeptions-Gefäß (ren-mai) öffnet sich, das Gefäß des kräftigen Aufsteigens (chong-mai) ist gefüllt, die Menstruation kommt regelmäßig, und die Frau kann empfangen. Mit 21 Jahren erreicht das Nieren [-Jing] sein Plateau: Die Weisheitszähne brechen durch, das Wachstum erreicht seinen Höhepunkt. Mit 28 Jahren sind Sehnen und Knochen gefestigt, der Körper ist kräftig, das Haar am Wachstumshöhepunkt. Mit 35 Jahren wird die Leitbahn des strahlenden Yang (yang-ming) schwach, das Gesicht beginnt zu welken, das Haar auszufallen. Mit 42 Jahren sind die drei Yang-Leitbahnen oben [im Gesicht] schwach geworden, das Gesicht ist verwelkt, das Haar beginnt zu ergrauen. Mit 49 Jahren vermindert sich der Fluss im Dienergefäß, das Gefäß des kräftigen Aufsteigens ist erschöpft, der Tau des Himmels ausgetrocknet; der Erdenweg [die Menstruation] ist nicht mehr offen, Schwäche und Unfruchtbarkeit setzen ein."

Qi

Qi ist ein zentraler Begriff in der TCM. Er steht vereinfacht ausgedrückt für Energie oder Lebenskraft. Solange Qi in ausreichendem Maße im Körper vorhanden ist und frei in uns und um uns herum fließen kann, ist alles in Ordnung. Ist zuwenig davon da, stagniert es oder verläuft nicht gradlinig, so treten Disharmonien auf, die sich in Form von Erkrankungen manifestieren können. Überliefert ist, dass es sowohl vorgeburtliches als auch nachgeburtliches Qi gibt. Auf Ersteres haben wir keinen Einfluss. Es handelt sich dabei um die Energie, die wir bei unserer Empfängnis von Vater und Mutter mitbekommen. Diese Energie wird in den Nieren gespeichert, daher – das werden wir noch näher betrachten – stärken die Chinesen, wenn sie ein Kind empfangen wollen, zuvor ihre Nierenenergie. Das nachgeburtliche Qi kann durch Atmung oder Ernährung gewonnen werden, daher spielen Tai Qi und die Diätetik eine besondere Rolle in der Chinesischen Philosophie. Die Atmung ist beeinflussbar und das Atmungs-Qi kann vermehrt werden, indem Atemübungen, wie beim Taiji oder Qi Gong üblich, absolviert werden. Dadurch entsteht ein gleichmäßiger Atemfluss, der alle Organe gut versorgt.

Unsere Lebensweise ist bestimmend für den Verbrauch der beiden Energien. Und die richtige Ernährung kann uns Nahrungs-Qi liefern, aus dem wir wiederum Energie für alle anderen Abläufe im Körper schöpfen können.
Daher spielt die Diätetik in der Chinesischen Medizin so eine zentrale Rolle und gilt quasi als Grundlage, auf der alle anderen Therapien aufsetzen.

Das Qi fließt auf Leitbahnen, die man sich ähnlich einem gut ausgebauten Straßennetz vorstellen kann, zwischen den diversen Körperteilen und Organen. Dadurch werden diese versorgt, reguliert und harmonisiert.

Xue (Blut)

Westlicher und östlicher Ausdruck meinen hier nicht das gleiche. Allerdings wird das, was wir unter Blut verstehen, auch Xue (Blut) genannt, doch der chinesische Begriff wird weiter gefasst. Er meint nicht nur die Flüssigkeit, sondern vor allem auch die Funktion.
Qi und Xue bestehen in einer gegenseitigen Abhängigkeit. Die Milz wandelt alle Speisen und Getränke in Nahrungs-Qi um, wodurch dann nach weiteren Umwandlungsschritten Xue gewonnen wird. Nicht nur durch die Erzeugung von Xue aus Qi sind beide eng miteinander verknüpft. Das Qi bewegt auch das Xue im Körper und stellt somit die Versorgung (Ernährung und Befeuchtung) der Gewebe, Organe und Körperteile mit allen Nährstoffen sicher. Zusätzlich hält es das Blut in seinen Bahnen. Das Xue nährt seinerseits wieder das Qi.
Eine weitere wichtige Aufgabe des Blutes ist es, das Shen, den Geist, zu kühlen und somit zu beruhigen.
Xue-Disharmonien, wie Blut-Hitze, Blutmangel und gestautes Blut, spielen bei allen Frauen mit Endometriose eine große Rolle und wir werden diese Syndrome diätetisch noch betrachten.

Jin-Ye

Unter dem Begriff Jin-Ye sind alle Körpersäfte mit Ausnahme des Blutes versammelt. Die Säfte unterliegen einem komplexen Kreislauf im Körper und können vereinfacht in leichte und schwere Säfte eingeteilt werden. Die leichten werden von der Lunge regiert, die schweren kontrolliert die Milz.

Körpersäfte haben befeuchtende und nährende Funktionen. Sie versorgen von innen Haut, Muskeln, Haare, Gelenke und Gehirn und fließen nach außen z. B. als Schweiß, Tränen und Speichel.
Qi, Blut und Körpersäfte bedingen sich gegenseitig, und ist der Körper zu trocken oder sammeln sich zu viele Säfte an, so können durch diese Disharmonien auch Qi und Blut in Mitleidenschaft gezogen werden.

Shen

Unsere Vorstellung vom menschlichen Bewusstsein kommt dem am nächsten, was die TCM unter Shen versteht. Shen prägt unsere Persönlichkeit und schenkt uns die Fähigkeit zu denken. Shen wird wie Jing und Qi bei der Empfängnis von beiden Elternteilen auf das Kind übergeben und kann dann ein Leben lang weiter aufgebaut werden. Das Shen bildet gemeinsam mit Jing und Qi die „Drei Schätze" des Lebens. Shen-Disharmonien zeigen sich beispielsweise in unklarem Denken, unangemessenen Reaktionen auf die Umwelt, Vergesslichkeit, Schlaflosigkeit und in extremeren Fällen in Persönlichkeitsstörungen.

Die fünf genannten Grundsubstanzen Jing, Qi, Shen, Xue und Jin-Ye bilden die Grundlage der Chinesischen Medizin. Gesundheit herrscht vor, wenn im Individuum alle Substanzen miteinander in Balance sind. Das wird auch als „Tanz des Lebens" beschrieben. Im Krankheitsfall oder auch, bevor eine Erkrankung manifest wird, kommt es zu Disharmonien der einzelnen Grundsubstanzen. Diese weisen dann in ihrem Zusammenspiel ein individuelles Muster auf, welches zur Diagnostik eingesetzt wird.

Wu Xing

Wu Xing kann man mit „5 Wandlungsphasen", auch bekannt als 5 Elemente, übersetzen. Dies sind Metall – Erde – Holz – Feuer und Wasser. Alle Elemente stehen zueinander in enger Beziehung. Sie unterliegen dem Hervorbringungs- oder dem Kontrollzyklus, beide Zyklen sowie die einzelnen Elemente werden nachfolgend noch genauer beschrieben.

2.2. Die 5 Wandlungsphasen, Wu Xing

Die 5 Wandlungsphasen sind Erde, Metall, Wasser, Holz und Feuer. Diese Wandlungsphasen stehen zueinander in besonderen Beziehungen.
Die 5 Elemente sind abhängig voneinander und bedingen sich gegenseitig. Sie können sich unterstützen und nähren oder aber auch schwächen. Letzteres führt zu krankmachenden Ungleichgewichten.
Die Beziehung, welche die 5 Elemente im Fütterungszyklus eingehen, beschreibt Ihre nährende Beziehung.

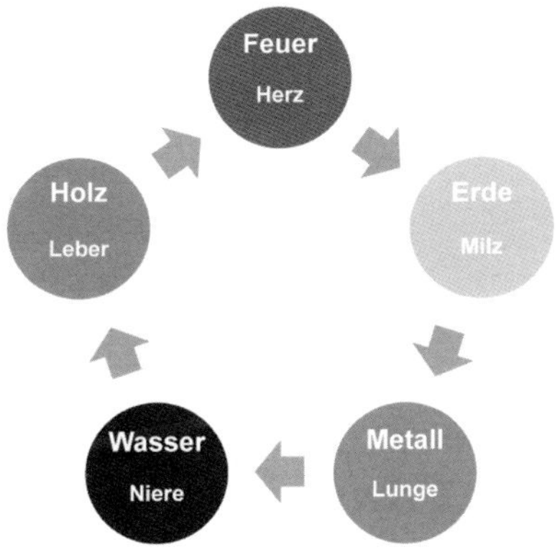

Abb. 3: Fütterungszyklus

Die Chinesen haben eine Vorliebe für bildliche Sprache und so lässt sich auch dieser Zyklus sehr schön verständlich machen:
Das Holz nährt die Flammen des Feuers, die Wärme des Feuers erweckt die Erde, die Erde bringt das Metall hervor, die Mineralien des Metalls finden wir im Wasser und das Wasser nährt die Pflanzen (Holz).
Hier wird auch vom Mutter-Kind-Zyklus gesprochen. Die Mutter, z. B. das Holz, nährt das Kind, das Feuer.
Solche Entsprechungen werden wir später noch konkreter für die Diätetik erläutern.

Für die Diätetik sind diese Entsprechungen sehr bedeutsam: So vermögen Lebensmittel aus dem Erdelement natürlich die Milz zu nähren, ein Überschuss in dieser Wandlungsphase wirkt aber auch auf die Phase Metall und somit auf die Lunge. Herrscht ein Mangel im Erdelement, kann auch die Lunge von hier aus keine Unterstützung erfahren.

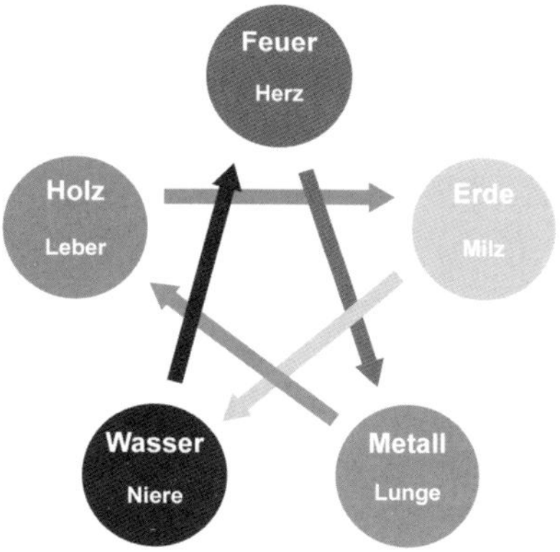

Abb. 4: Kontrollzyklus

Die Beziehung im Kontrollzyklus beschreibt die beherrschende Wirkung der Elemente untereinander.

Das Feuer kann Metall zum Schmelzen bringen, das Metall wiederum das Holz zerschneiden und das Wasser vermag das Feuer zu löschen. Das Holz durchdringt die Erde und die Erde dämmt das Wasser ein.

Jedes der Elemente kontrolliert ein anderes und schützt es so davor, überzuborden oder leerzulaufen. Versagt diese Kontrolle, weil das kontrollierende Element selbst aus dem Lot geraten ist, so können sich weitere Ungleichgewichte etablieren. Ist z. B. kein ausreichendes Wasser vorhanden, so kann das Feuer nicht begrenzt werden. Ist zu viel Wasser vorhanden, so wird das Feuer gelöscht.

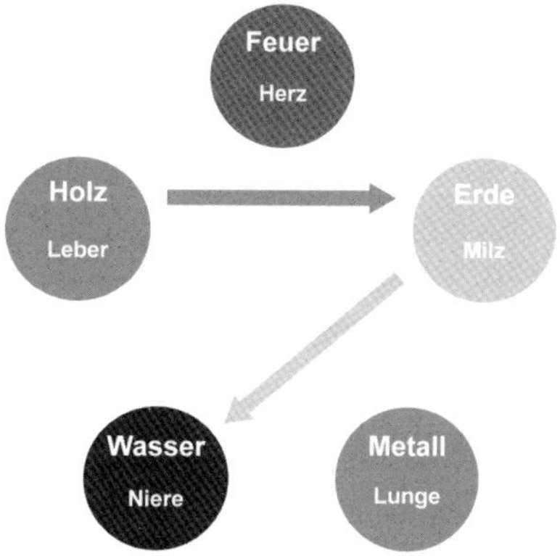

Abb. 5: Klassische „Achse des Ungleichgewichtes“ einer Endometriose-Patientin

Das System der 5 Wandlungsphasen ist sehr komplex und alles Existierende findet innerhalb des Systems seine Entsprechung.

Holz (Hun)

Dieses Element steht beispielsweise nicht nur für den Frühling, sondern auch für die Farben Blau und Grün und die Leber sowie Gallenblase und Augen sind ihr zugeordnet. Das 5-Elemente-System erschließt uns aber nicht nur unsere körperlichen Aspekte, sondern wir finden auch Zugang zu unserer Gefühlswelt. Der Leber ist die Emotion Ärger zugeordnet, dies kommt auch in unseren Sprichworten zum Ausdruck. So sagen wir z. B. „mir ist eine Laus über die Leber gelaufen“ oder „mir kommt die Galle hoch“, wenn uns etwas geärgert hat. Der Leber kommt eine herausragende Bedeutung für die Menstruation zu. Die Leber speichert das Blut und hat über diese Speicherfunktion hinaus auch über das Leber-Qi einen Einfluss auf die Menstruation. Das Leber-Qi sorgt für die Bewegung des Blutes. Fließt also das Leber-Qi nicht richtig, so kann es zu Zyklusunregelmäßigkeiten kommen. Dysmenorrhoe und das prämenstruelle Syndrom fallen in den Leber-Bereich.

Erde (Yi)

Das Element Erde nimmt eine herausragende Stellung ein, denn diesem Element sind die Organe Milz und Magen zugeordnet, welche besonders wichtig für die Energiegewinnung sind. Die TCM spricht hier von der Gewinnung des nachgeburtlichen Qi. Dies kann – wie wir schon gelesen haben – lediglich über die Atmung oder die Ernährung erfolgen. Dass das Erdelement von zentraler Bedeutung ist, erkennt man auch daran, dass es „Mitte“ genannt wird. Die Farbe der Mitte ist ein warmer Gelbton oder auch goldenes Orange. Diese Farben lösen bei den meisten von uns ein Wohlgefühl aus.
Die Milz hat die überaus wichtige Funktion, das „Klare“ vom „Trüben“ zu trennen. Diese Funktion bezieht sich sowohl auf die physischen als auch auf die psychischen Prozesse. Dies bedeutet, dass alle schlechten, ungünstigen Einflüsse und Wirkungen abgewiesen oder ausgeschieden werden und alle günstigen, willkommenen Einflüsse assimiliert und genutzt werden. Physisch ist hier z. B. der Stoffwechsel gemeint. Nimmt die Milz hier Ihre Trennungsfunktion nicht wahr, so wird überschüssiges Wasser nicht ausgeleitet, sondern im Körper gesammelt, was wiederum zu Gedunsenheit führt. Auch Übergewicht und viele Allergien sind häufig auf eine Problematik des Mitten-Funktionskreises zurückzuführen. Aber nicht nur auf körperlicher Ebene ist diese Trennungsfunktion wichtig, sondern auch auf seelischer Ebene. Wenn wir zuviel grübeln, so macht uns das krank. Auch gedanklich, insbesondere in psychisch anstrengenden Phasen, wie z. B. Studium oder angespannten Situationen, ist es wichtig die wertvollen Gedanken und die „belastenden“ zu trennen, um uns nicht in ungünstige Kreisläufe zu verstricken und Platz und Kraft für Entscheidungen und neue Aufgaben zu haben. Der wachsende intellektuelle Einfluss und die Zunahme an milzschädigender Ernährung führt zu einer Dauerbelastung des Mitten-Funktionskreises.

Speziell bei der Frau kommt die Aufgabe der Milz zum Tragen, das Blut zu produzieren, welches dann in der Leber gespeichert wird. Sowohl das Menstruationsblut als auch das „Blut“ der Brust – die Milch – wird von der Milz gebildet. Das Milz-Qi hat eine aufsteigende Wirkung und sammelt das Blut.

Es sorgt dafür, dass die Gebärmutter sicher an ihrem Platz bleibt und auch das Blut nicht übermäßig oder ungehemmt herausrinnt. Eine Milzschwäche kann also zu Menorrhagien, Zwischenblutungen oder Uterus- sowie Blasensenkungen führen.

Feuer (Shen)

Das Element Feuer ist dem Funktionskreis Herz / Dünndarm zugeordnet. Der Gelbe Kaiser, ein grundlegendes Werk der TCM, schreibt hierzu: „Das Herz regiert alle Organe, es repräsentiert das Bewusstsein des Menschen. Es ist verantwortlich für Intelligenz, Weisheit und spirituelle Transformation."
Das Herz regiert aber nicht nur alle Organe, sondern auch das Blut. Es ist über das Uterus-Gefäß (bao-mai) mit dem Uterus verbunden. Diese Verbindung zwischen Herz und Gebärmutter zeigt sich auch im Alltag immer wieder, wenn Themen, die uns zu Herzen gehen, zu einer Verschiebung der Menstruation führen. Dinge, die uns tiefer treffen, können sogar eine Amenorrhoe, also ein Ausbleiben der Menstruation, zur Folge haben.

Wasser (Zhi)

Der Funktionskreis Niere/Blase ist dem Element Wasser zugeordnet. Die Nieren öffnen sich in die Ohren, kontrollieren den Willen und die Angst. Sie sind zudem die Quelle unserer Körperwärme, des Mingmen-Feuers. Wenn Frauen zu sehr frieren, kann die Nierenenergie in Mitleidenschaft gezogen sein, sodass eine grundlegende Kälte entsteht, wenn das Mingmen Feuer nicht mehr richtig lodert.
In der chinesischen Medizin kommt ihm große Bedeutung bei, da der Nierenfunktionskreis der Sitz des vorgeburtlichen Qi ist und der Essenz, des Jing. Viele Problematiken, die mit der Blase, aber auch mit der Fertilität oder den Wechseljahrsbeschwerden zu tun haben, haben ihren Ursprung in den Disharmonien dieses Bereiches.
In chinesischen Texten findet sich auch:
„Der Chong Mai bildet das Meer des Blutes, Ren Mai beherrscht den Uterus. Das Yin ist still, das Meer ist voll, diese zwei verlassen sich aufeinander. Des-

halb gibt es Kinder. Das enge Zusammenspiel der beiden Wundergefäße, welche die schöpferische Kraft des Himmels und die haftende Kraft des Feuers der Liebe in der Frau verankern, ist die Voraussetzung für Mutterschaft und damit der biologischen Bestimmung der geschlechtsreifen Frau."

Metall (Po)

Diesem Element ist der Funktionskreis Lunge / Dickdarm zugeordnet. Die Lunge öffnet sich in der Nase und regiert Haut und Haare. Die Rolle der Lunge ist es unter anderem, einen Säfte- und Qi-Fluss zu den äußersten Teilen des Körpers sicher zu stellen. Bei Lungen-Disharmonien können so trockene Haut, Ekzeme oder auch Asthma entstehen. Leiden wie Neurodermitis oder einige Allergien gehen auf Disharmonien des Lungen-Funktionskreises zurück. Der emotionale Aspekt der Lunge ist die Trauer. Unverarbeitete Trauer oder langanhaltende Trauer schwächen diesen Funktionskreis und machen hier eine Unterstützung notwendig. Auch ein Ausbleiben der Menstruation kann hier auf den emotionalen Aspekt der Trauer zurückgeführt werden.

In Tab. 1 finden Sie die Elemente und eine Auswahl an Entsprechungen.

Die 5 Elemente spielen auf eine ganz besondere Art und Weise zusammen, um den Körper gesund zu erhalten. Ihr korrektes Zusammenspiel gewährleistet auch den regelmäßigen Zyklus und das komplexe Miteinander der Hormone bei der Empfängnis, Schwangerschaft und Geburt.
Darüber hinaus gibt es bestimmte Typen unter uns Menschen. Der eine ist von seiner Natur her eher ein Erde-, der andere eher ein Metalltyp. Daher benötigen wir von unserer Grundstruktur her schon mal unterschiedliche Schwerpunkte in der Auswahl der Lebensmittel.

	Holz	Feuer	Erde	Metall	Wasser
Jahreszeit	Frühling	Sommer	Spätsommer/ Übergang	Herbst	Winter
Sinnesorgan/ Öffnung	Augen	Zunge	Mund	Nase	Ohren
Körperbezug	Sehnen	Arterien	Bindegewebe	Haut	Knochen/Haare
Yin-Organ	Leber	Herz	Milz	Lunge	Niere
Yang-Organ	Gallenblase	Dünndarm	Magen	Dickdarm	Blase
Farbe	blau-grün	rot	gelb	weiß	schwarz
Klima	windig	heiß	feucht	trocken	kalt
Geruch	beißend	verbrannt	aromatisch	ranzig	faulig
Geschmack	sauer	bitter	süß	scharf	salzig
Emotion	Ärger, Nervosität, Stress	Freude, Manie	Grübeln, Obsession	Kummer, Trauer, Depression	Angst, Panik
Laut	rufen	lachen	singen	weinen	stöhnen
Gewebe	Sehnen	Blutbahnen	Fleisch	Haut	Knochen
Himmelrichtung	Osten	Süden	Mitte	Westen	Norden
äußere Entfaltung	Nägel	Gesicht	Lippen	Körperhaar	Haupthaar
Charakter	beherzt	aufrichtig	einsichtig, weise	eindringlich	kompromisslos
Körpersäfte	Tränen	Schweiß	Speichel	Nasensekret	Speichel

Tab.1: Zuordnungen zu den Wandlungsphasen

Ich habe zuvor geschrieben, dass Krankheit entsteht, wenn die 5 Elemente „aus dem Gleichgewicht“ geraten. Wie kann das nun passieren?
Die Chinesen benennen hierfür krankmachende Einflüsse, oder auch Disharmonien. Es gibt innere und äußere sowie neutrale Faktoren, welche die Gesundheit stören können.

2.3. Innere Einflüsse

Emotionen, die zu lange oder zu intensiv ausgelebt werden, können tiefgreifende Störungen verursachen und krank machen. Daher werden emotionale Disharmonien in der TCM nicht minder geachtet als körperliche Symptome. Jede Emotion hat nun eine bestimmte Affinität zu einem oder mehreren Organen oder besser Funktionskreisen, in denen sich diese Einflüsse besonders manifestieren können. Eventuell finden Sie sich ja auch schon in dem einen oder anderen Punkt wieder oder erkennen Zusammenhänge, sodass Ihnen klar wird, welchen Funktionskreis Sie persönlich stützen müssen.

Freude

Freude und Lust entsprechen einem Erregungszustand, der im Übermaß oder zu lang andauernd negative Auswirkungen auf den Funktionskreis des Herzens haben kann. Unruhe, Schlaflosigkeit, Herzklopfen, Ruhelosigkeit aber auch Hysterie sind hierdurch bedingt.

Ärger/Frustration

Diese Gefühle schädigen den Funktionskreis Leber. Dazu gehören auch die Aggression, die Wut, Feindseligkeit und vor allem auch die Frustration, z. B. bei Nichterfüllung unserer Wünsche (auch der unerfüllte Kinderwunsch).

Nachdenken/Grübeln

Übermäßige geistige und intellektuelle Anstrengung, zuviel Nachdenken, vor sich hin Grübeln ohne Ausgleich schädigt den Milz-Funktionskreis. Daher stärken chinesische Studenten Ihre Milz in besonderem Maße.

Trauer/Kummer

Langanhaltender, nicht verarbeiteter Kummer oder Trauer kann den Lungen- u./o. den Herzfunktionskreis schwächen. Auch die Leber kann hier betroffen sein. Dann gehen Zyklusunregelmäßigkeiten mit Depressionen und Ziellosigkeit einher.

Furcht/Angst

Hiermit sind vor allem chronische Ängste gemeint, die das Nieren-Qi bzw. den Funktionskreis Niere allgemein schwächen können. Auch Panikattacken oder die weit verbreitete diffuse Lebensangst, die viele Frauen spüren, sind hier gemeint.

Sorge

Permanente Sorge um Beziehungen, Familie, Arbeit, Beruf und auch andauernde finanzielle Unsicherheiten schlagen sich in den Funktionsbereichen Niere und Lunge nieder. Auch Herz und Milz können betroffen sein.

Schock

Ein Schock wirkt extrem stark auf den Funktionsbereich Niere und Herz und verhindert den gleichmäßigen Fluß des Qi.

Die bereits angesprochene Achse des Ungleichgewichtes Milz-Leber-Niere könnte hier im seelischen Bereich Verstärkung erfahren oder gar ein grundlegender Faktor des Ungleichgewichtes sein. Betrachten wir – ich gehe hier wieder vom Durchschnitt aus – die klassische Frau mit Endometriose, so werden wir durchaus Ärger und Frustration im Sinne von unerfüllten (Kinder-) wünschen finden. Unerfüllte Wünsche, die nicht verarbeitet werden, sondern ein ständiges Ärgernis sind oder zu Frustrationen führen, schwächen den Funktionskreis Leber. Ebenso häufig treffen wir auf langfristiges Grübeln über Lebensentwürfe, Lebenspartner, über eigenes Handeln. Das schwächt den Funktionskreis Milz. Die Niere erfährt eine Schwächung durch Schock, Ängste und permanente Sorgen. Die Frauen, welche zu mir in die Beratung kommen, schildern nicht selten Probleme aus allen drei Funktionsbereichen.

2.4. Äußere Einflüsse

Wind

Der Wind zeigt im Körper ähnliche Eigenschaften wie in der Natur, er verursacht plötzliche Veränderungen, Bewegungen. Ein äußerer Wind kann ein plötzlich auftretendes Kopfweh oder ganz klassisch eine Erkältung (hier ist dann der Lungen-Funktionskreis betroffen) hervorrufen. Ein innerer Wind aber ist ein ernsteres Ungleichgewicht und Krankheiten wie Epilepsie, Morbus Parkinson etc. können aus ihm entstehen, werden ihm zugeordnet.

Der Wind ist ein Yang-Einfluss, er wird dem Holzelement und damit dem Frühling zugeordnet.

Kälte

Kälte führt dazu, dass Bewegungen sich verlangsamen, einfrieren, erstarren. Qi und Blut können in ihrer Zirkulation eingeschränkt werden und dadurch kann Kälte im gesamten Körper Schmerzen hervorrufen. Diese Schmerzen sind oft stechend und krampfartig, oft können Kältesymptomatiken durch Wärme verbessert werden. Frösteln, Krämpfe und Steifheit in den Gliedmaßen deuten auf einen Kälteeinfluss hin. Man unterscheidet wieder innere und äußere Kälte, wobei ein lang andauernder Einfluss von äußerer Kälte die innere Kälte hervorbringen kann.

Feuchtigkeit

Feuchtigkeit bildet sich schleichend, ist nass, schwer und träge und sinkt nach unten.
Insbesondere die Milz ist anfällig für Feuchtigkeit. Feuchtigkeit sinkt nach unten, daher werden die unteren Körperregionen zuerst von der Feuchtigkeit erfasst. Der Kopf fühlt sich dabei dumpf an. Schmerzen durch Feuchtigkeit werden als ziehend und schwer empfunden. Manifestationen in diesem Bereich sind Steifheit der Gelenke, Trägheit, Verdauungsbeschwerden, Lethargie. Hält die Feuchtigkeit zu lange an, bildet sich Schleim. Gründe hierfür sind meist Disharmonien im Bereich der Milz oder der Nieren. Schleim ist noch schwerer und träger als Feuchtigkeit im Körper und kann zu Schwellungen, Tumoren oder Knotenbildung führen. In diese Kategorie fallen somit auch Myome und bestimmte Formen der Endometriose.

Sommerhitze

Sommerhitze ist mit Feuer und Hitze verwandt und tritt meist im Hochsommer auf. Insbesondere in feucht-heißen Klimazonen. Infolge einer Sommerhitze ist das Qi geschädigt und sind die Körpersäfte geleert. Daher treten hier starke Erschöpfungszustände auf. Fieber, Schwitzen, Herzrasen gehören als Symptome in diese Kategorie.

Trockenheit

Trockenheit hängt mit der Hitze zusammen und die Symptome sind ähnlich. Die Trockenheit bezieht sich hier hauptsächlich auf die Austrocknung der Körpersäfte. Symptome: trockene Haut, rissige Lippen, trockener Husten und trockener Stuhl.

Hitze (oder auch Feuer)

Hitze trocknet aus und löst Bewegung aus. Typische Symptome sind Fieber, Entzündungen, rote Augen. Der austrocknende Effekt auf den Körper zeigt sich durch trockene Haut, spärlichen Harn und Verstopfung. Geistig kann das Shen gestört sein, was sich z. B. in Hyperaktivität äußern kann.

2.5. Neutrale Einflüsse

Neutrale Faktoren, welche aus Sicht der TCM zu Erkrankungen führen, sind Ernährungsfehler, Überanstrengung und sexuelle Exzesse.

Uns interessieren natürlich vor allem die Ernährungsfehler. Da diese häufig mit dem Lebenswandel verknüpft sind und ein hektisches Leben zu Überanstrengung führt, ist auch dieser Punkt wert, von uns näher betrachtet zu werden. Sexuelle Exzesse spielen bei Endometriose eher eine untergeordnete Rolle, da ich häufiger von der gegenteiligen Problematik höre, dass aufgrund von Schmerzen und der zum Teil erheblichen psychischen Belastung der von Endometriose betroffenen Frauen die Sexualität oft leider zu kurz kommt bzw. nicht so gelebt werden kann wie gewünscht.

Einer der gravierendsten Fehler, die nach der TCM im Bereich der Ernährung gemacht werden können, ist das Fasten. Wir haben schon gehört, dass durch die Ernährung nachgeburtliches Jing gewonnen werden kann. Verzichten wir auf diese Einnahmequelle des Jing, so müssen wir letztlich während des Fastens vom vorgeburtlichen Jing leben, was alsdann schneller als nötig verbraucht wird.

Ein weiterer wichtiger Punkt ist die „schlechte" Ernährung. Hierunter verstehen wir vor allem die Lebensmittel, die zunehmend an Energien und Nährstoffen verarmen, aber auch die einseitige Ernährung oder das Falsche zum falschen Zeitpunkt. Auch ein Übermaß an Speisen wirkt sich ungünstig aus, da dann die Milz aufgrund zu großer Massen ihre Klärungs- und Trennungsfunktion nicht mehr aufrechterhalten kann. Auf alle diese Details gehen wir noch ausführlich im Ernährungsteil ein.

Überanstrengung, wie sie heutzutage oft gang und gäbe ist, stellt einen weiteren neutralen Einfluss dar, der ebenfalls Disharmonien hervorrufen kann.
Hier darf frau sich den Workaholic (hier meine ich männliche wie auch weibliche Vertreter dieser Art) vorstellen, bei dem keine Zeit für die Zubereitung der Speise und auch kaum Zeit zum Essen bleibt. Ständig gibt er all seine Kraft für die Arbeit und tankt weder über Sport, Familie, Freizeit noch Ernährung auf. Daneben – sehr weit verbreitet – die Frau, die Ihrer modernen Rolle gerecht werden will. Omnipotent managt sie Haushalt, Kinder, die Pflege der Eltern und natürlich noch den Job. So sind wir zunehmend in hektischer Betriebsamkeit gefangen, übernehmen uns immer wieder und brennen im wahrsten Sinne des Wortes aus. Burn-Out-Syndrome haben eklatant zugenommen. Schätzungsweise ist ein Viertel aller Berufstätigen betroffen, aber auch viele Studenten und viele Frauen, die als Mutter und Hausfrau versuchen den vielfältigen Ansprüchen der Familienmitglieder gerecht zu werden. Das geht buchstäblich an die Nieren, raubt uns unser Qi und Jing, wenn wir nicht darauf achten, es regelmäßig aufzufüllen.

Anhand der Auflistung der Einflüsse wird deutlich, dass die Chinesische Medizin eine ganzheitliche Medizin ist, welche nicht nur körperliche Dysfunktionen, sondern auch die Emotionen und äußere Faktoren als Krankheitsursache berücksichtigt. So können beispielsweise nicht nur die Fehlernährung, sondern auch lange Phasen geistiger Anstrengung oder anhaltendes Grübeln zur Schwächung der Milz führen.
Durch gezielte Auswahl der Nahrungsmittel kann dann die Milz wieder gestärkt und in Harmonie mit den anderen Funktionskreisen gebracht werden. Dies macht die TCM und hier speziell die Chinesische Diätetik sicherlich

für viele Endometriose-Patientinnen so wertvoll. Denn Endometriose ist eine Erkrankung, die nicht nur Auswirkungen auf den Körper, sondern auch auf die Gefühlswelt der Frau hat. Auch bei der multifaktoriellen Entstehung der Endometriose spielt die Gefühlswelt als ein Baustein sicherlich eine Rolle.

Welchen Einflüssen nun die einzelne Frau ausgesetzt ist, hängt von ihrer Umwelt ab. Nicht auf alle Einflüsse können wir in vollem Umfang einwirken oder sie positiv für uns nutzen. Das Ausmaß in dem die unterschiedlichen inneren und äußeren Einflüsse uns zusetzen, können wir aber sehr wohl steuern und damit die Auswirkungen begrenzen. Wir können gut für uns sorgen und uns wappnen. Wir sind einzigartig, das Qi, welches wir in uns tragen, ist einzigartig und auch die Umwelt, die uns umgibt und die wir uns ein Stück weit selbst gestalten und erschaffen.

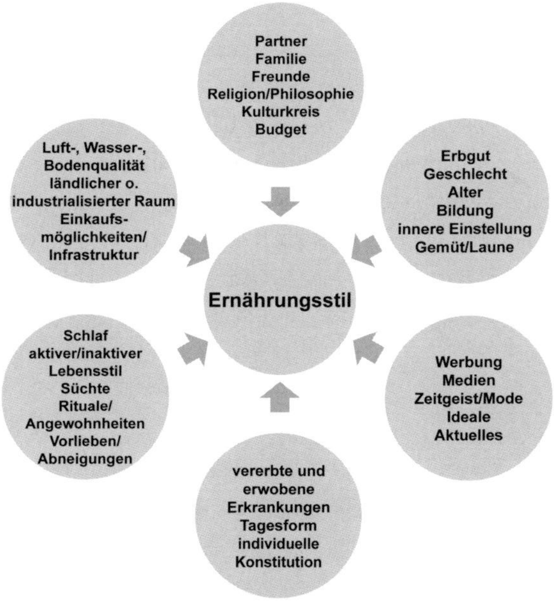
Partner
Familie
Freunde
Religion/Philosophie
Kulturkreis
Budget
Erbgut
Geschlecht
Alter
Bildung
innere Einstellung
Gemüt/Laune
Werbung
Medien
Zeitgeist/Mode
Ideale
Aktuelles
vererbte und
erwobene
Erkrankungen
Tagesform
individuelle
Konstitution
Schlaf
aktiver/inaktiver
Lebensstil
Süchte
Rituale/
Angewohnheiten
Vorlieben/
Abneigungen
Luft-, Wasser-,
Bodenqualität
ländlicher o.
industrialisierter Raum
Einkaufs-
möglichkeiten/
Infrastruktur
Ernährungsstil

Abb. 6: Viele Faktoren beeinflussen unser Ernährungsverhalten

Nun habe ich viel über die pathogenen Einflüsse geschrieben. Welche sind typisch für die Endometriose-Patientin?

Jede Patientin hat natürlich ihr eigenes, individuelles Disharmonie-Muster. Dieses Muster gilt es zu entdecken und zu behandeln. In guten Händen sind Sie bei einem Arzt / Therapeuten mit TCM-Ausbildung. Er wird eine ausführliche Diagnose stellen und ihr Disharmonie-Muster herausfinden. Ihm obliegt es dann auch die adäquate Therapieform zu wählen, Ernährung, Kräuter oder Akupunktur oder auch eine Kombination daraus.
Allerdings gibt es eine Reihe von Problematiken, die fast jeder Frau mit Endometriose eigen sind.
Bei schmerzhafter Periode können wir von einem Qi-Stau ausgehen, bei der Manifestation der Endometriose an sich von einer Blut-Stase, eventuell auch von einer Schleim-Erkrankung. Häufig kommen Temperaturanomalien hinzu. So werden wir diätetisch hauptsächlich Lebensmittel verwenden, die die Mitte stärken, von der wir ja gehört haben, dass sie unsere Versorgungszentrale ist und die anderen Funktionsbereiche nähren kann. Dies ist von den klassischen Diätärzten im alten China schon so überliefert.
In den „Abhandlungen über Milz und Magen" von Li Gao, einem Meister aus dem 13. Jh., der die Milz-Magen-Schule begründete, findet sich dazu Folgendes:
„... das Ursprungs-Qi ist immer ausreichend, solange es ernährt und angereichert wird vom Milz- und Magen-Qi ..." und aus Zeiten der Ming-Dynastie findet sich folgendes Zitat von Zhang Jie Bin:
„Wer sich auf die Behandlung der Mitte versteht, vermag alle Funktionskreise einzustimmen."

Neben den Lebensmitteln zur Stärkung der Mitte bedienen wir uns der diätetischen Mittel zur Behebung von Stasen bei Qi und Xue (Blut). Für die Frauen mit Kälteempfindungen werden wärmende Kräuter und Speisen ergänzt.
Vollständig klären lassen sich die pathogenen Einflüsse, welche den Disharmonien zugrunde liegen, sicher nicht. Ganz typisch aber sind innere pathogene Einflüsse aus dem Bereich Angst (Niere) – Sorge (Niere) – Nachdenken (Milz) – Trauer (Lunge) – Frustration (Leber), von denen die betroffenen Frauen immer wieder berichten. Entweder sind sie starken Belastungen in Familie und Beruf ausgesetzt, über die sie ständig nachgrübeln müssen und

die sie nicht mehr loslassen, oder sie tragen Trauer über ein verlorenes Kind/ Ehepartner/Elternteil im Herzen. Ganz häufig ist die Frustration über unerreichte Ziele im Bereich Karriere/Partnerschaft/Kinderwunsch.

Vielfach kommen mehrere pathogene Einflüsse zusammen, dass z. B. ein unerfüllter Kinderwunsch extreme Belastungen in der Partnerschaft und Selbstzweifel oder Depressionen erzeugen kann.

Äußere pathogene Einflüsse, die häufiger bei Frauen mit Endometriose anzutreffen sind, sind Kälte oder auch Hitze und Feuchtigkeit, die sich zu Schleim entwickelt hat. Nun gibt es glücklicherweise Lebensmittel, welche Schleim transformieren, Feuchtigkeit ausleiten, Hitze kühlen und Kälte erwärmen.

Das Ernährungsprotokoll und die Ernährungsanamnese zeigten auch immer gravierende Ernährungsfehler sowie häufig Überanstrengung. Diese beiden Faktoren zählen zu den neutralen Einflüssen.

Pathogene Faktoren, die zu einer Blut-Stase führen oder mit ihr einhergehen können:

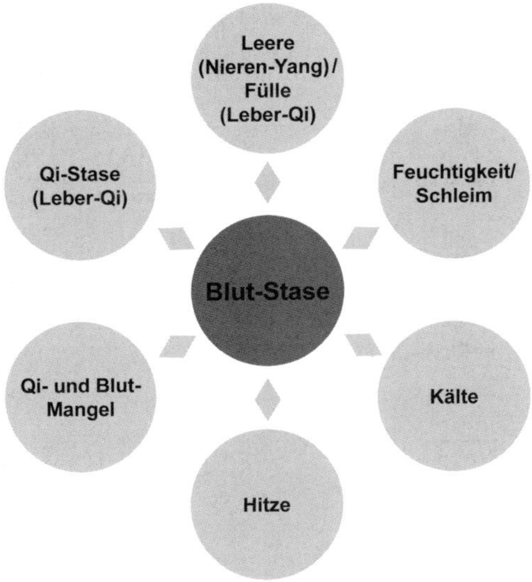

Abb. 7: Pathogene Faktoren

3. Westliche und östliche Sichtweise der Menstruation

Die Menstruation unterliegt einem festen Rhythmus, der im Durchschnitt 28 Tage lang ist, und die Blutung selbst dauert ca. 3–5 Tage an.
Die Abläufe, welche diesem Rhythmus zugrunde liegen, können sowohl westlich als auch östlich dargestellt werden.

3. 1. Westliche Sichtweise

Der Ablauf der Menstruation ist sehr komplex und es sind viele Hormone und Organe bzw. Organsysteme im Einsatz, um die Blutung zu steuern.

Hierzu zählen die Hirnrinde, der Hypothalamus, die Hirnanhangdrüse, auch Hypophyse genannt, die Eierstöcke und natürlich die Gebärmutter.

Im vorangegangenen Teil 1 von Herrn Prof. Korell finden Sie Abbildungen und Erklärungen, welche das Geschehen im weiblichen Zyklus sehr gut veranschaulichen.

Über die Ernährung können wir nun auf unterschiedliche Arten in dieses Geschehen eingreifen, um den Krankheitsverlauf positiv zu beeinflussen. Zum einen können wir auf der hormonellen Ebene arbeiten, um das hormonelle Gleichgewicht zu stabilisieren und den korrekten hormonellen Ablauf zu unterstützen, zum anderen können wir für eine optimale Nährstoffversorgung sorgen.
Für die Ernährung bedeutet dies, dass wir – insbesondere bei vorhandenem Kinderwunsch – die Gebärmutterschleimhaut nähren und in ihrem Aufbau unterstützen müssen, dies ist nicht abhängig von bestimmten Tagen im Zyklus, sondern sollte durchgängig geschehen. Sie können jetzt argumentieren, dass es ja nun keinen Sinn macht, die Schleimhaut bei Ihrem Aufbau zu unterstützen, wenn Sie gerade abgestoßen wird, aber der nächste Aufbau will vorbereitet werden und die Nährstoffspeicher unseres Körpers sind oft leer. Wir müssen der Eizelle eine intakte, optimal aufgebaute Schleimhaut bieten, damit die Eizelle sich einnistet und so gut wie eben nur möglich versorgt

wird. Wir wollen, dass sie erhalten bleibt und nicht vorzeitig wieder „abspringt“. Denn das tut sie, wenn die Bedingungen für ihr weiteres Gedeihen unvorteilhaft sind. In vielen Fällen kommt es gar nicht erst zur Einnistung, wenn die Eizelle keinen optimalen Versorgungszustand vorfindet, in vielen anderen Fällen zum Abgang innerhalb der ersten drei Monate, unter anderem auch dadurch, dass Mangelzustände herrschen.
Vereinfacht kann man die Periode in drei Bereiche unterteilen, den Bereich der Blutung, den Zeitabschnitt vor dem Eisprung und den danach.
Im Abschnitt vor dem Eisprung kann man daher neben der Nährstoffoptimierung mit östrogenartigen Kräutern und Tees unterstützen, während im Bereich nach dem Eisprung der gelbkörperregulierende Aspekt im Vordergrund stehen sollte. Haben Sie Endometriose und keinen Kinderwunsch, sollte von den östrogenartigen Kräutern abgesehen werden.
Mönchspfeffer ist hier beispielsweise ein sanftes Kraut, welches die hormonelle Achse harmonisiert. Es ist in vielfältigen Arzneizubereitungen auf dem Markt und ohne Rezept erhältlich.
Magnesium wiederum unterstützt bei der Anhebung eines zu niedrigen Progesteronspiegels.

Um Ihren Körper besser kennen zu lernen, aber auch zur Überprüfung des Eisprunges, sollten Sie bei Zyklusanomalien und insbesondere dann, wenn Sie sich ein Kind wünschen, ein klein wenig Zeit investieren und die gute alte Temperaturkurve erstellen. Hieraus lassen sich Zyklusanomalien, wie z. B. das Fehlen des Eisprunges, oder eine Verlängerung oder Verkürzung der einen oder anderen Zyklushälfte ablesen. Dies ist sicherlich auch eine gute Stütze für das Arzt-Patienten-Gespräch bzw. kann dem Arzt bei seiner Diagnosestellung dienlich sein.

3.2. Östliche Sichtweise

Die Menstruation läuft bei chinesischen Frauen natürlich nicht anders ab als bei uns, sie wird lediglich anders beschrieben.
Die fünf Wandlungsphasen, denen jeweils auch ein Organpaar zugeordnet

wird, haben wir bereits kennengelernt. Dabei ist Ihnen vielleicht aufgefallen, dass die Gebärmutter (bao-mai) und ihre Funktion hier keine Entsprechung gefunden hat. Die Menstruation wird durch sogenannte außerordentliche Gefäße beschrieben. Dazu gehören das Lenkergefäß du-mai, das Durchdringungsgefäß chong-mai und das Konzeptionsgefäß ren-mai.
Das Durchdringungsgefäß, der chong-mai, wird auch das Meer des Blutes genannt. Es kontrolliert das Blut und bewegt es. Er wird mittels Akupunktur angesprochen, wenn Symptome wie Blut-Stase, Qi-Stagnation und die meisten Zyklusstörungen behandelt werden sollen. Der ren-mai wird als Meer des Yin bezeichnet. Vorgänge wie Empfängnis, Schwangerschaft und Fruchtbarkeit sind hierüber per Akupunktur ansprechbar. Der du-mai kann als Meer des Yang angesehen werden, hier ist der Yang-Aspekt der Empfängnis repräsentiert. Daher lassen sich unter Hinzuziehen der Akupunktur die Ergebnisse einer Ernährungsumstellung noch optimieren.

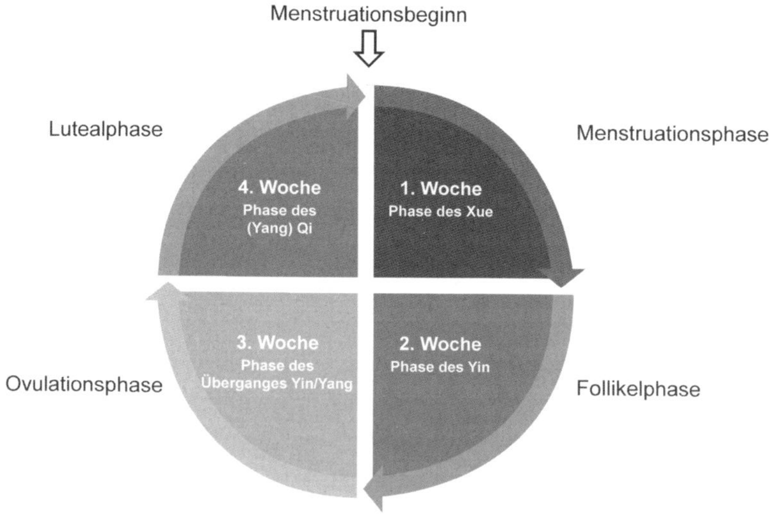

Abb. 8: Der Menstruationsverlauf

Der Verlauf der Menstruation läßt sich nach östlichen Gesichtspunkten in vier Phasen einteilen, die jede für sich eine bestimmte Energetik innehaben und gezielt unterstützt werden können.

Die erste Phase ist hier die Phase des Xue, des Blutes. Die Menstruation beginnt, das Blut bewegt sich. Leber-Qi und Leber-Blut sollen frei fließen. Ungünstig sind Unregelmäßigkeiten wie zu starkes oder zu geringes Fließen des Blutes oder sogar das Ausbleiben des Flusses, also der Menstruation.
Hier kann Einfluss genommen werden, über Lebensmittel, die das Blut stärker bewegen oder es in der Bewegung bremsen, je nach Bedarf.
Die zweite Phase ist die Follikelphase, es ist die Phase des Yin. Das Durchdringungs- und das Konzeptionsgefäß sind nun entleert. Diese Phase kann am besten genutzt werden, um (Nieren-) Yin und (Leber-) Blut zu nähren.
Um die Zyklusmitte herum, zur Zeit des Eisprunges, ist die beste Zeit zur Unterstützung der Essenz.
Die dritte Phase, die Ovulationsphase, ist die Phase des Blutes und des Yin. Beide füllen hier sowohl das Konzeptionsgefäß, ren-mai, als auch das Durchdringungsgefäß, chong-mai, wieder auf.
Die vierte Phase ist die Lutealphase und die Phase des Yang-Qi, sein gleichmäßiges Fließen muss gewährleistet sein, damit die Blutung ungehindert und schmerzfrei verlaufen kann. Kommt es ins Stocken, so kann die Regel ausbleiben oder aber klumpig und schmerzhaft sein. Hier kann am besten das (Nieren-)Yang genährt und das (Leber-) Qi bewegt werden.
Überhaupt scheint es sich als günstig zu erweisen, den ganzen Zyklus hindurch das Leber-Qi zu regulieren.

So können wir den Menstruationszyklus in jedem seiner Abschnitte gezielt unterstützen und damit einen ausgewogenen und schmerzfreien Zyklus erreichen. Darüber hinaus ist ein ausgewogener Zyklus die Grundlage für eine natürliche Empfängnis. In der TCM wird bei Frauen mit Kinderwunsch von daher zunächst der Menstruationszyklus in jeder seiner vier Phasen optimiert.

Westlich gesehen wird die Phase vor sowie die Phase nach dem Eisprung und östlich gesehen jedes der vier Stadien des Mondes unterstützt.

Teil 3: Ernährung und Endometriose

1. Auswirkungen der Endometriose

1.1. Was macht die Endometriose mit mir?

Die Auswirkungen der Endometriose auf Sie und Ihren Körper können vielfältig sein.
Dabei beschränken sich diese Auswirkungen nicht nur auf die rein körperliche Ebene, sondern berühren auch die seelische. Auf beiden Ebenen kann das Krankheitsbild zutiefst verstörend wirken.

1.2. Körperlich und seelisch – was macht Beschwerden?

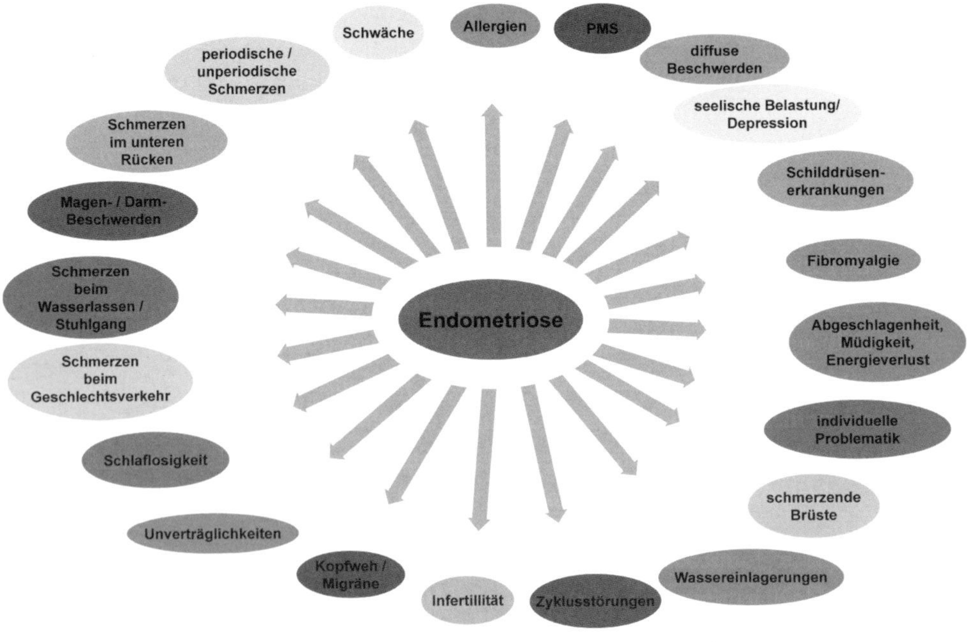

Abb. 9: Begleiterkrankungen und Symptome bei Endometriose

Hier habe ich einmal alle Symptome sowie die am häufigsten anzutreffenden anderen Erkrankungen gesammelt, die Frauen mir in den letzten Jahren in Verbindung mit ihrer Endometriose geschildert haben. Die Bandbreite schwankt stark von vielleicht nur einem Symptom, wenn Sie zu den Glücklichen gehören, bis hin zu vielfältigen, sich überlappenden Symptomen, die letztendlich so gehäuft auftreten, dass kaum noch beschwerdefreie Zeit übrigbleibt. Finden Sie Ihre Symptomatik im oberen Bild wieder?

1.3. Schmerzen

Wesentliches Symptom der Endometriose ist für viele Frauen der Schmerz. Zumeist zeigt er sich während der Periode, charakteristischerweise zu deren Beginn. Frauen klagen sowohl über zyklische Schmerzen als auch über azyklische Schmerzen. Starke Blutungen mit Klumpen, Koageln oder Schleimhautfetzen sind häufig mit Endometriose assoziiert. Die Periode bereitet zumindest Unbehagen bis hin zu starken Krämpfen mit Schüttelfrost oder sogar Bewusstseinsverlust.

Einige Frauen trifft es so stark, dass das ganze Leben auf die Erkrankung ausgerichtet werden muss. Wenn Schmerzmittel nicht mehr helfen, muss die Periode am Wochenende kommen, da ansonsten zu häufig frei genommen werden muss. Der Arbeitgeber darf unter keinen Umständen etwas von der Erkrankung erfahren, da frau die Befürchtung hat, sonst Ihren Job zu verlieren, denn wer beschäftigt schon gern chronisch Kranke?

Es ist aber nicht nur der Job, der leidet, sondern auch die sozialen Kontakte. Da die klassische Endometriose-Patientin die meiste Zeit über ganz gesund wirkt, ist es für viele Freunde und Verwandte nicht nachvollziehbar, wenn ganz kurzfristig Treffen abgesagt und Termine verschoben werden müssen, sobald der Schmerz sich einstellt. Je nach Qualität und Intensität der Beziehung wird das mehr oder weniger lange toleriert.

Dadurch können wir zunehmend in soziale Isolation geraten, was sich zusätzlich negativ auf unser Befinden auswirkt.

Zurück zum Schmerz. Dieser wird mir häufig – und so habe auch ich ihn erlebt – als sehr stechend und krampfend beschrieben. Oft ist nichts anderes mehr möglich als sich im Schmerz auf dem Boden zu winden, in der Embryonalhaltung, die Hände auf den Bauch gepresst. Die gängigen nicht verschreibungspflichtigen Schmerzmittel (angefangen bei Paracetamol bis hin zu Ibuprofen) bringen hier wenig Linderung. Der Schmerz sitzt tiefer.

1.4. Unfruchtbarkeit

Da sich Schmerzen auch beim Sex bemerkbar machen können, der medizinische Ausdruck hierfür lautet Dyspareunie, können sich hier emotionale Probleme durch Spannungen in der Partnerschaft verstärken. Dazu kommt häufig der unerfüllte Kinderwunsch. Eine Schwangerschaft wird häufig als Allheilmittel der Endometriose angepriesen und ist gerade mit dieser Erkrankung schwieriger zu erreichen als normal, was wiederum zu seelischen Belastungen und in einen Teufelskreis führt. Häufig fühlt frau sich wie bei einem Wettrennen. Wer ist schneller – das Endometriose-Rezidiv oder die sehnsüchtig erwartete Schwangerschaft? Das ist die Frage aller Fragen, sie quält uns und lässt uns nicht mehr los. Sie (Wir) müssen mit der Angst leben, dass die Erkrankung evt. sogar unsere Organe so sehr beeinträchtigt, dass eine Schwangerschaft nicht mehr oder nicht mehr auf natürlichem Wege möglich ist. Daher wird immer mehr Frauen mit Endometriose auch zu assistierten reproduktionsmedizinischen Methoden (ART) geraten. Da wären z. B. Insemination, IVF (In-Vitro-Fertilisation) und ICSI (Intracytoplasmatische Spermieninjektion). Auch diese Methoden führen nicht immer zum Ziel, zum Wunschkind, und sind obendrein beschwerlich und kostspielig. Erschwerend kommt für die Endometriose-Patientin noch hinzu, dass sie – reproduktionsmedizinisch gesehen – meist schon älter ist, wenn sich der Kinderwunsch einstellt. Und oft wird die Endometriose dann auch erst mit der Nachforschung nach den Ursachen für die bisherige Infertilität entdeckt. Und was ist, wenn das Kind sich nicht als das wirksame „Medikament" herausstellt, als das es angepriesen wurde? Die Endometriose doch nach kurzer Zeit wieder aufflammt? Und wollen wir denn ein Kind in unserem „kranken" Bauch heranwachsen lassen, oder soll es sich sicher und behaglich in einem „gesunden" Umfeld entwickeln können?

Für einige Alternativ-Mediziner stellt sich aber gar die gegenteilige Frage: Ist die Endometriose der Schrei des Körpers nach dem Kind? Nach der ungelebten Weiblichkeit (welche sich natürlich nicht nur in der Mutterschaft ausdrücken muss)?

Wie dem auch sei, einen Schutz vor erneuten Endometriose-Rezidiven scheinen lediglich häufigere Geburten mit sehr langen Stillzeiten, sprich lange Phasen ohne Periode, zu geben. Dies erklärt auch das verstärkte Auftreten der Erkrankung in den letzten Jahrzehnten, denn zuvor war es eher üblich jung zu gebären, mehrere Kinder zu haben und diese jeweils lange zu stillen. Aufgrund dieses Gedankens verschreiben manche Ärzte die Pille durchgängig, um so längere Zeiten ohne Periode zu gewährleisten und der Endometriose den Treibstoff zu entziehen bzw. sie auszutrocknen.

1.5. Begleiterscheinungen

Neben den Schmerzen gibt es eine Vielzahl von Begleitsymptomatiken, die das Befinden weiter beeinträchtigen.

Genannt werden mir hier immer wieder Schwäche, Müdigkeit, Migräne, Kopfweh. Auch treten häufig Allergien auf bei Endometriose-Patientinnen. Ganz besonders auffällig ist das starke Kälteempfinden. Viele Frauen frieren stark, wobei dieses Gefühl über die normalen kalten Füße und leichtes Frösteln hinausgeht. Es ist ein tiefes inneres Frieren, welches nicht durch Decken oder Wärmflaschen behoben wird. Es bringt jedweden Elan zum Erliegen und man scheut vor Bewegung zurück, weil allein diese schon weitere Abkühlung bringen könnte und auch Energie kostet, die frau gerade nicht aufzubringen vermag.

Andere wiederum verspüren die klassische PMS-Symptomatik mit Brustspannungen und Verstimmungen oder Zyklusunregelmäßigkeiten und Depressionen. Sehr häufig werden um das Auftreten der Endometriose bzw. die Diagnose Endometriose auch Schilddrüsenerkrankungen festgestellt. Die Palette reicht dort von Über- bzw. Unterfunktion bis hin zur Autoimmunerkrankung Hashimoto-Thyreoiditis.

Magen-Darmbeschwerden machen einen weiteren großen Komplex der Begleitsymptomatiken aus. Hier lohnt sich die Abklärung von Unverträglichkeiten.
Immer wieder werden die ohnehin schon starken krampfartigen Schmerzen durch Gluten- oder Fructose- sowie Lactoseunverträglichkeiten verstärkt. Das muss nicht sein. Haben Sie das Problem erkannt, gibt es gute Methoden zur Abhilfe. Sie sollten wirklich immer alle drei Unverträglichkeiten abklären, da es häufig so ist, dass sich hinter einer Lactose-Unverträglichkeit eine Glutenunverträglichkeit verbirgt. Essen Sie dann einige Zeit glutenfrei, können Sie wieder Lactose vertragen, da ihr Körper sich erholt hat. Aufklärung bringt hier oft ein Allergologe, aber in vielen Fällen, in denen es sich um eine reine Unverträglichkeit und keine klassische Allergie handelt, sind Sie eher bei einem Kinesiologen in den richtigen Händen.

Der Darm bzw. der ganze Bauch kann aber auch schmerzen aufgrund von Verwachsungen, die sich beim Heilungsprozess nach Operationen bilden können. Diese Verwachsungen können insbesondere dann problematisch werden, wenn sie Organe miteinander „verweben" oder den Darm etwas einengen, denn dann kann jegliche Bewegung, etwa Blähung etc., als sehr stark empfunden werden. Herr Prof. Korell operiert deshalb neben weiterreichenden Maßnahmen unter Einsatz eines Gels, welches Adhäsionen minimiert.

So, genug darüber, was uns einschränkt und wehtut. Hin zu den positiven Veränderungen!

2. Wie kann die Ernährung Einfluss nehmen auf die Endometriose?

2.1. Aus westlicher Sicht

Es gibt zahlreiche Möglichkeiten, mit der richtigen Ernährung positive Effekte auf die Endometriose und die damit einhergehenden Begleiterscheinungen zu erzielen. Leider sind diese Möglichkeiten noch recht unbekannt. Eine etablierte Ernährungstherapie, wie es sie im Bereich von Rheuma, Diabetes Typ II, bei Fettstoffwechselstörungen o. ä. Erkrankungen gibt, existiert für Endometriose noch nicht. Auch wird der positive Einfluss, den die Ernährungsumstellung mit sich bringt, häufig noch negiert oder als nicht bedeutsam erachtet. Fragen Sie allerdings eine Frau mit schmerzhafter Endometriose zu ihrer Meinung nach erfolgter Ernährungsumstellung, wird sie Ihnen mitteilen, wie bedeutsam die Ernährungseffekte sind! Zusammenhänge zwischen dem Krankheitsgeschehen, der Endometriose und der Ernährung wurden lange nicht vermutet und somit auch nicht erforscht.

Nun aber gibt es neben den zahlreichen Frauen mit positiven Erfahrungen auch eine Reihe von Studien und wissenschaftlichen Arbeiten, die auf diesen Zusammenhang hindeuten.

Die Arbeitsgruppe um Parzzini untersuchte Zusammenhänge zwischen dem Verzehr bestimmter Nahrungsmittel und hormonabhängigen Erkrankungen. Dabei fiel auf, dass bei Verzehr von rotem Fleisch das Risiko an Endometriose zu erkranken erhöht ist, im Vergleich zum Verzehr von frischem Obst und Gemüse.

Ich möchte hier noch einmal zusammenfassen, was die Ernährung leisten kann:

- schnellere Rekonvaleszenz nach chirurgischen Eingriffen
- Schmerz und Entzündung werden reduziert
- bessere Verträglichkeit von Hormontherapien
- weniger Rezidive

- Reduktion von Medikamenten
- gesteigerte Lebensqualität

Daher sollte die Ernährungsumstellung immer Teil Ihres Therapiekonzeptes sein.

Allergien

Häufig verbirgt sich hinter dem Schmerz der Endometriose zusätzlich noch eine Allergie oder Unverträglichkeit. Toleriert Ihr Körper ein bestimmtes Nahrungsmittel bzw. eine bestimmte Substanz nicht, so führt dies häufig zu Verdauungsbeschwerden. Diese können als andauernde oder zusätzliche Endometriose-Schmerzen fehlgedeutet werden, da hier dieselbe Region betroffen ist. Sehr häufig und in steter Zunahme begriffen sind Lactose- und Fructoseunverträglichkeiten.
Häufig ist Fructose an „Reizdarm"-Symptomen beteiligt oder verschlimmert die Schmerzen im Unterbauch noch zusätzlich.
Damit Ihnen dies erspart bleibt, sollten Sie hier bei Verdacht auf Allergien und Unverträglichkeiten unbedingt nachforschen.
Vielleicht führen Sie einfach einmal ein Esstagebuch und finden so Lebensmittel heraus, die Sie meiden sollten, weil sie Ihnen nicht gut tun, oder Sie erkennen die, die Ihnen besonders gut tun. Gut herausfinden können Sie über so ein Protokoll auch, ob Sie bestimmte Lebensmittelkombinationen nicht vertragen. Dies kann schnell bei histaminhaltigen Produkten der Fall sein.
Notieren Sie einfach in unterschiedlichen Spalten, wann Sie was gegessen haben, und daneben die Beschwerden mit Angabe der Uhrzeit. Eventuell hilft es Ihnen auch weiter, die Menge, die gegessen wurde, festzuhalten. Führen Sie so ein Beschwerdeprotokoll über mindestens 14 Tage und sehen Sie es sich genau an. Manchmal scheint kein Zusammenhang zwischen Nahrung und Beschwerden zu bestehen. Sehen Sie aber genauer hin, so entdecken Sie vielleicht Lebensmittelkombinationen, die Sie nicht vertragen, oder es wird deutlich, dass Ihnen eine bestimmte Form der Zubereitung nicht bekommt.

Uhrzeit	Lebensmittel	Menge	Beschwerden	Uhrzeit

Abb. 10: Beispielprotokoll

Klassische Allergien gegen Milcheiweiß, Nüsse, Steinobst oder andere spezifische Nahrungsmittel müssen bei einer Ernährungsumstellung berücksichtigt werden. Denn diese Reaktionen können das Allgemeinbefinden stark beeinträchtigen. Daher ist es ganz wichtig zu wissen, was man meiden muss, damit wir uns und unseren Körper nicht noch mehr als nötig belasten und die Tage, die (Endometriose-)schmerzfrei sind, auch wirklich genießen können.

Diese individuellen Problematiken kann ich hier natürlich bei den Rezepten im Buch nicht berücksichtigen. Dies können Sie allerdings leicht selber tun, indem Sie das vorliegende Rezept bitte individuell abwandeln.

Ein Ernährungsprotokoll gibt Ihnen auch sehr gut Aufschluss über eine zu einseitige Ernährung, die häufig zu einem reduzierten Eintrag von Nährstoffen führt. Das Ernährungsprotokoll deckt diesen Umstand auf und Sie können Abhilfe schaffen, indem Sie sich abwechslungsreicher ernähren.

Nährstoffdefizite

Wie wir in Kapitel „Die Menstruation“ gesehen haben, baut sich die Gebärmutterschleimhaut im Anschluss an die monatliche Blutung erneut auf und bereitet sich auf die Befruchtung und Einnistung des Eies vor. Unterbleibt die Befruchtung, so verkümmert der Gelbkörper und es wird das Signal zum Abbau der Schleimhaut gegeben. Es kommt zur Periodenblutung. Die Gebärmutterschleimhaut stellt bestimmte Anforderungen an den Nährstoffbedarf, da hier Gewebe aufgebaut wird, welches als erstes Zuhause für die befruchtete Eizelle gedacht ist. Um diese Aufgabe angehen zu können, muss es optimal

aufgebaut und so nährstoffreich wie irgend möglich sein. Denn wenn die Eizelle erkennen sollte, dass sie keine geeigneten Bedingungen vorfindet, wird sie sich gar nicht erst einnisten oder aber frühzeitig wieder abgehen.
Auch die zona pellucida, die Umhüllung der Eizelle, welche von den Spermien durchwandert werden muss, spricht auf veränderte Ernährungsgewohnheiten an.
Daher müssen wir dafür Sorge tragen, dass Sie bei vorliegendem Kinderwunsch auch wirklich alle Vitamine und Nährstoffe haben, die Sie benötigen, und dass diese auch gut aufgenommen und verstoffwechselt werden können. Ein klassisches Schwangerschaftsvitamin ist beispielsweise Folsäure, die nicht nur ihre Funktion in der Verhinderung des Neuralrohrdefektes beim Kind hat, sondern auch für die korrekten Abläufe zwischen Eileiter und Eierstock notwendig ist. Zink und Vitamin B12 sind wiederum notwendig, damit die Folsäure ihre Wirkung optimal entfalten kann. Sie sehen, das Zusammenspiel der Nährstoffe ist komplex. Selten hilft hier die Supplementierung einer Einzelsubstanz.

Hormonhaushalt

Nicht nur der Nährstoffhaushalt zum Aufbau der Gebärmutterschleimhaut muss optimal aufgestellt sein, auch die Hormone müssen ausgeglichen und ihr komplexes Zusammenspiel muss stimmig sein. Dies ist wichtig für den Aufbau und Abbau der Schleimhaut, die Ausbildung des Gelbkörpers (Corpus Luteum) und natürlich für die Empfängnis. In allen Phasen des Zyklus werden bestimmte Anforderungen an die Zusammensetzung des Hormonhaushaltes gestellt. Stimmt diese Zusammensetzung nicht, kommt es nicht zu einer Schwangerschaft oder nicht zur Implantation des Eis oder auch zu Zyklusunregelmäßigkeiten bis hin zum Abort.
Die Ernährung kann hier so wirken, dass sie einen Östrogenüberschuss liefert, oder aber dass sie ihn abfängt. Ein Überschuss wäre denkbar ungünstig, da dieser auch das Wachstum der Endometriose begünstigen würde. Ebenso auch riskant in der frühen Schwangerschaft, da hierdurch ein früherer Abgang begünstigt werden kann, da das Östrogen die Gebärmutter zu Kontraktio-

nen anregt. Progesteron als Gegenspieler des Östrogens sorgt dafür, dass sich das Endometrium mit Nährstoffen anreichern kann, und bewahrt den Uterus vor unzeitgemäßen Kontraktionen, es wirkt entspannend auf die Muskulatur. Zahlreiche Kräutertees stehen glücklicherweise zur Verfügung, um eine Gelbkörperschwäche, d.h. in der Regel ein Mangel an Progesteron, auszugleichen. Über den sanften Ausgleich der Hormone können auch die klassischen PMS Symptome sowie Brustproblematiken, angefangen von Spannungen bis hin zu zyklisch auftretenden Verhärtungen, abgefangen werden.

Eine Ernährungsweise, welche ein ungünstiges Fettsäurespektrum liefert, ist ebenso Gift für Uterus und Endometrium. Je nachdem, welches Fett bzw. Öl wir zu uns nehmen, können wir Schmerzen und Krämpfe verstärken oder aber auch mildern. Zudem führen die aus ungünstigen Fettsäuren resultierenden Gewebshormone zu einer Unterdrückung des Progesterons und verzögern die Entwicklung des Corpus Luteum, also des Gelbkörpers. Daher kann es zu Zyklusstörungen, Infertilität oder nach erfolgter Konzeption zu Fehlgeburten kommen.

Gehen wir das Ganze jetzt einmal von der Seite der wirksamen Aktivstoffe an. Um Ihnen zu zeigen, wie die Ernährung ganz konkret auf die Gesundheit im Allgemeinen und die Endometriose im Besonderen wirken kann, möchte ich ihnen hier weitere Beispiele geben.

Mineralien, Spurenelemente, Vitamine

sind nicht nur von Bedeutung beim Aufbau der Gebärmutterschleimhaut. Sie werden für eine korrekte Eierstockfunktion, für die GnRH-Ausschüttung, die Eireifung und vieles mehr benötigt. Ihr Wirkspektrum geht weit über die allseits bekannten Anwendungsgebiete von Vitamin C bei Erkältungen und Biotin für schöne Nägel hinaus.

Mineralien, Spurenelemente und Vitamine bestimmen unseren Stoffwechsel, unsere Leistungsfähigkeit und unser Wohlbefinden.

Ihnen obliegt es, ob wir schlapp oder fit, konzentriert oder fahrig sind. Sogar depressive Verstimmung kann ganz oder teilweise durch die Ernährung in

gute Laune verwandelt werden. Sie sind die großen Helfer im Antrieb des Stoffwechsels, in unserer Immunabwehr.
Wenn Sie an Endometriose erkrankt sind, dann tun Sie gut daran, hier gerüstet zu sein. Es gibt hier einen klassischen Verbund an Wirkstoffen, der immer wieder empfohlen wird und sich auch schon bewährt hat.
Auch hier gibt es nicht das eine Wundervitamin oder das herausragende Spurenelement oder Mineral. Wie schon gesagt, ist es immer das aufeinander abgestimmte Zusammenspiel, auf das es ankommt. Wie das gut eingespielte Team einer Mannschaft, nur dass die Mannschaft hier vielfach größer ist als bei jedem uns bekannten Teamsport.
Da ich persönlich kein Befürworter grundsätzlicher Substitution bin, möchte ich hier nur die wichtigsten benötigten Substanzen aufzählen, ohne die je nach Literaturquelle stark schwankenden Empfehlungen für die jeweilige Tagesdosis zu interpretieren.
Diese Angaben sind keine Empfehlungen, sie dienen lediglich dem Zweck, Sie mit der Wirkung und Bedeutsamkeit der Substanzen vertraut zu machen.

Vitamin-B-Komplex

Zum Vitamin-B-Komplex gehören die Vitamine B1, B2, B6 und B12.
Vitamine, welche auch noch zum Komplex gezählt werden können und häufig in Vitamin-B-Komplex-Präparaten mit angeboten werden, sind: Niacin, Pantothensäure, Nicotinamid, Biotin und Folsäure.
Die Vitamine des B-Komplexes erfüllen im menschlichen Körper lebenswichtige Aufgaben. Sie sind an vielen wichtigen Stoffwechselreaktionen bei der Energiebereitstellung im Körper, bes. Nerven und Gehirn, beteiligt. Da die verschiedenen Stoffwechselwege eng miteinander verknüpft sind, werden für die optimale Funktion alle B-Vitamine in ausreichender Menge benötigt. Auch sie ergänzen und unterstützen sich wieder wechselseitig. Die B-Vitamine werden aufgrund ihrer besonderen Bedeutung für den Energiestoffwechsel im Nervengewebe, einschließlich des Gehirns, auch als so genannte „neurotrope" – das Nervensystem beeinflussende – Vitamine bezeichnet. Ohne die B-Vitamine könnten Nerven, Haut, Haare und das Blut ihren normalen Aufgaben nicht mehr richtig nachgehen. Einen wichtigen Einfluss haben die

B-Vitamine auch auf die Fruchtbarkeit. Für uns, als Frauen mit Endometriose, haben die B-Vitamine noch einen herausragenden Effekt: Sie wirken analgetisch (schmerzstillend) und anti-entzündlich. Zudem greifen sie in die Bildung günstiger Gewebshormone ein. Da sie insgesamt große Bedeutung für Fruchtbarkeit und Menstruation und nicht zuletzt auch für die Schönheit haben, werden sie auch häufig „Frauenvitamine" genannt. Schauen wir uns eins nach dem anderen an:

B1 (Thiamin) 1,2–7 mg/Tag

Wirkt analgetisch, antientzündlich, Regeneration des Nervensystems, beteiligt an der Spaltung von Proteinen und dem Abbau von Östrogen in der Leber, wichtig für den Aufbau der Gebärmutterschleimhaut und die Eierstockfunktion, wesentlich für Fruchtbarkeit, Stillfähigkeit und Kohlehydratstoffwechsel. Es gilt als Anti-Streß-Vitamin, da es das Immunsystem stärkt und den Körper befähigt stressigen Situationen zu widerstehen.

B2 (Riboflavin) 1,6–2 mg/Tag

Auch B2 unterstützt den Abbau von Östrogen und die Eierstockfunktion. Vitamin B2 findet sich in allen Körperzellen und unterstützt den Stoffwechsel von Fetten, Eiweißen und Kohlehydraten. Es schützt Augen, Haut und Schleimhäute, fördert die Bildung von roten Blutkörperchen und Antikörpern, reguliert die Schilddrüsenfunktion und ist beteiligt an Wachstum und Reproduktionsfähigkeit, ist essenziell für gesunde Haut, Wachstum und Heilung von Haut, Haaren und Nägeln.

Niacin B3 (Nicotinsäureamid, Vitamin PP, auch: NAD/NADP oder NADH/NADPH) 15–25 mg/Tag

Spielt als Coenzym eine zentrale Rolle bei diversen Stoffwechselprozessen und der Energiegewinnung (Citratzyklus und Atmungskette). Niacin verhilft zu einem gesunden Kreislauf. Es erweitert die Blutgefäße. Dies ist vor allem dann von großer Bedeutung, wenn infolge von Krämpfen in der Gefäßmuskulatur Durchblutungsstörungen auftreten. Niacin ist infolge seiner gefäßerweiternden Eigenschaft besonders wirksam bei allen Mängeln in der Durchblutung

(z. B. Kreislaufstörungen, Migräne). Zudem hilft es wesentlich bei der Senkung zu hohen Cholesterins. Auch hier kann ein Mangel zu Depressionen führen. Niacin ist enorm wichtig für die Synthese von Verbindungen, die zur Reparatur von DNS-Rändern benötigt werden. Zudem ist es mit Chrom an der Bildung des GTF (Glucose Tolerance Factor) beteiligt. Dieser reguliert mit Insulin den Blutzucker.
Niacin kann aus Tryptophan gewonnen werden, einer Aminosäure, welche wir auch gut mit der Ernährung aufnehmen können.

Pantothensäure B5 6–25 mg/Tag

Pantothensäure ist wie die meisten B-Vitamine wichtig für den Stoffwechsel. Besonders für die Verstoffwechselung von Fettsäuren. Zudem wird es für die Synthese von Neurotransmittern, also chemischen Botenstoffen, wie z. B. Serotonin benötigt. Auch bei der Herstellung von Kohlenhydraten, Cholesterin, Hämoglobin und der Vitamine A und D ist es eingebunden. Es übernimmt sehr zentrale Aufgaben.
Als anti-Stress-Vitamin verbessert es die Nerven und Gehirnfunktionen und es wirkt anti-allergisch.
Jetzt müssen wir wieder besonders aufhorchen, denn B5 ist auch ein Vitamin, welches die Eierstockfunktion unterstützt.
Neben dem Auf- und Abbau von Kohlenhydraten, Fetten, Aminosäuren ist es an der Synthese von Cholesterin beteiligt, welches für die Bildung der Sexualhormone gebraucht wird.

B6 (Pyridoxin) 1,6–10 mg/Tag

Dieses Vitamin ist wesentlich für den Aminosäurestoffwechsel. Es ist essenziell für Herz, Gehirn und Leber. Vitamin B6 wirkt spezifisch gegen Schwangerschaftsübelkeit und lindert Menstruationsbeschwerden sowie PMS. Wichtig für Lymphsystem, Immunsystem, Milz und Thymusdrüse und Blutzuckerspiegel. Es ist auch ein wichtiges Vitamin zur Vorbereitung einer Schwangerschaft und wird bei Kinderwunsch immer wieder empfohlen. Aber auch unter Einnahme der Pille ergibt sich ein erhöhter Bedarf. Es ist beteiligt an der Produktion von

Sexualhormonen, am Östrogenabbau in der Leber, und wichtig für die Reizübertragung zwischen den Nervenzellen. Es wirkt auch analgetisch und antidepressiv und ist darüber hinaus beteiligt an der Produktion von Serotonin.

Biotin B7 30–200 µg/Tag

Ebenfalls ein sehr wichtiges Vitamin, wurde früher wegen seiner Bedeutung für die Haare auch Vitamin H genannt. Gilt allgemein als Schönheitsvitamin für Haut, Haare, Nägel. Es ist wichtig für Zellwachstum und Zellteilung, Regeneration. Ebenso ist es an der Glukosynthese, also am Zuckerstoffwechsel, beteiligt. Die Menge an Biotin im Organismus kann die Insulinausschüttung beeinflussen.
Biotin wird weiter für die Synthese und den Abbau von Fettsäuren (beispielsweise Umwandlung von Linolsäure zu Omega-3-Fettsäuren) und für den Abbau einiger wichtiger Aminosäuren (Methionin, Isoleucin, Threonin, Valin) benötigt.
Besonders bemerkens- und in der Ernährung beachtenswert ist hier die unterschiedliche Bioverfügbarkeit aus Lebensmitteln. Biotin aus Mais kann der Körper wesentlich besser verwerten als aus Weizen. Dies bedeutet für uns möglichst breit gefächert zu essen, dann gleicht sich eine unterschiedliche Verfügbarkeit unmerklich aus.

Folsäure B11 (Folat) 200–800 µg/Tag

Diese Folsäure ist enorm wichtig für die gesunde Entwicklung des Embryos. Steuert im frühen Stadium die Entwicklung von Gehirn und Nerven. Ein Mangel kann zum bekannten Neuralrohrdefekt beim Kind führen. Daher wird in der Schwangerschaft grundsätzlich durch den betreuenden Gynäkologen substituiert. Leider wird aber die Folsäure bereits in einem so frühen Stadium benötigt, wenn die Schwangerschaft meist noch gar nicht bekannt ist und daher noch nicht substituiert wird. Also tun Sie sich und ihrem zukünftigen Kind etwas Gutes und achten Sie auf ihre Folsäureversorgung. Aber auch zur Steigerung der Fertilität beim Mann wie bei der Frau wird Folsäure eingesetzt. Sie erhöht die Empfängnisfähigkeit der Frau.

B12 (Cyanocobalamin) 1–2 µg/Tag

Bedeutsames Vitamin für die Zellteilung und Blutbildung, unterstützt B6 und Folsäure in ihren Aufgaben. Zeigt analgetische Wirkung. Beteiligt an der Bildung von DNA und RNA.

Bei meinen Beratungen muss ich immer wieder feststellen, dass besonders diese „Frauenvitamine“, welche für die Nerven, den Zyklus, die Fruchtbarkeit und nicht zuletzt die Schönheit essenziell sind, starke Versorgungsdefizite aufweisen. Das einzige B-Vitamin, mit dem die Frauen häufig gut versorgt sind, ist das Niacin. Das stärkste und verbreitetste Defizit finde ich ausgerechnet bei der Folsäure-Versorgung, welche so gravierende Folgen haben kann. Und auch bei den anderen B-Vitaminen sind immer wieder gravierende Versorgungsmängel zu finden. Dabei lege ich die Tagesdosis noch nicht einmal sehr hoch an, sondern orientiere mich an den Werten der Deutschen Gesellschaft für Ernährung, die meist den geringeren der oben angegebenen Werte der Tagesdosis empfiehlt. Im angelsächsischen Raum oder auch durch einzelne Vertreter hierzulande werden sehr viel höhere Dosen empfohlen. Die Vitamine sind gut wasserlöslich, sodass sie kaum überdosiert werden können, da sie mit dem Urin ausgeschieden werden.

Selen 20–100 µg/Tag

Das Spurenelement Selen zählt zu den Antioxidantien, genau wie z. B. Vitamin E und C. Das bedeutet, dass die Zellen vor Angriffen von freien Radikalen geschützt werden. Freie Radikale können Zellschäden, z. B. Mutationen, verursachen. Neben vielfältigen Aufgaben zur Erhaltung der Funktionstüchtigkeit der Muskulatur, der Gefäße, des Herz-Kreislaufsystems, der Leber, Augen und der Bauchspeicheldrüse ist Selen von großer Wichtigkeit zur Prophylaxe von Thrombosen, Herzinfarkt und Schlaganfall, weil es das Zusammenkleben der Blutplättchen verhindert.
Vielfältige Effekte zeigt es auch auf die Fruchtbarkeit, da es angefangen von der Schilddrüsenfunktion bis hin zur Reifung der Eizelle Einfluss nimmt. Beim Mann beeinflusst es Spermienanzahl und Qualität.
Eine herausragende Rolle kommt Selen bei der Entgiftung von Schwermetallen zu. Es wird gerne nach Amalgamsanierungen eingesetzt und kann hier doppelt

wirken. Es schützt Gehirn und Nervensystem und leitet Schwermetalle durch Bildung von schwerlöslichen, unschädlichen Komplexen mit dem Urin aus. Auch bei Hashimoto-Thyreoiditis, einer Erkrankung der Schilddrüse, an der einige Frauen leiden, kann Selen positive Effekte zeigen. Es wirkt entzündungshemmend und unterstützt die Bildung des wichtigen Enzyms Glutathionperoxidase.

Zink 15–25 mg/Tag

Das Spurenelement Zink stärkt unser Immunsystem und aktiviert über 200 Enzyme. Es ist unerlässlich für die Wundheilung, die Zellteilung und die Insulinausschüttung. Es ist beteiligt an der Prostaglandinsynthese und übernimmt Funktionen bei der GnRH-Bildung, bei der Eieinnistung und in den Eierstöcken. Schwankende Zyklen und reduzierte Fruchtbarkeit bei der Frau wie beim Mann haben oft unter anderem auch Zinkmangel als Ursache.

Magnesium 300 mg/Tag

Ganz bedeutsam für Frauen mit Endometriose – und deshalb nenne ich es hier auch als erstes – ist der entkrampfende Effekt. Magnesium hilft uns nebenwirkungsfrei wunderbar bei den Menstruationskrämpfen. Ich würde immer neben der etwaigen Einnahme einer Schmerztablette auch Magnesium als Relaxans versuchen. Bei leichten Schmerzen kann dies schon ausreichend sein. Darüber hinaus hilft Magnesium auch dabei einen niedrigen Progesteronspiegel anzuheben.

Calcium 800–1200 mg/Tag

Frauen, welche von Endometriose betroffen sind, leiden auch sehr häufig an Allergien und Unverträglichkeiten. Calcium kann hier anti-allergisch wirken. Es stabilisiert die Membranen der Mastzellen und unterdrückt dadurch die Freisetzung des Histamins. Alle Verdauungsenzyme werden durch Calcium aktiviert und stabilisiert. Es ist an der Blutgerinnung, an der Erregung von Muskeln (Muskelkontraktion) und Nerven, der Freisetzung von Neurotransmittern (wie beispielsweise von der Aminosäure Glutamat) sowie von den Monoaminen Noradrenalin, Dopamin, Serotonin usw. und an der Aktivierung einiger Hormone beteiligt. Des Weiteren an der Zelldifferenzierung und der Proliferation. Wird nicht genügend Calcium mit der Ernährung zugeführt, deckt der Organismus seinen Bedarf aus den Skelettreserven, was zu einer Schwächung der Knochen und somit letztendlich zu Osteoporose führt. Essenziell für die Calciumaufnahme ist Vitamin D3 und ein günstiges Verhältnis von Calcium zu Magnesium (2:1) sowie von Calcium zu Phosphat. Ausschlaggebend für den Erhalt der Knochendichte scheint allerdings auch der Aufenthalt im Sonnenlicht und die körperliche Aktivität zu sein. Ohne diese beiden letztgenannten Faktoren bewirkt eine ausreichende Calciumzufuhr allein keinen Schutz vor Osteoporose.

Vitamin K1 (Phyllochinon) 1–10 µg/kg KG/Tag bis hin zu 8000 mg/Tag je nach Quelle

Vitamin K1 ist in vielen Gemüsesorten enthalten, sodass ein Mangel bei ausgewogener Ernährung selten vorkommt. Vitamin K2 (Menachinon) wird über grampositive Bakterien im Darm erzeugt oder findet sich in fermentierten Lebensmitteln. Vitamin K3 wird synthetisch hergestellt, darf aber nur in der Tiermedizin angewandt werden.
Vitamin K wirkt anti-entzündlich und reguliert die Blutgerinnung bzw. verringert die Blutungsneigung. Nicht gesichert, aber von vielen Ärzten anerkannt ist die Wirkung bei Menstruationskrämpfen. Es gibt eine eigene Webseite zum Thema K1 und Endometriose, wobei hohe Gaben von Vitamin K1 sowohl gegen die Schmerzen als auch gegen die Endometriose wirksam sein sollen. Aber auch dies ist nicht gesichert.

Ich persönlich habe in meinen Auswertungen bisher hier keine Unterversorgungen feststellen können. Dabei übernehme ich allerdings auch den Normbereich der DGE, welcher im Bereich von 60 bis 400 µg/Tag liegt.

Vitamin D 20 µg/Tag

Vitamin D kann durch Cholesterin in der Haut gebildet werden. Dazu reichen 3*15 Minuten Sonne (ohne Schutz) pro Woche aus. Das erhaltene Vitamin ist dann das Vitamin D3 bzw. Cholecalciferol. Auch aus Provitamin D,

pflanzlichem Ergosterin, kann Vitamin D, genauer Vitamin D2 (Ergocalciferol) synthetisiert werden. Beide D-Vitamine sind gleich wirksam.
Neben seiner krebsvorbeugenden Wirkung mit Effekten auf das Zellwachstum, die Zelldifferenzierung und den programmierten Zelltod (Apoptose) reguliert Vitamin D vor allem den Kalziumstoffwechsel im Körper.
Eine neue Studie zeigt auch positive Wirkungen bei Brustkrebs: Vitamin D kann bei Frauen jenseits der Wechseljahre seine krebsvorbeugende Wirkung ausüben, indem es dem wachstumsfördernden Effekt von Östrogenen entgegenwirkt. Zudem lassen Umfragen erkennen, dass eine Kost, welche reich an Vitamin D und Calcium ist, die prämenstruellen Symptome stark vermindern kann.
Erst 2012 ist die Empfehlung für die Zufuhr von Vitamin D stark erhöht worden, weil zunehmend die Bedeutung dieses Vitamins erkannt und durch Studien belegt wurde. Insbesondere die Auswirkungen auf das Immunsystem sind positiv belegt.

Vitamin E 10–100 mg/Tag

Vitamin E ist ein Multitalent unter den Vitaminen mit vielfältigen Aufgaben.
Unter dem Oberbegriff Vitamin E sind acht fettlösliche Substanzen zusammengefasst, die Tocopherole und die Tocotrienole. Das wirksamste ist das α-Tocopherol.
Vitamin E wurde früher auch als „Fruchtbarkeitsvitamin“ bezeichnet. Es beeinflusst die Funktion der männlichen Keimdrüsen und den Schwangerschaftsverlauf der Frau.
Bei einem Vitamin-E-Mangel kann sich die befruchtete Eizelle nicht einnisten, sondern wird abgestoßen.
Die Zelloberflächen werden durch Vitamin E vor Oxidation geschützt. Außerdem sorgt es für ihre Versorgung mit Nähr- und Aufbaustoffen. Es ist beteiligt an Enzymreaktionen, wichtig für Nerven und Muskeln. Als hochwirksames Antioxidanz bekämpft es krebserregende Substanzen.
Eine ganze Reihe von Enzymen, Hormonen und Vitaminen kann ihre Wirkung erst entfalten, wenn Vitamin E vorhanden ist. Darüber hinaus zählt

es – wie Vitamin A und der B-Komplex – zu den „Schönheitsvitaminen“. Es sorgt für ein straffes Bindegewebe und beugt damit der Erschlaffung vor. Die Haut wird frischer und elastischer. Zudem hemmt Vitamin E die Synthese der entzündungsfördernden Prostaglandine.
In einer Studie konnte erst kürzlich gezeigt werden, dass bei Frauen mit Endometriose der Vitamin-E-Verbrauch infolge des durch die Krankheit ausgelösten oxidativen Stresses erhöht ist.

Vitamin C 50–500 mg/Tag

Ein Vitamin mit vielfältigen Wirkungen. Daher wird relativ viel benötigt. Die meisten Säugetiere können Vitamin C selbst synthetisieren, der Affe und der Mensch leider nicht. Vitamin C wird vom Immunsystem benötigt, z. B. zur Produktion von Antikörpern. Ein guter Schlaf erfordert das Vitamin ebenso wie das Sehvermögen oder gesundes Haar und Haut. Es hilft bei jeglichem Stress und Infektionen, wirkt als Detox-Vitamin, d. h. es befreit den Körper von schädlichen Substanzen und trägt zur Ausscheidung von Schwermetallen bei. Der Kalziumstoffwechsel, der Fettstoffwechsel und das Bindegewebe profitieren vom Vitamin C. Ebenso kräftigt es die Nerven und steigert die Konzentrationsfähigkeit. Nebenbei sorgt es für eine positive Stimmungslage. Für Männer ist es unerlässlich bei der Produktion gesunder und aktiver Spermien. Auch bei Frauen mit Kinderwunsch wird es zur Besserung der Fruchtbarkeit empfohlen. Vitamin C gilt als wichtigster Radikalfänger im Körper. Zudem steht es – wie alle anderen Vitamine auch – im engen Kontakt zu weiteren Wirksubstanzen, die es unterstützt. So kann z. B. Eisen in Gegenwart von Vitamin C besser resorbiert werden, als wenn es ohne dieses aufgenommen wird.

Vitamin A 0,8–1,0 mg/Tag Retinol oder aber 2–5 mg β-Carotine

Vitamin A bzw. Retinol findet sich ausschließlich in tierischen Produkten. Seine Vorstufen, die Carotinoide, sind pflanzlichen Ursprungs.
Insbesondere ist Vitamin A wichtig für den Sehvorgang, für die Reproduktion – hier übernimmt es sowohl Aufgaben in der Spermatogenese als auch in der Embryogenese – und die Proliferation und Differenzierung der Zellen der Haut.

Aus der Schönheitspflege kennt man es als Anti-Aging-Vitamin, da es Hautzellen ablöst und so den Reiz für die Produktion neuer, frischer Haut auslöst.
Es übernimmt Aufgaben in der Synthese roter und weißer Blutkörperchen, erleichtert die Produktion von Antikörpern, ist beteiligt am Protein- und Fettstoffwechsel und an der Östrogen- sowie Testosteronsynthese.
Vitamin A ist fettlöslich, wird daher im Körper gespeichert und es kann z. B. durch zu hohen Verzehr von Leber zu Hypervitaminosen kommen. Deshalb aber bitte nicht darauf verzichten, sondern einfach angemessene Mengen verzehren. Die Vorstufen, also die Carotinoide, können nicht überdosiert werden.

Eisen 10–30 mg/Tag

Auch Eisen wird für vielfältige Aufgabenstellungen im Organismus benötigt. Zunächst ist es unerlässlich für den Sauerstofftransport. In der Muskulatur dient es als Sauerstoffspeicher und ist an der Energiegewinnung beteiligt.
Es hilft bei der Zellteilung, beim Abbau von freien Radikalen und beim Aufbau von (Eierstock-)Hormonen und Antikörpern.
Häufig leiden Frauen unter einem Eisenmangel, da mit jeder Monatsblutung wertvolles Eisen verlorengeht. Mit Hilfe von Vitamin C können Sie die Eisenresorption verbessern, während Oxalsäure, welche vorwiegend in Spinat und Rhabarber vorkommt, Phytinsäure aus Getreide und Alginate sowie Tannine die Resorption verschlechtern. Alginate sind vorwiegend in Fertigsuppen und Saucen vorhanden, da sie als Gelier- und Bindemittel dienen. Tannine kommen klassisch in Rotwein, Kaffee, schwarzem und grünem Tee vor. Hier müssen Sie nicht vollkommen abstinent sein, sondern sollten vielmehr den Blick für eisenhaltige Lebensmittel schärfen und dann keine „Eisenvernichter", sondern Vitamin-C-haltige Nahrungsmittel dazu genießen.

Jod 80–500 µg/Tag

Bei diesem Spurenelement ist ganz besondere Vorsicht geboten. Es reguliert an erster und empfindlichster Stelle den Hormonhaushalt und wir sollten hier einerseits nicht überdosieren, aber andererseits auch sicher sein, dass wir genügend Jod aufnehmen.

Die Menge an Jod, welche über Nahrungsergänzungsmittel aufgenommen wird, oder aber auch schon die grundsätzlichere Frage: „Muss ich substituieren oder nicht?“, gehört hier unbedingt in ärztliche Hand. Selbst dann sollten Sie noch achtgeben und bitte selbst Ihre Präparate prüfen und den Jodgehalt addieren, um dann Rücksprache mit dem betreuenden Arzt/Ärztin zu nehmen.
Häufig werden Präparate zur Besserung der Fertilität und zur Vorbereitung der Schwangerschaft, z. B. Folsäure, mit der kompletten Tagesdosis Jod angereichert. Für Sie nicht auf den ersten Blick klar erkennbar, da Ihnen das Präparat zunächst nur als „Folsäure“ empfohlen bzw. verschrieben wird. Nehmen Sie dann noch zusätzlich etwas ein, was z. B. „Schwangerschaftsvitamine“ oder „Frauenvitamine“ o. ä. heißt, dann finden Sie hierin auch häufig noch einmal die komplette Tagesdosis. Dazu kommt dann noch das, was Sie an Jod täglich durch Ihre Nahrung aufnehmen. Dies muss nicht zwangsläufig zu wenig sein, da aktuell viele Nahrungsmittel, wie z. B. Salz, Fleisch und Brot oder aber auch Fertiggerichte, mit Jod respektive Jodsalz angereichert sind. Milch, Butter etc. sind es über die jodreiche Fütterung der Tiere.
Da kann es ganz schnell zu viel werden. Da die Schilddrüsenhormone wesentliche Funktionen in der Regulation von Stoffwechselprozessen in beinahe jeder Zelle des Körpers übernehmen, können aus einer Schilddrüsenfehlfunktion schwerwiegende Stoffwechsel- und Entwicklungsstörungen – sowohl bei Ihnen als auch beim entstehenden Kind – resultieren. Daher möchte ich Sie bitten, hier besondere Umsicht an den Tag zu legen.
Zumal die Praxis zeigt, dass Frauen mit Endometriose häufig Schilddrüsenerkrankungen aufweisen, sei es eine Unter- oder Überfunktion, oder aber auch in nicht seltenen Fällen eine Autoimmunerkrankung der Schilddrüse: Hashimoto-Thyreoiditis.
Da die Schilddrüse als übergeordnetes Organ die Funktion weiterer Hormondrüsen, insbesondere auch die der Hoden und Eierstöcke, beeinflusst, ist der Zusammenhang auch nahe liegend. Erkrankungen der Schilddrüse treten zudem viel häufiger bei Frauen als bei Männern auf. Dies rührt daher, dass Östrogenrezeptoren mit Schilddrüsenhormonrezeptoren interferieren können, Östrogene (aber auch Gestagene) häufiger als Testosteron Autoimmunreaktionen begünstigen und in Abhängigkeit des Östrogenstatus unterschied-

liche Mengen an freien Schilddrüsenhormonen im Körper anzutreffen sind. Eine Schilddrüsenfunktionsstörung kann die Ursache für Follikelreifungsstörungen, Gelbkörperschwäche, Ausbleiben des Eisprunges und der Periode sowie Fertilitätsstörungen sein.

Kinderlose Paare sollten daher immer auch an eine Schilddrüsenerkrankung als mögliche Ursache denken. Die Hypothyreose, also die Unterfunktion, ist die wichtigste Schilddrüsenfunktionsstörung. Sie bewirkt eine Störung der GnRH-Ausschüttung, welche letztendlich die Ovarfunktion stört. Dadurch kann es zu Zyklusstörungen, Follikelreifungsstörungen, Gelbkörperschwäche bis hin zum Ausbleiben der Monatsblutung kommen. Ebenso können Folgen für das Ungeborene entstehen.

Auch werden Frauen mit einer Unterfunktion der Schilddrüse (Hypothyreose) und vorhandenen Schilddrüsenantikörpern schwieriger schwanger. Je mehr Antikörper im Blut nachweisbar sind, desto schlechter stehen die Chancen für eine Schwangerschaft.

Eine Hyperthyreose, also eine Überfunktion, zeigt sich ähnlich der Hypothyreose in Form von Zyklusunregelmäßigkeiten (Oligo- bis hin zu Amenorrhoe) und verminderter Libido sowie damit einhergehender eingeschränkter Fertilität. Auch Gewichtsprobleme, ob Über- oder Untergewicht, sind häufig mit Ungleichgewichten in der Schilddrüse assoziiert.

Frauen mit Schilddrüsenerkrankungen, insb. Unterfunktionen, klagen über ähnliche Symptome wie Frauen mit Endometriose: Müdigkeit, Antriebsarmut, Kälte, vermehrtes Schlafbedürfnis und Konzentrationsstörungen. Bei Überfunktionen läuft der Stoffwechsel auf Hochtouren und es ergeben sich eher Hitzegefühle und Schlafproblematiken.

Wie dem auch sei, eine gut eingestellte Schilddrüse ist eine Grundlage für einen ausgewogenen Hormonstatus, der sowohl bei Kinderwunsch als auch bei Endometriose anzustreben ist.

Mangan 2,5–15 mg/Tag

Mangan ist an vielen bedeutenden Vorgängen im Organismus maßgeblich beteiligt und für die Funktion verschiedener Enzyme unabdingbar.

Es ist für die Bildung der Schilddrüsen- und Sexualhormone notwendig und wirkt bei der Verarbeitung von Cholesterin sowie bei der Freisetzung von Insulin mit. Es wirkt mit bei der Blutgerinnung und wird für die Herstellung der wichtigen Verbindungen Melanin und Dopamin benötigt.
Zu geringe Manganspiegel können mit reduzierter Fertilität, Menstruationsstörungen, erhöhter Infekt- und Allergieanfälligkeit einhergehen.

Warum finden Sie hier nicht praktischerweise direkt die Lebensmittel mit dem höchsten Gehalt an dem einen oder anderen Wirkstoff zugeordnet?
Ganz einfach – ich möchte, dass Sie möglichst breit gefächert essen und nicht nur die Lebensmittel mit dem vermeintlichen Spitzenwert an dem einen oder anderen Vitamin herauspicken. Sicherlich ist Broccoli in vielerlei Hinsicht eines der gesündesten Gemüse. Der breitgefächerte Verzehr kreuz und quer durch alle Kohlarten bringt Ihnen aber definitiv mehr Vielfalt an sekundären Pflanzenstoffen und auch mehr Vielfalt auf den Teller als tagaus, tagein Broccoli zu essen.

Tierische Eiweiße

Eine ausgewogene, gesunde Kost, die den Körper auf „Gesundheit" programmiert, sollte arm an tierischen Eiweißen sein.
Dies hat gleich mehrere Gründe.
Zum einen kann unser Stoffwechsel optimal arbeiten, wenn er nicht übersäuert ist. Der Abbau von zuviel tierischem Eiweiß führt aber schnell zu Übersäuerung. Zum anderen gibt es Studien, welche darauf hinweisen, dass ein bestimmtes Protein der Milch, das ß-Casein, einen ungünstigen Effekt auf das Immunsystem zeigt.
Des Weiteren haben wir vor wenigen Jahren eine Umfrage gestartet, in der uns über 300 Frauen mit Endometriose etwa 100 Fragen zu ihren Lebensgewohnheiten beantworteten. Verglichen mit einer Kontrollgruppe von Frauen, die nicht an Endometriose erkrankt waren, ergab sich ein signifikanter Unterschied im Verzehr von Fleisch und Molkereiprodukten. Die Frauen mit Endometriose verzehrten wesentlich mehr dieser tierischen Proteine. Auch in Brustkrebsstudien wurde gezeigt, dass die Ernährung der von Brustkrebs betroffenen Frauen stärker eiweißbetont war als die der Kontrollgruppe.

Ich will hier die Molkereiprodukte nicht auf den Index stellen, sondern Sie dazu auffordern, Ihre Ernährungsgewohnheiten dahingehend zu betrachten, ob Sie nicht eventuell zu viel davon aufnehmen und dadurch auf für den Organismus wesentlich günstigere Proteine pflanzlichen Ursprungs verzichten. So wird beispielsweise bei Verringerung tierischer Proteine in der Nahrung zugunsten pflanzlicher Proteine die übermäßige und damit gesundheitsschädliche Aufnahme von gesättigten Fettsäuren, Cholesterin und Purinen reduziert und gleichzeitig die Zufuhr von Ballaststoffen und Kohlenhydraten sowie sekundären Pflanzenstoffen verbessert. Falls die Produkte nicht biologisch sind, ergibt sich zudem auch noch das Problem der hormonellen Belastung.
Wie viel Milch bzw. Molkereiprodukte nun jede Frau braucht, ist individuell unterschiedlich und hängt von ihrer Konstitution ab. Falls Sie Molkereiprodukte zu sich nehmen, achten Sie aber bitte darauf, dass sie nicht fettarm oder fettreduziert sind, da dann auch häufig der Geschmack leidet und die Sättigungsinformation nicht ankommt.
Ich rate zu einer (1) Portion Milch am Tag. Damit meine ich, dass Sie entweder Ihr Glas Milch trinken oder Ihren Käse auf dem Brot genießen oder einen Joghurt pro Tag essen. Alles drei an einem Tag erachte ich als zuviel.
Falls Sie angesichts dieses Vorschlags nun Ihren Konsum von Molkereiprodukten herunterschrauben, vergessen Sie aber bitte nicht den Ausgleich mittels pflanzlicher Proteine, wie wir sie vor allem in Hülsenfrüchten finden. Diese sind enorm wertvoll und sollten mehrmals pro Woche auf dem Speiseplan stehen.
Nun wird es einen Aufschrei geben: „Wo bekomme ich denn dann mein Calcium her?"
Es gibt bislang keinen Anhalt dafür, dass bei einer Reduzierung der Milchproduktezufuhr ein Calciummangel auftreten muss.
Trotz einer Ernährung, die reich an Milchprodukten ist, leiden zunehmend mehr Frauen und Männer an Osteoporose. Dies liegt nach Meinung vieler Alternativmediziner in der Übersäuerung des Organismus durch Proteine. Bei einer hohen Zufuhr an Protein wird vermehrt Calcium ausgeschieden. Hinzu kommt, dass der Einbau von Calcium nicht nur eine Sache der Calciumzufuhr, sondern vielmehr der Lebensführung ist. Wir benötigen zum Einbau vielmehr

Vitamin D und körperliche Aktivität! Also nichts wie raus an die frische Luft – täglich! Unter dem Punkt Insulin kommen wir noch auf den IGF, den Insulin-like-Growth-Factor, zu sprechen, welcher durch Zufuhr tierischer Proteine erhöht wird und für die Endometriose negative Auswirkungen hat.
Nachfolgend möchte ich Ihnen ein Beispiel für einen Tag geben, der bezogen auf die Zufuhr des tierischen Fettes und Eiweißes sehr ungünstig ist, sich allerdings sehr häufig so in den Ernährungsprotokollen der Frauen wiederfindet:

Tageszeit	**Lebensmittel**	**Menge**
Morgens	Probiotischer Drink (z. B. Yakult, Actimel, o. ä.)	1
	Müsli	0,3 l Milch
	Kakao	0,25 l Milch
Zwischendrin	Joghurt mit Früchten	250 g
Mittags	Brot mit Butter und Käse und Schinken	2 Scheiben
Nachmittags	Buttermilch	0,5 l
	Joghurt mit Knusperflakes + Schoko	250 g
Abends	Tortellini in Schinken-Sahne-Soße	1 Portion
	Pudding mit Sahne	150 g

Tab. 2: Endometriose-ungünstiger Ernährungstag

Sollte Ihr Tag ähnlich aussehen, so wissen Sie, dass Sie definitiv zu viel tierisches Eiweiß und Fett zu sich nehmen. Diese Art der Ernährung scheint gesund, zumal Diätpäpste und Frauenzeitschriften nicht müde werden Molkereiprodukte permanent anzupreisen, für die Endometriose ist eine solche Ernährungsweise allerdings denkbar ungünstig.

So könnte der Tag mühelos günstiger gestaltet werden:

Tageszeit	**Lebensmittel**	**Menge**
Morgens	Warmes Müsli mit Früchten + Leinsamen/Nüsse	0,3 l warmes Wasser
	Tee	0,25 l
Zwischendrin	Warme Misosuppe 1 Birne	0,25 l
Mittags	Im Büro: Brot mit Kichererbsenpürree und Ei und Kresse Zu Hause: Mangold-Kichererbsenpfanne mit Sesam	2 Scheiben 1 Teller
Nachmittags	Joghurt	250 g
	Nüsse	1 Handvoll
Abends	Dinkelvollkornspaghetti mit Tomatensoße + Rucola-Feldsalat mit Essig-Öl-Dressing	1 Portion
	Obstsalat	

Tab. 3: Endometriose-günstiger Ernährungstag

Säure-Basen-Haushalt

Auf den Säure-Basen-Haushalt bin ich bereits unter dem Begriff Eiweiß kurz eingegangen. Nun sind Eiweiße bzw. die Abbauprodukte der Eiweiße nicht das einzige, was unseren Körper übersäuern lässt.
Auch Kaffee, Weißmehl, Fleisch, Wurst, Zucker u. v. m. trägt dazu bei.
Eine kurzzeitige Säure- oder Basenbelastung schadet dem Organismus keineswegs, da er über ein leistungsfähiges Puffersystem verfügt. Eine langandauernde Übersäuerung kann allerdings bei ungünstiger Stoffwechsellage die Entstehung von chronischen Erkrankungen begünstigen.

Daher ist es von Bedeutung, vor allem basenbildende Lebensmittel zu verzehren. Dies sind vor allem Gemüse, Salate, Kräuter, Kartoffeln und Trockenfrüchte. Sie müssen nun nicht auf die Säurebildner verzichten, sondern sollten einfach Ihre Ernährung so gestalten, dass Sie ein Basenplus für Ihren Körper erzielen, also z. B.: die Fleischportion erheblich kleiner als die Gemüse-Kartoffel-Portion wählen und den Tag über statt zuckerhaltiger Getränke Wasser oder Kräutertees trinken.

Ballaststoffe

Über Ballaststoffe kann ich hier viel schreiben, aber eines sicher nicht: dass sie Ballast sind oder unnötig. Denn das suggeriert uns leider schon der Begriff „Ballaststoff". Vielleicht rührt daher ihr schlechtes Image.

Es gibt zwei Arten von Ballaststoffen, die wasserunlöslichen, wie z. B. Cellulose und Lignin, und die wasserlöslichen, zu denen bspw. Pektin, Johannisbrotkernmehl und Guar gehören. Letztere werden häufig als Verdickungsmittel in Gelees oder Joghurts eingesetzt.

Ballaststoffe sind unerlässlich für eine Endometriose-gerechte Ernährung, da sie uns helfen, überflüssige Östrogene auszuscheiden. Ballaststoffe verhindern die Wiederaufnahme von Östrogenen aus dem Darm durch den enterohepatischen Kreislauf und die daraus resultierende Senkung des Östrogenspiegels könnte auch zu einer Senkung der Rezidivrate für die Endometriose führen. Für Brustkrebspatientinnen konnte dieser Zusammenhang zwischen erhöhter Ballaststoffzufuhr, resultierender Östrogensenkung und vermindertem Brustkrebsrisiko in Studien gezeigt werden (insbesondere Roggen und Leinsamen). Brustkrebs ist wie Endometriose eine proliferative Erkrankung, die unter dem Einfluss vermehrten Östrogens stärker wird.

Gute Quellen für Ballaststoffe sind selbstverständlich das volle Getreide oder Vollkornflocken, Vollkornreis, aber auch die Schale des Apfels, Beeren und Gemüse.

Tierische Produkte sind relativ ballaststoffarm bzw. -frei. Daher wird anstelle von Ballaststoffen auch häufig von Pflanzenfasern gesprochen. Die Substanzen sitzen meist in der Schale der Früchte oder Gemüse, daher sollte diese wenn im-

mer möglich mit verzehrt werden. Das ergibt dann nicht nur ein Plus auf Ihrem Ballaststoff-, sondern auch auf Ihrem sekundären Pflanzenstoff-Konto.
Die weiteren Vorteile der Ballaststoffe sind vielfältig:
Sie vermeiden Blutzucker- und damit Insulinspitzen und halten den Blutzuckerspiegel lange konstant. Ballaststoffe bewirken ein starkes Sättigungsgefühl und schützen uns somit vor der Aufnahme zu vieler Kalorien oder ständigem „Häppchenessen". Zudem regulieren sie auf einfache und natürliche Art die Verdauung. Sowohl Verstopfung als auch Diarrhoe oder auch häufig wechselnde Stuhlgänge normalisieren sich. Je nach Art des Ballaststoffs profitieren Sie zudem von den individuellen Eigenschaften der jeweiligen Substanzen. Wichtig ist, dass Sie immer viel Wasser trinken, da die Ballaststoffe aufquellen und dann am besten Ihre volle Wirkung entfalten können.
Einige Ballaststoffe, wie z. B. Inulin und Oligofructose, zählen auch zu den Präbiotika. Gesundheitsfördernde Bakterien, wie Milchsäurebakterien und Bifidobakterien im Darm, ernähren sich davon und können somit Krankheitserreger oder krankmachende Bakterien zurückdrängen. Da einige Studien einen positiven Effekt auf das Immunsystem zeigen, sollten Sie diese Präbiotika häufig in den Speiseplan einbauen. Sie sind in vergorenen Milchprodukten oder in fermentierten Lebensmitteln enthalten (z. B.: Sauerkraut, Joghurt, Miso).

Sekundäre Pflanzenstoffe

Unter den Begriff sekundäre Pflanzenstoffe, auch Phytamine genannt, fallen ca. 60.000-100.000 Substanzen in Obst, Gemüse, Hülsenfrüchten, Vollkornprodukten sowie in fermentierten Lebensmitteln.
Sie geben der Pflanze Farbe, Geruch und Geschmack.

Dabei handelt es sich um Substanzen, die der Pflanze u. a. als Abwehrstoffe gegen Schädlinge, als Wachstumsregulatoren sowie als Farbstoffe dienen. Sie kommen im Vergleich zu den primären Pflanzenstoffen (Protein, Fett, Kohlenhydrate) nur in geringen Mengen in den Lebensmitteln vor. Die gesundheitsfördernden oder auch -schädlichen Wirkungen dieser Substanzen sind erst einige Jahre be-

kannt und die Wissenschaft gewinnt täglich neue Kenntnisse hinzu.
Sekundäre Pflanzenstoffe gehören, wie Ballaststoffe und Substanzen in fermentierten Lebensmitteln, zu den bioaktiven Substanzen. Bisher hat man folgende Substanzklassen der sekundären Pflanzenstoffe benennen und ihnen Eigenschaften zuordnen können:

	antikanzerogen	antimikrobiell	antioxidativ	entzündungshemmend	blutdruckregulierend	blutzuckerregulierend	cholesterinsenkend	antithrombotisch	immunmodulierend
Carotinoide	✓		✓						✓
Phytosterine	✓						✓		
Saponine	✓	✓					✓		✓
Glucosinolate	✓	✓					✓		
Polyphenole	✓	✓	✓	✓	✓	✓		✓	✓
Protease-Inhibitoren	✓		✓			✓			
Monoterpene	✓	✓							
Phytoöstrogene	✓	✓	✓	✓	✓	✓	✓		
Sulfide	✓	✓	✓	✓	✓		✓	✓	✓
Phytinsäure	✓		✓			✓	✓		✓
Substanzen in fermentierten Lebensmitteln	✓								✓

Tab. 4: sekundäre Pflanzenstoffe

Ich möchte hier ganz besonders auf die Gruppe der Polyphenole, insbesondere der Phytoöstrogene, und die der Glucosinolate eingehen. Phytoöstrogene sind organische Verbindungen (Polyphenole), welche die körpereigene Östrogenaktivität beeinflussen. Sie können die physiologische Wirkung des 17-ß-Östradiol nachahmen oder durch Interaktion mit den Östrogenrezeptoren an seiner Stelle wirken oder die Wirkung abschwächen. Es werden im Wesentlichen die drei Substanzklassen Lignane, Isoflavonoide und Coumarine unterschieden.

Die östrogene Wirkung der pflanzlichen Östrogene ist um den Faktor 100 bis 10.000 mal schwächer als die des körpereigenes Östrogens (17-ß-Östradiol). Bei pflanzenreicher Ernährung sind aber im Blut ebenso um das 100- bis 10.000-fach erhöhte Konzentrationen nachweisbar. Von besonderem Interesse ist hierbei, dass sich die Isoflavone gewebespezifisch anreichern, da ihre Bindungsaffinität zu einem der beiden Östrogenrezeptoren wesentlich höher (Rezeptor α) ist als zu dem anderen (Rezeptor ß).

Rezeptor α kommt vor allem in der Brust, dem Uterus und der Leber überwiegend vor. Bei Männern auch in der Prostata. Daher resultiert sicher auch die gute Wirkung bei Brust- und Prostatakrebs.

Vielen Frauen ist die positive Wirkung der Phytoöstrogene nicht klar. Sie hören nur „Östrogene" und sind gut darüber informiert, dass Östrogen die Endometriose zum Wachstum anregt. Daher wird der falsche Schluss gezogen, dass auch die Phytoöstrogene ungünstige Wirkungen auf die Endometriose aufweisen. Das Gegenteil ist aber der Fall.

Phytoöstrogene schützen uns auf vielfältige Art und Weise und sind ein starker Verbündeter gegen die Endometriose.

Die Phytoöstrogene konkurrieren mit den körpereigenen Östrogenen um den Östrogenrezeptor ER α und docken an diesen bevorzugt an. Somit besetzen die schwächeren Phytoöstrogene die Kontaktstellen der stärkeren körpereigenen Östrogene und führen damit zu einer Absenkung des Östrogengehaltes im Körper. Insbesondere aber in den wichtigen Zielgeweben Uterus und Brust, welche auch vorwiegend den ER α aufweisen. Der Überschuss an freiem Östrogen kann nun abgebaut und ausgeschieden werden. Es steht somit nicht mehr zur Verfügung, um die Endometriose anzuregen, Frau wird aber immer noch mit Östrogen versorgt. Diese Wirkung kann man sich auch dann zu Nutze machen, wenn eine Therapie mit Aromatasehemmern oder

GnRH-Analoga verordnet ist. In diesem Fall kann der Körper ganz natürlich mit einer geringen Menge Östrogen versorgt werden und somit die physischen wie auch psychischen Nebenwirkungen dieser anstrengenden Therapieform mindern. Unter anderem kann so der Osteoporose und den starken Stimmungsschwankungen wie auch den Schweißausbrüchen vorgebeugt werden. Auch bei einigen Formen des PMS mit Brustspannungen und Verstimmungen können Phytoöstrogene hilfreich sein.
Das ist aber bei weitem noch nicht alles, was Phytoöstrogene für uns tun können. Sie wirken auch über eine Hemmung des Enzyms Aromatase. Damit Sie verstehen können, warum das vorteilhaft für uns ist, möchte ich Ihnen kurz erklären, was die Aromatase mit der Endometriose zu tun hat. Die Aromatase ist ein Enzym der Cytochrom-P450-Gruppe. Es wandelt die männlichen Hormone, welche die Vorstufen der weiblichen Hormone darstellen, Testosteron und Androstendion, zu Östradiol und Östron um. Normalerweise entstehen die größten Mengen an Östrogenen in den Eierstöcken, aber generell ist es überall im Körper möglich, wo Fettgewebe (hier gibt es Aromatase) auf die Vorstufen trifft. Daher ist z. B. auch Übergewicht bei Endometriose dringend abzubauen. Östradiol ist das Östrogen mit der stärksten hormonellen Wirkung. Es ist sozusagen der Treibstoff für die Endometriosezelle sich zu vergrößern und weiter zu wachsen. Diese verstärkte Östrogensynthese führt zu einer verstärkten Synthese von COX-2 und PGE 2, dem schlechten Prostaglandin. Beide Faktoren verstärken eine Entzündung und fördern die Proliferation der Endometriose, d. h. sie wird zu stärkerem Wachstum angeregt. Damit verbunden ist eine stärkere Verbreitung der Endometriose, die sog. Migration. Mit der verstärkten Ausbreitung geht auch eine stärkere Invasivität einher. Alle Faktoren tragen zudem dazu bei, dass die Apoptoseresistenz erhöht ist. Die Apoptose (Schrumpfen der Zelle bis zum Zelltod) ist z. B. verantwortlich für die Beseitigung von alten, verletzten, mutierten oder gefährlichen Zellen. Schafft man es die Apoptoseresistenz dieser Zellen herabzusetzen, so kann die Proliferation der Endometriose unterbunden werden. Dies ist z. B. auch unter einer GnRH-Analoga-Therapie der Fall. Für uns heißt das, so zu essen, dass wir möglichst wenig Östrogen wirken lassen und alle Substanzen, welche entzündlich oder proliferierend wirken können, ausschalten.

Wie wichtig die Rolle der Aromatase für das Fortschreiten der Endometriose ist, wird auch deutlich an neuen Behandlungen, die sich auf Wirkstoffe gründen, die eine Hemmung der Aromatase verursachen, sog. Aromatasehemmer. Diese werden seit langem erfolgreich in der Therapie von Brustkrebs eingesetzt und seit einiger Zeit auch mit positiven Ergebnissen an Endometriose erprobt und in der Therapie verordnet. Im Prinzip ahmen wir mit der richtigen Ernährung also im Kleinen das nach, was die Aromatasehemmer-Therapie im Großen tut.
Phytoöstrogene helfen beim Abbau des Östrogens. So entsteht weniger vom hochwirksamen Östradiol und mehr vom schwächeren Catechol-Östrogen. Wieder ein kleines bisschen weniger Treibstoff für die Endometriose!
Sie regen die Bildung vom Sex Hormon Binding Globulin (SHGB) in der Leber an, welches zu einer Verringerung des freien Östrogens sowie der Androgene führt. Globuline sind Eiweiße. Das SHBG verbindet sich mit dem Östrogen und lässt somit weniger freies Östrogen im Körper zirkulieren. Schon wieder haben wir den Treibstoff reduziert!
Hemmung von TNF-α, dem Tumor-Nekrose-Faktor α. Dabei handelt es sich um eines der wichtigsten pro-inflammatorischen Zytokine, d. h. eine Substanz, welche eine Entzündung im Körper verstärkt. Durch weitere Zytokine, wie z. B. die Interleukine (IL-1ß, IL-6 und IL-8) werden systemische und lokale Entzündungsreaktionen gesteuert. In der Peritonealflüssigkeit von Frauen mit Endometriose finden sich TNF-α und IL in erhöhten Konzentrationen. Er ist mitverantwortlich für die Implantation der endometriotischen Zellen sowie das Wachstum der Endometriose und beeinflusst die Endometriumsfunktion und Fertilität negativ. An Affen mit Endometriose gab es unter Verwendung eines TNF-α-Hemmers einen Rückgang der Endometriose.

Daneben werden weitere positive Wirkungen beschrieben, welche aber nicht hormoninduziert sind. So wird über die Hemmung der Angiogenese berichtet, was für die Endometriose auch ein wichtiger Faktor ist. Denn die Endometrioseherde umgeben sich mit neuen Gefäßen, welche ins Endometriosegewebe einwachsen und dieses kontinuierlich mit Nährstoffen und Blut versorgen. Durch Hemmung der Angiogenese wird also die Ausbildung dieser neuen Gefäße gehemmt.

Außerdem können Phytoöstrogene den PPAR-Gamma (Peroxisome proliferator activated)-Rezeptor aktivieren, was die Ausschüttung entzündlicher Mediatoren senkt. Die Aktivierung dieses Rezeptors wird auch in der Therapie der Endometriose mit Insulinsensitizern genutzt.

Wo bekommen wir aber nun diese sekundären Pflanzenstoffe her?
Die Phytoöstrogene, zu denen die Lignane und die Isoflavone zählen, finden Sie in Leinsamen, Roggen und Soja. Soja liefert die wirksamen Isoflavone Daidzein und Genistein, Leinsamen und Roggen die Lignane Secoisolariciresinol und Matairesinol. Damit diese im Körper ihre Wirkung entfalten können, müssen sie zu Enterolacton und Enterodiol umgewandelt werden.

Ein weiteres wichtiges Polyphenol enthält der Rotwein oder aber auch die rote Traube sowie der rote Traubensaft. Die wirksame Substanz ist hier das Resveratrol. Diese Substanz wirkt sich ebenfalls in der Prostaglandinsynthese aus. Sie wirkt wie ein COX-2-Hemmer und reduziert damit die Umwandlung von AA (Arachidonsäure) in proinflammatorische Prostaglandine. Ebenso zeigt sie positive Wirkungen auf die Apoptose von Tumorzellen. Bitte achten Sie bei Trauben besonders auf Bioqualität, da diese ansonsten zu den stark mit Pestiziden belasteten Lebensmitteln zählen.
Darüber hinaus zeigen viele weitere dunkle Farbstoffe (Anthocyane) und viele Beerensorten positive Wirkungen in Bezug auf die Frauengesundheit. Himbeeren, rote und schwarze Johannisbeeren und insbesondere Preiselbeeren. Preiselbeer- oder Cranberrysaft verfügt über ähnliche Eigenschaften. Beide können bei Blasenentzündungen helfen, indem das enthaltene Proanthocyanidin das Anhaften der Bakterien an der Blase verhindert. Zudem werden Resveratrol-ähnliche Eigenschaften vermutet. Greifen Sie bei Trauben und Beeren also häufiger mal zu – leckerer kann man kaum gesund werden!

Zu den schwefelhaltigen Verbindungen gehören die Glucosinolate, sog. Indol-3-Carbinole. Diese Substanzklasse kommt in den meisten Kohlsorten (Kreuzblütlern) vor und ist für Frauen mit Endometriose sehr wertvoll. Der Hauptwirkmechanismus scheint darin zu bestehen, dass die Bildung des gutartigen 2-OH-Östradiols (Catechol-Östrogen) anstelle des tumorfördernden 4-OH- und 16-α-OH-Östradiols verstärkt wird (Bradlow et al. 1996). Indol-3-Carbinol-haltige Nahrungsmittel sind Broccoli, Kohlrabi, Grün-, Blumen-, Rosen-, Weiß-, Rotkohl, Raps u. a.

Des Weiteren verfügt Indol-3-Carbinol über eine starke antioxidative Wirkung und unterstützt die Bildung von natürlich entgiftenden Enzymen.

Viele weitere sekundäre Pflanzenstoffe können unseren Körper schützen und stützen, daher sollten Sie Obst und Gemüse, Nüsse und Samen verstärkt in den Speiseplan aufnehmen.
Die meisten sekundären Pflanzenstoffe wirken antioxidativ und schützen uns so, wenn wir die für uns ebenfalls besonders guten ungesättigten Fettsäuren aufnehmen. Viele wirken antikanzerogen. Das ist auch ein wichtiger Punkt, denn Endometriose an sich ist eine benigne, gutartige, Erkrankung, auch wenn sie invasiv ist. Ihr Geschehen weist aber viele Parallelen zum Krebsgeschehen auf und in sehr wenigen Fällen entsteht aus einer Endometriose auch ein Krebs. Als Frau mit Endometriose hat man ein doppelt so hohes Risiko an einem endometrioseassoziierten Ovarialkarzinom (EAOC) zu erkranken als ohne Endometriose, und sollte eine langjährige Sterilität mithinzukommen, vervierfacht sich dieses Risiko.[3]
Auch dies ist ein weiterer Grund dafür, Ernährungsempfehlungen, welche für die Krebsvorbeugung gegeben werden, zu beherzigen. Entzündungshemmende Wirkungen sind deswegen von Bedeutung, weil die Endometriose eine entzündliche Erkrankung ist und ihre Herde verstärkt Gewebshormone, die Prostaglandine, ausschütten, welche eine entzündliche Wirkung haben. Die Endometriose schafft sich eine „entzündliche" Umgebung, in welcher sie besonders gut gedeihen kann, und muss von uns in diesem Wirken unterbrochen werden.
Sekundäre Pflanzenstoffe wirken auch blutzuckerregulierend, das ist auch ein großes Plus für uns, auf das wir im nachfolgenden Punkt „Insulin" noch stärker eingehen werden. Viele sekundäre Pflanzenstoffe – insbesondere die im

3 Von der Endometriose zum Ovarialkarzinom S. Letkeman, S. Dogan, A. Agic, W. Frenzel, K. Diedrich und D. Hornung, Gynäkologische Endokrinologie, Zeitschrift, Springer Verlag, Berlin/Heidelberg, Volume 4, Nr.: 3, Sep03

Roggen – wirken verdauungsfördernd bzw. verdauungsregulierend. Da mit der Endometriose auch häufig Probleme beim Stuhlgang, sei es Durchfall oder Verstopfung, assoziiert sind, greifen wir doch lieber auf diese als auf künstliche Verdauungshelfer zurück. Frauen mit Endometriose sind meist froh, wenn im Bereich Magen/Darm alles reibungslos funktioniert, denn noch mehr Schmerz in dieser Körperregion können wir nicht gebrauchen. Es ist auch deshalb so wichtig, viele pflanzliche Lebensmittel zu essen, als allein auf Nahrungsergänzung zu vertrauen.
In der Verstoffwechslung von Obst und Gemüse kommt es zu vielfachen Synergieeffekten, die ein einzelnes Isolat so nicht erreicht. Die Vitamine, Spurenelemente, Mineralien und sekundären Pflanzenstoffe wirken hauptsächlich in ihrem ureigenen Nährstoffverbund. So sind sie für uns auch meist am besten resorbierbar.
Nun gibt es wohl wirklich keinen Grund mehr auf Gemüse zu verzichten, um sich stattdessen mit Fast-Food zu sättigen. Am besten, Sie schnappen sich gleich Ihren Einkaufskorb und gehen zum Markt, zum Bioladen oder lassen sich Ihre Bio-Kiste ins Haus schicken.

Insulin

Hier kommen wir wieder auf die Qualitäten der Ballaststoffe, der Vollkornprodukte und der blutzuckerregulierenden Wirkung vieler sekundärer Pflanzenstoffe zu sprechen. Denn alle diese Substanzen haben eine positive Wirkung auf die Insulinausschüttung. Sie sorgen für einen gleichmäßigen Insulinspiegel, welcher Insulinspitzen vermeidet.
Beim Thema Insulin werden allerdings viele von Ihnen an Zucker und Diabetes denken und sich fragen: „Was hat das mit mir zu tun?“
Nun, wie wir mittlerweile wissen, wird Endometriose durch den Treibstoff Östrogen angeregt. Davon ist weniger im Umlauf, wenn die Bauchspeicheldrüse weniger Insulin ausschüttet. Denn bei hoher Ausschüttung von Insulin wird gleichzeitig die Ausschüttung des Sex Hormon Binding Globulin (Sie erinnern sich, wir trafen es bereits zu Beginn des Kapitels bei den Phytoöstrogenen an) reduziert und folglich weniger Östrogen gebunden.

In einigen amerikanischen Studien[4] wurde eine erhöhte Kontraktion der Gebärmutter beobachtet, wenn große Mengen an Insulin im Körper zirkulierten. Daher empfiehlt es sich, auf einen harmonischen Blutzuckerspiegel zu achten. Dieser Ansatz hat auch seine Parallelen in der Anwendung der Insulinsensitizer bei der Behandlung der Endometriose. Insulinsensitizer erhöhen die Wirkung des Insulins an den Insulinrezeptoren bzw. machen die Rezeptoren wieder für das Insulinsignal empfänglich, sodass weniger Insulin für den gleichen Effekt benötigt wird und nicht dauerhaft zuviel Insulin ausgeschüttet wird. Eine weitere zentrale Funktion des Insulins besteht in der Regulation von Zellwachstum und Proliferation. Ist viel Insulin vorhanden oder viel IGF-1 (Insulin like Growth Faktor), so nimmt die Zellteilung, also die Proliferation, zu. Diese Frage des Wirkmechanismus ist noch nicht abschließend geklärt, aber wichtig scheint zu sein, ein dauerhaftes Zuviel an Insulin und IGF-1 zu vermeiden.

Normalerweise verhält sich der Insulinspiegel so, dass er kurz nach einer Mahlzeit am höchsten ist und dann langsam auf ein gewisses Grundniveau absinkt. Insulin wird immer dann vermehrt ausgeschüttet, wenn wir schnell verwertbare Kohlenhydrate (KH mit hohem glykämischen Index) essen oder auch zu häufig essen.

Vor allem das häufige „Zwischendurch“ schadet hier enorm. Alle paar Minuten ein Gummibärchen oder bei der Arbeit immer mal ein Bissen vom Kuchen hält den Insulinspiegel lange oben und den SHBG-Wert lange unten, und dadurch das Östrogen und die Endometriose hoch.

Eine Kost aus Lebensmitteln mit niedrigem glykämischen Index kann hier angeraten werden, ist in der Praxis aber nicht immer so gut durchführbar, da es eine Vielzahl von widersprüchlichen Tabellen und Einflussgrößen gibt. Der glykämische Index eines Lebensmittel ist z. B. abhängig davon, was wir zusätzlich noch verzehren. Selten werden ja die Lebensmittel isoliert verzehrt. Auch würden gekochte Möhren im Vergleich zu rohen Möhren einen hohen glykämischen Wert aufweisen, aber die Menge an Möhrengemüse, welche für einen wirklichen Effekt nötig wäre, lässt sich kaum essen. Daher ist der „Glycaemic Load“ eingeführt worden, der die üblichen Verzehrsmengen zu dem glykämi-

4 J.R.Mathias, R.Franklin, D.C. Quast, et.al., „Relation of Endometriosis and Neuromuscular Diease oft he Gastrointestinal Tract: New Insights“; Fertility and Sterility 70(1)(1998):pp81-88

schen Index ins Verhältnis setzt und somit schon genauer ist. Zudem enthalten Möhren wichtige Vitamine und sollten daher nicht vom Speiseplan gestrichen werden. Weißmehl und Industriezucker haben allerdings einen ungünstigen glykämischen Load.
Um diese Komplexität zu umgehen, sie aber auch nicht außer Acht zu lassen, empfehle ich in meiner Beratung häufig eine oder zwei „Insulinpausen", damit dem Körper Gelegenheit gegeben wird, sich mit sich selbst, z. B. mit Selbstheilungsprozessen, zu beschäftigen, statt immer nur zu verdauen. Zudem zeigen immer mehr Studien, dass eine niederkalorische Kost gesundheitsförderlich ist. Sobald ich eine oder zwei Insulinpausen in den Tag eingebaut habe, senke ich – bei ansonsten gleichbleibendem Essverhalten – automatisch die Kalorienzufuhr. Dabei ist natürlich wie immer der Einzelfall zu betrachten. Eine untergewichtige Frau oder eine Frau, die schnell unterzuckert, sollte solche Insulinpausen kurz halten.
Da auch Übergewicht zur Erhöhung des Insulinspiegels führen kann, sollte in diesen Fällen immer eine Gewichtsreduktion in Erwägung gezogen werden.
Was aber hält den IGF hoch? IGF wird zunächst einmal während der Stillzeit in der weiblichen Brust selbst gebildet und zum anderen auch mit der Ernährung direkt zugeführt. Im Doping wird es verwendet, um Muskelmasse aufzubauen und Apoptose zu verhindern bzw. hinauszuzögern. Viel IGF wird über die Ernährung mit Milchprodukten zugeführt.
Eine Studie ergab, dass Frauen, die hohe IGF-Werte hatten, auch vermehrt Milch und Käse verzehrt hatten.
Hier hilft die Aufnahme von Curcumin (Curry, Kurcuma) und Quercetin (v. a. Zwiebel). Curcumin verhindert die proliferierende Wirkung der Proteine des IGF-Systems und Quercetin fördert die Bildung von Proteinen, welche das IGF binden. Somit steht es nicht mehr zur Anregung des Zellwachstums zur Verfügung.

Histamin

Histamin-Intoleranzen (HIT) nehmen ähnlich stark zu wie Glutenunverträglichkeiten und Lactose-Intoleranzen. Da Histamin Schmerzen auslösen oder

verstärken kann, lohnt es sich auch hier, dieses durch einen Allergologen oder Kinesiologen abzuklären.
Histamin wirkt als Gewebshormon, als Neurotransmitter und Entzündungsmediator. Nach der Bindung an seine Rezeptoren H1 und H2, welche im Körper überall in der glatten Muskulatur zu finden sind, also auch im Uterus, kann es zu verstärkten Kontraktionen kommen. Das heißt, dass sich nach dem Verzehr histaminreicher Nahrungsmittel verstärkt krampfartige Schmerzen im Unterbauch bemerkbar machen können. Sollten Sie nicht unter einer Unverträglichkeit leiden, kann es dennoch von Vorteil sein, um die Periode herum (die ja meist die Phase des größten Schmerzes ist) auf histaminreiche Nahrungsmittel zu verzichten. Vielleicht bemerken Sie ja einen Unterschied im Ausmaß der Schmerzen.
Zu den histaminreichen Nahrungsmitteln gehören: Wein, Käse, alle geräucherten Lebensmittel. Ebenso auch vergorene Lebensmittel, z. B. Sauerkraut, oder Lebensmittel mit langer Reifezeit (lang gelagerter Käse, Wein). Darüber hinaus gibt es noch die Lebensmittel, welche als Histaminliberatoren bezeichnet werden, weil sie die Histaminfreisetzung im Körper begünstigen können, wie z. B. Erdbeeren oder Avocados. Um histaminhaltige Nahrungsmittel besser vertragen zu können, kann Vitamin B6 und das Enzym Diaminooxidase eingenommen werden.

Fettsäuren

Die Fettsäuren sind das wohl wichtigste Thema, sie sind von herausragender Bedeutung, was sowohl die Symptomatik als auch das ursächliche Geschehen und die Ausbreitung der Erkrankung Endometriose angeht. Zudem beruhen vielfältige Gesundheitsstörungen und häufig auch die Infertilität unter anderem auf dem Verzehr der falschen Fettsäuren.
Ihre Aufgaben im Organismus sind vielfältig und komplex.
Da gibt es beim Verbraucher so manche Verunsicherung, was jetzt eigentlich „gesund“ ist.
Zunächst hört man von „low Fat“, dann vom „richtigen Fett“, dann von „guten pflanzlichen Ölen“. Legendär ist das Olivenöl seit der „Mittelmeerdiät“.

Manch eine fragt mich: Ist Öl dasselbe wie Fett? Was ist mit meiner guten Butter? Dann wären da noch Trans-Fettsäuren und gehärtete Fette, die auch nicht empfehlenswert sind. Aber worin sind diese enthalten? Man hört von gesättigten, ungesättigten und mehrfach ungesättigten Fetten. Und zu guter Letzt: Ist das Öl, was für den Durchschnittsverbraucher geeignet ist, auch für mich mit meiner Endometriose geeignet?

Zunächst kann man eine Vereinfachung oder auch Regel aufstellen und postulieren:
Tierische Fette sind schlecht und pflanzliche Fette sind gut! Aber wie immer: keine Regel ohne Ausnahme.
Alle Nahrungsfette enthalten eine Mischung aus gesättigten, einfach ungesättigten und mehrfach ungesättigten Fettsäuren. Das Verhältnis variiert allerdings stark von Lebensmittel zu Lebensmittel. Im Fleisch dominieren die gesättigten, in pflanzlichen Lebensmitteln die ungesättigten Fettsäuren.

Wenn ich im Nachfolgenden von Fettsäuren rede, so verwende ich das vereinfacht und synonym für Fette und Öle.
Zu den gesättigten Fettsäuren zählen beispielsweise Stearin- und Palmitinsäure, die in vielen Tier- und Pflanzenfetten vorkommen. Eine wichtige vierfach ungesättigte Fettsäure ist die Arachidonsäure, die ausschließlich in tierischen Produkten vorkommt und deren Verzehr wir stark einschränken sollten.
Zu den mehrfach ungesättigten Fettsäuren werden z. B. die Linolsäure, die Alpha- (Omega-3)- und Gamma- (Omega-6)-Linolensäure, Docosahexaensäure (DHA) und die Eicosapentaensäure (EPA) gezählt.
Linolsäure ist eine zweifach ungesättigte Omega-6-Fettsäure, DHA und EPA sind die wichtigen Omega-3-Fettsäuren.

Kommen wir zurück zu den Ausnahmen:
Bei den tierischen Fetten sind die Fettsäuren der fetten Seefische und der Bio-Eier von denen des Fleisches grundsätzlich zu unterscheiden.
Die Fettsäuren der fetten Seefische und der Bio-Eier setzen sich zu bestimmten Anteilen aus Omega-3-Fettsäuren zusammen, die der Gesundheit sehr

förderlich und für die Reduzierung der Schmerzen sowie die Begrenzung der Endometriose unabdingbar sind. Ideal sind Bio-Waren, da hier der Gehalt an diesen Fettsäuren um ein Vielfaches höher ist. Seefisch ist demnach auch umso günstiger für Ihre Gesundheit, je fetter er ist. Hohe Gehalte an Omega-3-Fettsäuren weisen in der Regel Makrele, Lachs und Hering auf.

Pflanzliche Öle sollten möglichst nativ und auf gar keinen Fall gehärtet sein – das wäre z. B. das typische Kokosfett oder Palmöl zum Frittieren. Diese bitte sofort aus dem Haus verbannen.
Die besten Öle in Bezug auf Endometriose sind Leinöl, Rapsöl und Olivenöl, am besten nativ. Rapsöl und Olivenöl sind hocherhitzbar, sodass mit ihnen auch gekocht und gebraten werden kann. Bitte achten Sie hier auch immer auf die individuelle Kennzeichnung und Herstellerempfehlungen. Leinöl ist extrem oxidationsempfindlich und sollte nur kalt an Salate oder – ganz klassisch – über die Pellkartoffeln mit Quark gegeben werden. Dies ist im Übrigen ein uraltes, sehr gesundes Gericht.
Neben den drei wichtigen Ölen (Olivenöl, Rapsöl, Leinöl) weisen auch Nachtkerzen-, Borretsch- und vor allem Granatapfelkernöl ein günstiges Fettsäurespektrum auf. Diese sind ebenso wie Leinöl nur für die kalte Küche geeignet und leider sehr hochpreisig. Hanföl ist ebenso denkbar, aber auch nur kalt zu verwenden. Alle diese Öle haben gemeinsam, dass sie über die im Pflanzenreich seltene, aber hochwirksame gamma-Linolensäure verfügen, welche durch ihre Wirkung als Nahrungsergänzung beim PMS bekannt ist.
Diese zuvor genannten Öle individuell kombiniert – hier kommt es immer auch darauf an, wie Ihr Speiseplan insgesamt aussieht (deshalb lasse ich auch immer ein Verzehrprotokoll erstellen) – führen zu einer Reduktion der Schmerzen, Entzündung, Proliferation und sind das A und O zur Förderung und Erhaltung von Gesundheit.
Für ein gesundes Gleichgewicht und eine gute antientzündliche Stoffwechsellage ist das Verhältnis von Omega-3 zu Omega-6 Fettsäuren entscheidend. Die Deutsche Gesellschaft für Ernährung empfiehlt ein Verhältnis von Omega-3 zu Omega- 6: von 5:1. Einige Alternativmediziner gehen weiter und halten ein Verhältnis von 1:1 für wünschenswert. Das ist mit unserer heuti-

gen Ernährungsweise kaum erreichbar. Das durchschnittliche Verhältnis wird hierzulande auf 20:1 geschätzt. Das halte ich für eine vorsichtige Schätzung, weil in den mir vorliegenden Ernährungsprotokollen häufig Verhältnisse von 45:1 oder gar 60:1 erreicht werden. Gewähren Sie dem Schmerz- und Entzündungsgeschehen in ihrem Körper nicht soviel Spielraum!

Was löst eine „gute" und was löst eine „schlechte" Fettsäure im Körper aus?
Fettsäuren wirken im Körper über die Aussendung von Gewebshormonen, den Eicosanoiden (Prostaglandine, Leukotriene, Epoxide). Weitere Gewebshormone sind z. B.: Histamin und Serotonin. In Bezug auf das Schmerz- und Entzündungsgeschehen interessieren uns hier aber in erster Linie die Prostaglandine.
Schmerzen und auch Entzündungen werden maßgeblich durch Prostaglandine beeinflusst. Je nachdem, welche Fettsäuren wir verzehren, können unterschiedliche Prostaglandine aus den Fettsäuren gebildet werden. Dabei kann man vereinfacht sagen, dass die Prostaglandine der Serie 1 und der Serie 3 die „Guten" und die Prostaglandine der Serie 2 die „Bösen" sind. Prostaglandine der Serie 1 wirken anti-inflammatorisch und schmerzstillend, Prostaglandine der Serie 2 wirken inflammatorisch und schmerzsensibilisierend sowie kontraktionsfördernd (werden bspw. als Wehenmittel eingesetzt).
Hier ist klar, dass eine Substanz, welche Kontraktionen, also Krämpfe, fördert, nicht gerade etwas ist, dessen Entstehung in unserem Körper wir begünstigen sollten.
Jeder Ansatz zur Bekämpfung von Schmerz und Entzündung muss dafür sorgen, dass viel mehr Serie 1- und 3-Prostaglandine als Serie 2-Prostaglandine entstehen.
Normale Schmerzmittel wie z. B. Aspirin funktionieren über die Unterdrückung jeglicher Prostaglandine. Genauer gesagt, werden die Cyclooxigenasen gehemmt (COX-1 und COX-2), welche zur Synthetisierung der Prostaglandine der Serie 1 und 2 notwendig sind.
Neuere Schmerzmittelgenerationen, die Coxibe, wirken selektiv nur auf die COX-2, die Bildung der Serie1-Prostaglandine wird nicht unterdrückt.
Mit dem Verzehr der richtigen Fettsäuren erzielen wir einen dem COX-2-

Hemmer ähnlichen Effekt im Körper: Schmerz und Entzündung werden reduziert, allerdings ohne negative Nebenwirkungen.

Nachfolgend sehen Sie die Eigenschaften für die unterschiedlichen Prostaglandine aufgeführt:

Eicosanoide aus Arachidonsäure oder gesättigten Fettsäuren

- wirken stark gefäßverengend
- fördern die Blutgerinnung, wodurch das Blut dickflüssiger wird
- verstärken Entzündungsreaktionen
- fördern die Proliferation, das Zellwachstum

Eicosanoide aus Omega-3-Fettsäuren

- wirken gefäßerweiternd
- machen das Blut dünnflüssiger, hemmen also die Blutgerinnung
- wirken anti-inflammatorisch
- wirken anti-proliferativ, hemmen also das Zellwachstum

Omega-3-Fettsäuren fördern zudem die Wärmeentwicklung des Organismus und auch hier gibt es wieder Parallelen zur Insulinsensitizer-Therapie, denn Omega-3-Fettsäuren können als natürliche Liganden des PPAR-Gamma-Rezeptors fungieren und ihn somit ebenso aktivieren wie die Substanzen, die als Insulinsensitizer in der Endometriose-Therapie eingesetzt werden. Wird er aktiviert, hat dies eine Hemmung von pro-inflammatorischen Mediatoren zur Folge.

Die guten Prostaglandine können aus Omega-3-Fettsäuren und aus der Gamma-Linolensäure gebildet werden. Die schlechten vorwiegend aus der Arachidonsäure, welche zwar eine bedeutende essenzielle Säure ist, aber von der wir täglich viel mehr aufnehmen, als wir benötigen. Der Überschuss wird direkt dazu verwendet, schlechte, also schmerzverstärkende und Entzündungen und Proliferationen begünstigende Prostaglandine zu bilden. Arachidonsäure stammt aus dem Fett tierischer Lebensmittel. Zur Aufrechterhaltung der Körperfunktionen, an denen Arachidonsäure essenziell beteiligt ist, benötigen wir lediglich

0,1 mg pro Tag. Die durchschnittliche tägliche Aufnahme der Arachidonsäure wird aber auf 300 mg geschätzt. Das erhöht auch die allergische und immunologische Reaktion. Ist die zugeführte Ernährung zudem reich an Zucker und Kohlenhydraten mit niedrigem glykämischen Index, so wird Arachidonsäure vermehrt in den Zellen gespeichert und steht bei Schmerz und Entzündung dann in großer Menge schmerzverstärkend und entzündungsfördernd bereit.

Auch die Prostaglandine der Serie 3 wirken antiinflammatorisch und werden aus der Alpha-Linolensäure gebildet. Allerdings findet diese Umwandlung nur in geringem Umfang statt. Deshalb kann es hier einen positiven Effekt haben, EPA (Eicosapentaensäure) zu substituieren (Fischölkapseln). Eicosapentaensäure hemmt kompetitiv die Umwandlung von Arachidonsäure in Eicosanoide und vermindert so, wie dies unter nicht-steroidalen Antiphlogistika (Schmerzmittel wie Acetylsalicylsäure, Ibuprofen, Paracetamol etc.) geschieht, die Synthese proinflammatorischer Substanzen.
Eine weitere Ausgangssubstanz ist die Linolsäure. Ausgehend von diesem Substrat können sowohl gute als auch schlechte Prostaglandine synthetisiert werden, je nachdem, welcher Stoffwechselweg beschritten wird. Hier ist allerdings anzumerken, dass die Synthese der ungünstigen Prostaglandine vernachlässigbar gegenüber der Synthese der günstigen Prostaglandine verläuft.
Nicht nur die richtigen Fettsäuren bzw. Öle aus Ausgangssubstanzen sind wichtig, sondern auch deren Umwandlungshelfer.
Für die Bildung von Gamma-Linolensäure, Eicosapentaensäure und somit auch den „guten“ Prostaglandinen benötigt der Organismus die Delta-6-Desaturase, ein Enzym, welches Doppelbindungen einfügt.
Einen positiven Einfluss auf die Aktivität dieses Enzyms haben die Substanzen Magnesium, Vitamin B6, Biotin, Zink und Calcium, wobei wir wieder beim Punkt ausreichende Versorgung mit Mineralstoffen, Vitaminen und Spurenelementen sind. Weitere negative Einflussfaktoren sind bestimmte Erkrankungen wie Neurodermitis, Diabetes, Hypercholesterinämie, Stress, Lebensalter sowie eine zu hohe Aufnahmemenge an gesättigten und Trans-Fettsäuren. Alle Faktoren können wir sicherlich nicht ändern, aber auf das Ausmaß an Stress, dem wir uns aussetzen, bzw. dem Umgang damit und auf

die Menge der gesättigten Fettsäuren, welche wir aufnehmen, können wir durchaus einwirken.

Ganz wichtig bei einem hohen Verzehr an einfach und mehrfach ungesättigten Fettsäuren ist auch eine ausreichende Versorgung mit antioxidativen Substanzen. Hier kommen wir wieder auf die Synergieeffekte und wichtigen Substanzen wie Vitamin A, E und C und viele sekundäre Pflanzenstoffe, die als Antioxidanz fungieren können.
Es geht dabei um die Verhinderung der Peroxidation der Fettsäuren, welche ein Krebsrisiko darstellt. Pro g EFS (Einfach ungesättigter Fettsäure) sind zum Beispiel 0,4 mg Tocopherol, also Vitamin E, notwendig.

Trans-Fettsäuren, wie sie in Milch und Fleisch und in gehärteten Fetten, aber auch Nuss-Nougat-Creme und Backwaren, insbesondere Blätterteig, und vielen Fertigprodukten und Süßigkeiten vorkommen, beeinträchtigen die Pros-taglandinbildung stark, sodass keine guten Prostaglandine gebildet werden können. Fleisch und Milch von Wiederkäuern, also z. B. Rindern, enthält immer einen kleinen Anteil Trans-Fettsäuren, da die Tiere diese Säuren selbst bilden. Hierbei entsteht allerdings dieTtrans-Fettsäure Vaccensäure, welche nach derzeitigem Kenntnisstand keine schädlichen Wirkungen zu haben scheint, da der menschliche Organismus sie abbauen kann. Schädigende Trans-Fettsäuren können auch in herkömmlichen Margarinen durch die Fetthärtung auftreten. Daher achten Sie beim Kauf bitte darauf, dass „kaltgerührt“ oder „ohne gehärtete Fette“ besonders ausgelobt ist. Zur Not hilft auch eine Anfrage beim Hersteller. Ökotest oder Stiftung Warentest führen auch häufiger Margarine-Tests durch und sind eine gute Einkaufshilfe. Auch in Ölen können sie durch Raffination und Desodorierung entstehen: ein weiterer Grund für die Verwendung kaltgepresster Öle.
Eine Vielzahl von Studien belegen die ungünstigen Auswirkungen der Trans-Fettsäuren auf den gesamten Organismus. Da bisher jeder Beleg für eine positive Wirkung fehlt, werden diese Fette in den Medien auch gern Killerfette genannt. In den USA sind Lebensmittel mit Trans-Fettsäuren mittlerweile komplett verboten. Länder wie Dänemark, Österreich, Ungarn, Island, Norwegen und

die Schweiz legten Höchstgrenzen (max. 2% im Fettanteil) fest. Für Deutschland fehlt eine solche Maßnahme bisher. Also sind wir als Verbraucher gefragt: achten Sie bitte darauf, keine Lebensmittel zu kaufen, auf deren Zutatenliste Sie „gehärtete" oder „teilgehärtete" Fette finden.
Aber nicht nur in fertigen Produkten können Sie Trans-Fettsäuren finden. Diese können ebenso auch am heimischen Herd entstehen. Allerdings nur in sehr geringen Ausmaße, im Vergleich zu der Menge, die bei industrieller Fetthärtung entsteht. Hier einfach immer darauf achten, dass Öl nicht raucht, also nicht zu heiß wird und sich (siehe auch S. 145) an die Herstellerangaben zur Verwendung halten. Um sicherzugehen, dass die angegebenen Temperaturen auch eingehalten werden, können Sie mit einem Infrarot-Thermometer einfach mal nachmessen.
Die Nurses Health Study[5], die 12 Jahre lang die Ernährungsgewohnheiten von Frauen betrachtete, fand einen Zusammenhang zwischen der Häufigkeit des Auftretens von Endometriose und dem Verzehr von unterschiedlichen Fetten. Die Gruppe der Frauen mit dem höchsten Verzehr an omega-3-Fettsäuren hatte ein um 22% vermindertes Risiko an Endometriose zu erkranken im Vergleich zu der Gruppe an Frauen mit dem niedrigsten Verzehr an omega-3-Fettsäuren. Bei der Aufnahme der Trans-Fettsäuren kehrt sich der Effekt wie erwartet um: die Gruppe mit dem höchsten Verzehr an Trans-Fettsäuren hatte ein um 48% erhöhtes Risiko an Endometriose zu erkranken als die Gruppe mit dem geringsten Verzehr an Trans-Fettsäuren in der Studie.
Wenn wir also das nächste Mal vor Pommes, Croissant oder Nussnougatcreme stehen und zugreifen wollen, sollten wir überlegen, ob es wirklich unbedingt sein muss. Vielleicht tut es ja doch eine Handvoll Nüsse oder eine Birne.

Sicherlich denkt jetzt so manche von Ihnen, was ist denn mit Olivenöl, denn gerade das wird ja immer so hoch gelobt. Es ist auch ein sehr gutes Öl, es bildet aber vorwiegend Prostaglandine der Serie 9, die andere Eigenschaften besitzen, und wirkt sich eben nicht ganz so günstig aus wie die anderen Öle, die ich genannt habe, aber es spricht nichts dagegen auch dieses Öl zu verwenden,

5 Quelle: Human Reproduction, Vol.25, No.6 pp. 1528-1535, 2010 Stacey Missmer et al.: A prospective study of dietary fat consumptin and endometrioses risk

da es ja auch einen hervorragenden Geschmack hat. Eine Substanz namens Oleocanthal wurde kürzlich darin entdeckt und auch ihr ein schmerzsenkendes Potenzial zugeschrieben, allerdings nur bei hohen Verzehrmengen.

Gehärtete Fette entstehen, wenn ungesättigte Fettsäuren durch die Anlagerung von Wasserstoff an die Doppelbindungen „gesättigt" oder auch gehärtet werden. Dieses Verfahren wird genutzt zur Herstellung von Margarine und vor allem auch von Back- und Frittierfetten. Der Effekt ist eine längere Haltbarkeit der Lebensmittel. Gehärtete Fette finden Sie auch in Suppen und Soßenpulvern, in vielen Fertiggerichten und Knabberwaren, wie z. B. Chips.

Endokrine Disruptoren: Xenoöstrogene und mehr

Bisher haben wir vorwiegend über die endogenen, also körpereigenen Östrogene wie Östradiol, Östron und Östriol geredet. Daneben gibt es aber auch die exogenen Östrogene, zu denen auch die Phytoöstrogene gehören. Allerdings meint man in der Regel Substanzen, die einen ungewollten und negativen Effekt auf das Hormonsystem ausüben, wenn man von Xenoöstrogenen spricht. Zu den Substanzen, deren Aufnahme wir besser vermeiden sollten, gehören eine Vielzahl von Chemikalien, die als Pflanzenschutzmittel, Pestizide, Lacke usw. Verwendung finden. Viele dieser Substanzen entstehen auch bei der Verbrennung von Müll oder wir sind ihnen bei der täglichen Arbeit ausgesetzt. Dazu zählen Verbindungen wie PCB (Polychlorierte Biphenyle), PAK (Polyzyklische Aromatische Kohlenwasserstoffe), PCP (Pentachlorphenol), Weichmacher (Bisphenyl-A), bestimmte Substanzen in Parfum (Moschusverbindungen) und Dioxine. All diesen Substanzen u. v. m. ist gemein, dass sie eine östrogenähnliche Wirkung haben, sich im Fettgewebe anreichern und die natürliche Östrogenwirkung verstärken. Zudem haben Frauen mit Endometriose häufig ein Defizit an der 17ß-Hydroxysteroiddehydrogenase, einem Enzym, welches Östrogen abbaut. Daher fällt die östrogenverstärkende Wirkung der Xenoöstrogene doppelt ins Gewicht. Aufgrund dessen wirken viele krebserregend. Dioxin erhöht die Aromataseaktivität und konnte bei Affen Endometriose hervorrufen (siehe Dallmann, Molekulare Medizin in der Frauenheilkunde). Auch nachdem beim Seveso-Unfall auf Dioxin untersucht wurde, fand man bei den Frauen eine erhöhte Anzahl mit Endometriose. Sehen wir also zu, dass wir diese Substanzen so weit wie möglich vermeiden, indem wir zunächst einmal biologische Produkte kaufen. Das schützt uns vor schädlichen Verbindungen beim Renovieren der Wohnung genauso wie beim Verzehr unserer Lebensmittel. Darüber hinaus sollten wir gesetzliche Bestimmungen sowie Sicherheitsvorkehrungen beim Umgang mit diesen Produkten – wenn wir damit arbeiten – unbedingt einhalten und nicht als lächerlich oder überflüssig abtun. Ich habe einige Jahre mit Dioxinen gearbeitet, die Sicherheitsbestimmungen wurden komplett von meinen Vorgesetzten missachtet und mit einem breiten Grinsen im Gesicht wurde dann auch noch geäußert: „Meine Familienplanung ist ja abgeschlossen ..." lassen Sie es nicht auch so weit kommen und wehren Sie sich!

Ein großes Problem ist auch die Entsorgung des potenten Ethinylestradiols, welches in Anti-Baby-Pillen enthalten ist. Die allermeisten Abwasserkläranlagen sind noch nicht auf den Abbau des Xenoöstrogens, EE2, eingerichtet. Der Umbau der Anlagen, z.B. der Einbau von Aktivkohlefiltern gestaltet sich schwierig, da hiermit nicht nur hohe Kosten verbunden sind, sondern die Eliminierung der Substanzen bis zum geschätzten Grenzwert derzeit garnicht möglich ist. Daher reichert es sich in der Umwelt an. Vielfach diskutiert wird hier die Verweiblichung von Fischpopulationen in unterschiedlichen Flüssen. Wie werden andere Lebewesen auf die Exposition des starken Östrogens reagieren? Untersuchungen dazu sind schwierig und auch nicht erwünscht, da es derzeit keine Lösung für dieses Problem gibt.

Das Hormon aus der Antibabypille zählt ebenso wie Triclosan, DDT, PCB, Bisphenol A u.v.a. zu den endokrinen Disruptoren[6].

Diese unterdrücken bzw. beeinflussen wichtige Stoffwechselfunktion negativ, wie z.B. die Entgiftung und die Hormonregulation. Somit werden Krebsentstehung und Fortpflanzungsstörungen (beim Mann wie auch bei der Frau) durch diese Substanzen begünstigt. Ebenso gibt es Hinweise auf negative Auswirkungen auf die Endometriose.

6 Ein endokriner Disruptor , ist eine exogene Substanz oder ein Gemisch, welche die Funktionen des endokrinen Systems verändert und damit nachteilige gesundheitliche Effekte in einem gesunden Organismus oder dessen Nachkommen hervorruft. (Definition nach OECD, WHO)

Neben einer Ernährungsumstellung möchte ich folgende Tipps zur Vermeidung der erhöhten Aufnahmen von endokrinen Disruptoren geben:

1. Reduzierung von Fleisch und Wurstwaren
2. Verzehr von Lebensmitteln, welche am Anfang der Nahrungs- und Behandlungskette stehen (so z. B. eher das Getreide essen als das Fleisch der Kuh, die das Getreide frisst, eher die Sojabohne als das Sojawürstchen)
3. Reduzierung von Milch- und Molkereiprodukten
4. Wann immer möglich, biologische Waren einkaufen und verwenden/verzehren
5. Mineralwasser aus Glasflaschen trinken
6. Soweit möglich, bitte die Umverpackung (Kunststoff, Papier), so schnell wie möglich entfernen und Lebensmittel in Glasbehälter umfüllen.
7. natürliche Reinigungsmittel wie z. B. Essigreiniger und Waschnüsse verwenden

Diese Tipps sollten auch bei Kinderwunsch Berücksichtigung finden, da Xenoöstrogene hier auch stark störend auf die Empfängnis und Einnistung sowie den hormonellen Verlauf insgesamt wirken. Zudem können sie die Erbsubstanz, die DNA, schädigen.

Epigenetik

Ein recht junger Zweig der Wissenschaft, die Epigenetik, beschäftigt sich mit der Beeinflussung des Erbgutes durch Umweltfaktoren, wie z.B. die Ernährung. Das bedeutet, dass wir nicht bis in jedes Detail durch unser Genom festgelegt sind, sondern unser Lebensstil die Möglichkeit bietet, die Aktivität einzelner Gene zu verändern. Methylierer sind Substanzen, die Gene vereinfacht ausgedrückt, „an- und ausschalten“ können. Ist das Gen nicht methyliert, ist es aktiv, wird es methyliert, ist es inaktiv. Folsäure ist z.B. eine stark methylierende Substanz. Tierexperimente konnten hier zeigen, dass bei einer genetischen Veranlagung für eine bestimmte Erkrankung diese nicht bzw. seltener als in der Kontrollgruppe ausbrach, wenn sogenannte „Methylierer“ zugeführt wurden. Diese wurde dem Futter zugefügt und die Tiere erkrankten seltener an Diabetes

Typ1, einer entzündlichen Autoimmunerkrankung. Daraus Schlüsse für den Menschen abzuleiten ist noch nicht gesichert, wird aber immer wahrscheinlicher. Es wäre doch prima, wenn bald gezeigt werden könnte, dass zumindest der Anteil an der Pathogenese der Endometriose, welcher genetisch bedingt ist, durch die Zufuhr von methylierenden Substanzen ausgeschaltet werden könnte. Für Krebs scheint dies bereits möglich, da die Methylierungsrate der DNA von Krebszellen wesentlich geringer ist, als die der gesunden Zellen. Da ich der Meinung bin, dass es nichts schadet, vorausschauend zu essen, empfehle ich gern folsäurehaltige Lebensmittel, wie Blattspinat, Rosenkohl, Grünkohl, Weizenkeime, Eigelb, Sojabohnen, Fenchel, Hühnerleber, aber auch Broccoli, Grüner Tee und ab und an etwas Kalbsleber, denn das sind ebenfalls starke Methylierer. Damit die Methylierung richtig ablaufen kann, benötigen wir neben der Folsäure auch B12 und Zink, was wieder einmal mehr zeigt, dass es auf die Ausgewogenheit und Vielseitigkeit der Ernährung ankommt und nicht auf eine einzelne Substanz. Auch bei einer dauerhaften oder hohen Substitution sollten Sie vorsichtig sein, denn bei sehr hohen Folsäuredosen, wie sie nur durch Supplemente erreicht werden können, kann das Krebsrisiko wieder ansteigen.
Ein weiterer starker epigenetischer Effekt konnte für Übergewicht gefunden werden. Kinder von Frauen, die während der Schwangerschaft für zwei gegessen hatten, erhöhten das Risiko für ihr Kind an Übergewicht zu erkranken um das Doppelte. Die geschaffenen epigenetischen Muster können über Generationen hinweg bestehen bleiben.
Dies zeigt, dass wir mit der Ernährung und dem Lebensstil, den wir wählen nicht nur ein Stück Verantwortung für uns, sondern auch für unsere Kinder und Enkel übernehmen.
Auf diesem Gebiet ist noch viel Forschung nötig, um zu schauen, welche Methylierungsmuster bei Endometriose eine Rolle spielen und welche Dosierung an Folsäure dann die richtige ist. Derzeit sind wir eher unterversorgt, das zeigt die große Nationale Verzehrstudie des MRI im Auftrag des Bundesministeriums für Ernährung, Landwirtschaft und Verbraucherschutz. Demnach erreichen 86% der Frauen die empfohlene Mengenzufuhr nicht. Auch die Ernährungsprotokolle der Frauen mit Endometriose weisen hier stetig ein besonders hohes Defizit gegenüber den Zufuhrempfehlungen auf.

Also greifen Sie zu, vor allem bei grünem, folsäurehaltigem Gemüse!
Der Satz „Du bist, was Du isst!“ bekommt durch die Epigenetik eine noch tiefere Bedeutung.

Weitere Störfaktoren

Genussgifte

Als weitere Störfaktoren, die sowohl den Krankheitsverlauf als auch die Empfängnis negativ beeinflussen, gelten immer wieder auch die Genussgifte Tabak, Alkohol, Koffein und andere Drogen. Möchten sie schwanger werden und rauchen, so vermindern Sie Ihre Chance um 30 %!!!! Rauchen hat sowohl auf die Fertilität der Frau als auch auf die Spermienqualität des Mannes einen negativen Einfluss. Also bitte auch die Gelegenheitszigarette meiden, wenn ein Kinderwunsch besteht. Alkohol sollte wegen Schäden für das Ungeborene in der Schwangerschaft und auch beim Wunsch schwanger zu werden strikt vermieden werden.l
Bei der Endometriose können Sie dies etwas lockerer sehen und ab und an ein Gläschen Rotwein mit hohem Resveratrolgehalt trinken. Hochprozentiges sollten Sie allerdings generell meiden.
Koffein zeigt in Studien ebenfalls einen negativen Effekt auf die Schwangerschaftsrate. Beim Konsum von einer Tasse Kaffee pro Tag wird die Empfängnis (gemessen anhand eines Zeitraumes von 12 Monaten) schon um 55 % erschwert. Dieser Wert steigt bei 3 Tassen täglich auf 100 % an. Daher bitte auch in Zeiten des Kinderwunsches auf die geliebte Tasse Kaffee verzichten und auf Getreidekaffee oder Tee umsteigen. Bei Schmerzen wirkt Kaffee schmerzverstärkend, sodass auch hier auf Kaffee verzichtet werden sollte.
Da das im Grünen und Schwarzen Tee enthaltene Thein dem Koffein sehr ähnlich ist, muss hier differenziert betrachtet werden, ob frau zusätzlich zur Endometriose einen Kinderwunsch hat oder nicht. Auch wenn für Grünen Tee bisher keine Reduzierung der Fruchtbarkeit nachgewiesen werden konnte, würde ich bei bestehendem Kinderwunsch zur eingeschränkten Aufnahme raten.
Auch Schmerzmittel, wie die nichtsteroidalen Antiphlogistika, behindern die Empfängnis bzw. den Eisprung.

Daher versuchen Sie bitte zu Kinderwunschzeiten Ihre Schmerzen ohne Aspirin, COX-Hemmer, Paracetamol u. ä. zu bekämpfen.
Auch dieser Aspekt spricht für den Ansatz, zunächst die Endometriose zu heilen und dann den Kinderwunsch anzugehen.

Gewicht

Es wird immer wieder diskutiert, ob das Gewicht eine Rolle spielt bei der Endometriose. Ich kann in meiner Beratungspraxis dafür keinen Anhaltspunkt finden, da bisher fast alle Frauen, welche ich beraten habe, normalgewichtig waren. Auch gibt es hier keine Statistiken oder Studien, die zeigen würden, dass Endometriose-Patientinnen häufig auch übergewichtig sind. Eher das Gegenteil scheint laut einer Studie der Fall zu sein.
Allerdings stellt ein zu hohes Gewicht, bzw. ein zu hoher BMI (Body Mass Index), schon einen Risikofaktor für die Entwicklung der Endometriose dar. Denn überschüssiges Fettgewebe kann mittels Aromatase aus Androgenen Östrogene herstellen und somit wieder Treibstoff für eine Endometriose liefern. Zusätzlich geht Übergewicht in der Regel mit erhöhten Leptinspiegeln einher. Leptin wird von den Fettzellen, den Adipozyten, abgegeben und steuert das Hungergefühl. Wenn Frauen zu dünn sind, sinkt der Leptinspiegel, das verursacht Östrogenmangel. Übergewicht dagegen führt zu einem Überschuss des Hormons.
Bei Frauen mit Endometriose werden ebenfalls erhöhte Leptinspiegel gemessen, die genaue Bedeutung dessen ist allerdings noch nicht geklärt. Pro-inflammatorische Effekte werden hier vermutet.
Wenn Sie allerdings den Wunsch haben, schwanger zu werden, empfiehlt es sich normalgewichtig zu sein bzw. einen BMI zwischen 18,5 und 24,5 zu haben. Dann haben Sie die höchsten Konzeptionschancen. Ab einem BMI von 26 gelten Sie als übergewichtig, was für die Empfängnis, den Verlauf der Schwangerschaft, die Geburt und das Neugeborene Nachteile mit sich ziehen kann. Am besten sind Sie im Bereich von 20–25 aufgehoben. Der BMI errechnet sich, indem Sie Ihr Körpergewicht in kg durch Ihre Größe in Metern zum Quadrat teilen:

$$\text{BMI} = \frac{\text{Körpergewicht in kg}}{(\text{Größe in m})^2}$$

z. B. Sie wiegen 65 kg bei einer Größe von 1,70m: $\frac{65\text{ kg}}{(1{,}70\text{ m})^2} = 22{,}49$

Mit diesem BMI von 22,5 liegen Sie absolut im Normalbereich.

Mit Hilfe dieser Tabelle können Sie sich selbst gut einschätzen, wo Ihr Gewicht und damit auch Ihr Risiko für Erkrankungen wie Diabetes oder Herzinfarkte liegt:

	BMI	**Risiko für Begleiterkrankungen**
Untergewicht	< 18,5	niedrig
Normalgewicht	18,5 - 24,9	durchschnittlich
Übergewicht	≥ 25,0	
Präadipositas	25 - 29,9	gering erhöht
Adipositas Grad I	30 - 34,9	erhöht
Adipositas Grad II	35 - 39,9	hoch
Adipositas Grad III	≥ 40	sehr hoch

Mittlerweile gilt der BMI allerdings nicht mehr als Maß aller Dinge. Eine über 8 Jahre hinweg andauernde Studie mit 11000 Probanden der Ludwig-Maximilians-Universität zeigte, dass das WHtRF (Waist to Height Ratio) besser geeignet ist, um ein gesundheitliches Risiko zu bestimmen:
WtHR (Taille/Höhe-Verhältnis) = Taillenumfang/Größe [cm]
Bleiben wir einmal bei der Größe von 170 cm und gehen von einem Taillenumfang von 87 cm aus. Alter < 40 Jahre, dann ergibt sich ein Wert von 0,6. Ein Wert über 0,5 ist für Menschen unter 40 kritisch. Im Alter von 40 bis 50 Jahren liegt der Normbereich zwischen 0,5 und 0,6, bei einem Alter > 50 Jahren liegt die Grenze bei 0,6.

	15- bis 40-jährige	40- bis 50-jährige	über 50-jährige
Untergewicht	< 0,4	+0,1 pro Lebensjahr	unter 0,40
Normalgewicht	0,4 - 0,5	+0,1 pro Lebensjahr	0,40 – 0,50
Übergewicht	0,51 – 0,56	+0,1 pro Lebensjahr	0,51 – 0,56
Adipositas Grad I	0,57 – 0,68	+0,1 pro Lebensjahr	0,57 – 0,68
Adipositas Grad II	über 0,68	+0,1 pro Lebensjahr	über 0,68

Insbesondere bei Übergewicht oder höherem BMI empfiehlt sich die ergänzende Messung des Bauchumfangs. Den messen Sie dann richtig, wenn Sie normal und locker ausatmen und dann knapp über dem Bauchnabel messen. Mittlerweile ist bekannt, dass Fett extrem stoffwechselaktiv ist und etwa 100 verschiedene Substanzen produziert, sodass es auch als das größte endokrine Organ des Körpers bezeichnet wird. Leider sind die Stoffwechselprodukte des bei Übergewicht vornehmlich anzutreffendem weißen Fettes sehr ungünstig (braunes Fett gibt es auch, bei Erwachsenen aber nur sehr wenig). Sie sind daran beteiligt, einen chronischen Entzündungszustand des Stoffwechsels aufrechtzuerhalten, indem sie fortwährend z.B. Prostaglandine, TnF-alpha, Resistine und IL-6 produzieren.

Lebensstil

Dieser Punkt scheint auch ganz große Auswirkungen auf das multifaktorielle Endometriosegeschehen und auch die Fertilität zu haben.
Wie wir schon einige Zeilen früher gelesen haben, sind die sogenannten Karrierefrauen stärker von Endometriose betroffen als die Frauen, die die „klassische" Rolle stärker leben.
Falls wir uns im Anschluss an unsere Schulausbildung noch für ein Studium einschreiben, uns entschließen zu promovieren und eventuell dann noch einige Jahre arbeiten, bevor wir mit der Familienplanung starten, dann scheint es so, als ob wir der Endometriose – sofern wir nicht durchgängig hormonell

verhütet haben – zuviel Raum und Entwicklungsmöglichkeiten gegeben haben. Wir sind reproduktionsmedizinisch gesehen nun schon alt und wollen in unserem Alter jetzt auch noch ein Kind – da stehen die Chancen eindeutig schlechter, als wenn wir uns direkt nach der Schule oder Ausbildung für ein Kind entscheiden.

Aber selbst wenn wir ein Kind bekommen, dann werden die meisten Frauen es gar nicht oder nur kurz stillen. In den allermeisten Fällen bleibt es zudem bei einem oder zwei Kindern.

Dies bedeutet einfach, ohne den einen oder anderen Lebensstil als gut oder schlecht bewerten zu wollen, dass Frauen insgesamt häufiger menstruieren als früher und es daher eher zu Endometriose kommen kann.

Natürlich müssen weitere Faktoren hinzukommen, damit es zur Entstehung einer Endometriose kommen kann.

Wer heutzutage stark ins Berufsleben eingebunden ist, der kommt auch wenig an die frische Luft und es bleibt wenig Zeit für sich selbst – zum Entspannen oder für den Sport. Meist reicht die Energie nur noch für die Couch.

Essen wird auch immer seltener frisch gekocht, sondern meist fertig gekauft und nur noch erwärmt – oder direkt vom Imbiss ins Haus geliefert.

Unter solchen Bedingungen ist eine Gesunderhaltung des Organismus in jeder Hinsicht natürlich schwierig und als dauerhaften Lebensstil kann man solch eine Lebensführung sicher nicht empfehlen.

Da ich zu Beginn jeder Beratung immer auch eine Ernährungsanamnese erhebe, kann ich den Lebensstil der durchschnittlichen Endometriose-Patientin sehr gut skizzieren.

Er entspricht größtenteils dem eben beschriebenen. Daneben gibt es aber auch die Frauen, die trotz der Anforderungen in Beruf, Familie und Umwelt auf ihre Ernährung achten möchten und daher viel frisches Obst und Gemüse und sehr viele Molkereiprodukte verzehren, weil es ja so leicht bekömmlich und gesund ist. Immer häufiger treffe ich aber auch auf die Frau, die schon gar nicht mehr weiß, was sie essen soll, weil einfach alles Beschwerden oder Allergien auslöst. Für jede lässt sich aber ein Weg finden.

2.2. Aus Sicht der chinesischen Ernährungslehre

Ich möchte hier nicht groß auf die Traditionelle Chinesische Medizin im Allgemeinen und die Chinesische Diätetik im Besonderen eingehen. Falls Sie tiefer in diese Materie vordringen möchten, beachten Sie bitte die Literaturempfehlungen im Anhang. Dennoch ist es für das Verständnis der Grundlagen meines Ernährungskonzeptes unerlässlich, dass ich Ihnen eine kurze Erläuterung der wichtigsten Grundzüge gebe.
Die Chinesische Diätetik ist eine der Säulen der Traditionellen Chinesischen Medizin. Die weiteren sind die Akupunktur, die Phytotherapie, die Tuina-Massage und das Qi Gong.
Am weitesten verbreitet und bekannt ist sicherlich die Akupunktur. Untersuchungen zeigen allerdings immer wieder, dass eine Kombination von Akupunktur und Chinesischer Diätetik oder von Chinesischer Diätetik und Phytotherapie, also von mindestens 2 Methoden, sich gut ergänzt und schneller zielführend wirkt. Darüber hinaus haben wir gute Erfolge mit der Kombination von östlichen und westlichen Verfahren gemacht. Sehr häufig bildet eine operative Sanierung die Grundlage für eine chinesisch orientierte Ernährungsumstellung. Gute Ergebnisse haben wir damit u. a. in den Wedau Kliniken Duisburg erzielt, indem diese Art ganzheitlichen Konzeptes zur Anwendung kam.

Wie wir bereits bei der Erklärung des Begriffes Qi gelesen haben, geht die Chinesische Medizin davon aus, dass wir bei der Geburt eine sogenannte vorgeburtliche Energie mit auf den Weg bekommen. Diese ist in den Nieren gespeichert. Diese vorgeburtliche Energie ist genau festgelegt. Sie kann im Laufe des Lebens nicht aufgefüllt werden und nur mehr oder weniger schnell verbraucht werden. Dabei ist unsere Lebensweise bestimmend für den Verbrauch dieser Energie. Zur Verdeutlichung kann man sich eine brennende Kerze als Symbol für die Energie vorstellen.
Diese Kerze kann nun beschützt und behütet vor Sturm, Regen und Wind, also geschützt vor äußeren Angriffen, abbrennen oder sie kann ungeschützt

vor sich hin brennen und wird somit häufig flackern, schneller herunterbrennen und alsbald erlöschen.
Eine Kerzenflamme können wir behüten, indem wir die Kerze in ein Windlicht stellen.
Unsere vorgeburtliche Energie können wir beschützen, indem wir für ausreichend nachgeburtliche Energie sorgen, um nicht übermäßig auf die vorgeburtliche zurückgreifen zu müssen und diese zu schonen.
Doch wie gewinnen wir nachgeburtliche Energie?
Dies kann nach Sicht der Chinesen lediglich über die Atmung und die Nahrung geschehen.
Daher spielt die Diätetik in der Chinesischen Medizin so eine zentrale Rolle und gilt quasi als Grundlage, auf der alle anderen Therapien aufsetzen. Denn durch die Nahrung soll möglichst viel Energie aufgenommen werden. Und dies ist für uns Frauen mit Endometriose besonders wichtig, denn die Endometriose ist psychisch wie physisch eine sehr kräftezehrende Erkrankung.

In der Ernährungstherapie ist vor allem der Funktionskreis Milz von Bedeutung. Energie fließt von hier aus in die anderen Bereiche. Therapiert wird in erster Linie von diesem Funktionskreis aus. Aber auch andere Organe können direkt durch Ihre Beziehung zum Nahrungsmittel gestützt werden (siehe Tab. 3).
Ein chinesisches Sprichwort sagt:

„Eine Krankheit kann viele Väter haben, die Mutter ist immer die (falsche) Ernährung!"

Einteilung der Nahrungsmittel im Sinne der Chinesischen Diätetik

Kochen im Sinne der Chinesischen Lehre bedeutet für Sie nun nicht Stäbchen verwenden zu müssen und Schildkrötenpanzer in Ihre Suppe zu reiben. Ganz im Gegenteil, die Chinesische Diätetik ist wunderbar auf unsere Nahrungsmittel und in unseren Kulturkreis zu übertragen. Nahrungsmittel werden hier nicht nach Kalorien oder den in ihnen enthaltenen Nährstoffen bewertet, sondern energetisch betrachtet. Jedes Nahrungsmittel hat eine ganz bestimmte Wirkung auf einen oder mehrere Funktionskreise. So wirken Fische und Walnüsse z. B. auf den Nierenfunktionskreis und Getreide auf den Funktionskreis Milz.

Die einzelnen Lebensmittel können helfen Stasen zu lösen, das Qi aufbauen, also nähren, es verteilen oder absenken.

Sie können wärmen oder kühlen. Hätten Sie das gedacht?

Eigentlich machen wir uns dieses Prinzip schon lange zu Nutze, allerdings ganz unbewusst. Da wäre beispielsweise die Hühnersuppe, die Oma bei Erkältungen oder an kalten Tagen mit viel Liebe gekocht hat. Oder der kühlende Pfefferminztee, der in heißen Ländern zur Abkühlung des Organismus genossen wird.

Die nachfolgende Tabelle soll Ihnen einmal veranschaulichen, welche Entsprechungen die Chinesische Diätetik den Lebensmitteln zuordnet:

Lebensmittel	Pflaume Essig	Rucola Artischocke	Hirse Möhren	Pfeffer Rettich	Fisch Sojabohne
Element	Holz	Feuer	Erde	Metall	Wasser
Jahreszeit	Frühling	Sommer	Spätsommer	Herbst	Winter
Farbe	grün	rot	gelb	blau	schwarz
Geschmack	sauer	bitter	süß	scharf	salzig
Organ	Leber Gallenblase	Herz Dünndarm	Milz Magen	Lunge Dickdarm	Niere Blase
Emotion	Zorn Ärger Frustration	Lust Freude Nervosität	Grübeln Zweifeln	Trauer Selbstmitleid Kummer	Furcht Angst

Tab. 5: Entsprechungen der Lebensmittel

Neben den Entsprechungen, welche Sie aus obiger Tabelle entnehmen können, haben die Lebensmittel eine thermische Wirkung und können entsprechend ihres Sapors (der Geschmacksrichtung) bestimmte Vorgänge im Körper auslösen oder „lenken". Dabei wirken sie spezifisch auf ein oder mehrere Organe (oder besser Funktionskreise):

sauer	bitter	neutral	scharf	salzig
leitet nach innen und unten	leitet nach unten	verteilt in alle Richtungen	leitet nach oben und außen (öffnet die Poren)	leitet in die Tiefe
bewahrt die Säfte	verhärtend	nährt und befeuchtet	bewegt das Qi	geht zu den Knochen
adstringierend	trocknend	kräftigend	löst Stagnationen	löst Stagnationen
		starke tonisierende Wirkung		erweichend

Tab. 6: Wirkung des Sapors

Hier sehen Sie noch einmal genauer eine kleine Auswahl an Nahrungsmitteln und Ihre Wirkung:

Lebensmittel	Sapor	Funktionskreis	Thermische Wirkung	Ergänzende Wirkung
Hirse	süß, salzig	Milz, Niere, Magen	kühl	das Qi stützend
chinesischer Lauch	süß, scharf	Leber, Magen, Niere	warm	Qi bewegend, Xue-Stasen lösend, schmerzstillend
Aubergine	süß	Milz und Magen, Dickdarm	kühl	schmerzstillend, Xue-Stasen zerstreuend
Hühnerfleisch	süß	Milz und Magen	warm	Qi und Xue stützend

Tab. 7: Wirkung der Lebensmittel

Viele dieser Lebensmittelwirkungen haben Sie sicherlich bereits schon am eigenen Leib erfahren, ohne ihnen besondere Aufmerksamkeit geschenkt zu haben.
Wenn Sie auf etwas sehr scharfes, bspw. Chili, beißen, bricht Ihnen der Schweiß aus, beißen Sie in eine Zitronen zieht sich Ihr gesamtes Gesicht zusammen.

Wie wir nun aus dem vorangegangenen Kapitel wissen, haben Frauen mit Endometriose in den allermeisten Fällen Ungleichgewichte im Bereich Milz und Leber. Meist hat sich das Ungleichgewicht auch schon auf den Nierenbereich

ausgedehnt. Dies ist meist dann der Fall, wenn auch Unfruchtbarkeit mit hinzukommt. Endometriose an sich ist auch immer durch eine Qi - Stase und Blut-Stase charakterisiert. Häufig sind hierfür die Ansammlung von Schleim und der Einfluss von Kälte die Gründe. Also machen wir uns auf die Suche nach Lebensmitteln, die auf die betroffenen Funktionskreise und Stasen einwirken sowie Schleim transformieren und den Organismus erwärmen können.
Zudem berichten viele betroffene Frauen von starker Auszehrung, dem ständigen Gefühl von Schlappheit, ausgebrannt zu sein, müde zu sein, ganz gleich, wieviel Schlaf sie gehabt haben. Der Energielevel scheint einfach nicht mehr der zu sein, welchen die Frauen vor der Erkrankung gehabt haben.
Sehen wir uns den langen Zeitraum bis zur Diagnosestellung an mit all seinen negativen Effekten auf die Frau. Sie fühlt sich krank, ist beeinträchtigt durch die Symptome, muss sich aber zusätzlich unverstanden fühlen, fragt sich, ob es nicht doch psychosomatisch ist, weil keiner etwas findet, und ist verzweifelt auf der Suche nach einer (Auf-)lösung.
Steht die Diagnose, sind die Behandlungsmethoden oft kraftraubend. Eine oder gar mehrere Operationen haben die Frauen hinter sich gebracht – wo soll da noch Kraft und Energie übrig sein?
Eventuell ergibt sich für Sie auch der Weg der künstlichen Befruchtung, auch dieser verläuft nicht stressfrei. Bei all diesen Prüfungen benötigt frau kraft- und energiespendende Nahrung. Diese kommt hauptsächlich vom Erdelement mit dem süßen Sapor. Dazu gehören die meisten Getreide- und Gemüsearten.

Was kann uns also aus dem Bereich der Chinesischen Diätetik nützlich sein?
Lebensmittel, die Stasen im Bereich Xue und Qi lösen bzw. bei deren Lösung unterstützen können.
Da es sich bei der Endometriose um eine Kombination von Blut- und Qi-Stase handelt, ist dies der erste und wichtigste Ansatzpunkt. Auch nach einer operativen Entfernung der Endometriose kann dies von Bedeutung sein, damit der freie Fluss von Xue und Qi gewährleistet bleibt und einer Schmerzsymptomatik sowie einer zeitnahen Rezidivbildung vorgebeugt werden kann. Erst wenn die Stasen aufgelöst sind, kann auf das Blut eingewirkt werden, denn es muss zunächst in Fluss gebracht werden.

Nahrungsmittel, welche hierzu herangezogen werden können, sind in erster Linie die Aubergine, aber auch die Azukibohne, Avocado, Erdnuß, Chinesischer Lauch, Pfirsiche, Essig oder auch Brauntang und Radieschen zum Bewegen des Xue oder Fenchel, Lauch, Zwiebel, Koriander, Rotalge oder ebenfalls Essig und Aubergine zum Bewegen des Qi.
Alle Algen wirken stasenlösend und Verhärtungen aufbrechend. Insbesondere aber der Brauntang wirkt stark stasenlösend in der Tiefe. Hier muss das rechte Maß beachtet werden, da Algen stark kühlend wirken und auch jodhaltig sind. Zuviel Kälte begünstigt wiederum die Stase, daher sind Algen eher als Zugabe zu wärmenden Speisen zu verwenden. Idealerweise als Gewürz in der Suppe.

Lebensmittel, die Schleim transformieren oder Feuchtigkeit ausleiten
Schleim ist ein bei Endometriose häufig vorkommender Faktor. Hierbei handelt es sich um eingedrungene Feuchtigkeit, welche unter Kälteeinfluss verfestigt ist. Feuchtigkeit kann hier als „innere Feuchtigkeit“ entweder durch falsche Ernährungsgewohnheiten entstehen, oder auch als Umwelteinfluss auf uns einwirken. Z. B. durch feuchtes Klima, Wasser, Nebel oder Regen. Glücklicherweise gibt es Lebensmittel, die diesen Schleim transformieren können, sodass er in Feuchtigkeit umgewandelt und ausgeschieden werden kann. Ansonsten verstopft er die Leitbahnen und es kommt zu neuen Stagnationen. Hierfür sind vor allem die Hülsenfrüchte günstig, insbesondere die schwarze Sojabohne zeigt hier eine hervorragende Wirkung. Aber auch Azukibohnen, Saubohnen, Mungbohnen oder Erbsen sind in der Lage Schleim auszuleiten. In der Kategorie Frucht finden sich Zitrone, Pampelmuse, Kumquat. Unter den Gemüsen ist der Rettich hervorzuheben. Grüner Tee, der bereits positiv in vorherigen Kapiteln auffiel, ist auch in der Lage Schleim umzuwandeln.

Lebensmittel, die uns Kraft schenken, uns helfen Qi aufzubauen
Die Endometriose ist eine kraftraubende Erkrankung. Wir verbrauchen viel Kraft bei den Operationen oder beim Leben mit der Erkrankung. Denn ein Leben mit Endometriose verbraucht Kräfte durch die immer wieder auftretenden Schmerzen und die damit meist verbundenen Spannungen im sozialen Umfeld, sodass wir nervlich und körperlich ausgelaugt sind. Frauen

beschreiben immer wieder ein deutliches Absinken des Energie- bzw. Leistungsniveaus im Vergleich zur Zeit vor dem Auftreten der Endometriose. Die verschiedenen Getreidearten Hirse, Roggen, Gerste, Hafer, Dinkel, Weizen, Buchweizen und Reis sind stark energieaufbauend. Das konstitutionell jeweils passende Getreide sollte im Speiseplan stark vertreten sein. Getreide ist dem Milz/Magen-Funktionskreis zugeordnet. Da dieser nach der Organuhr seine Hauptaktivität am Morgen zwischen sieben und neun Uhr hat, sollte am besten auch das Frühstück aus Getreide, insbesondere aus warmem Getreide, bestehen. So kann die Nahrung am besten verwertet und die meiste Energie aus ihr gewonnen werden.

Lebensmittel, die uns wärmen

Die verschiedenen Lebensmittel können uns auf unterschiedliche Art und Weise wärmen. Zum einen können sie von ihrer ureigensten Energetik her „warm" sein, wie z. B. viele scharfe Lebensmittel. Wenn Sie daran denken, wie Ihnen beim Genuss eines scharfen Chilis der Schweiß ausbricht, wissen Sie, was ich mit „warmer Energetik" der Lebensmittel meine. Wobei der Chili schon nicht mehr nur warm, sondern eher heiß einzustufen ist. Zum anderen können wir durch die Zubereitungsart einem Lebensmittel Wärme geben oder nehmen.
Zu der Symptomatik einer an Endometriose erkrankten Frau gehört häufig das Frösteln bis hin zum starken Frieren. Daher sind erwärmende Speisen hier angezeigt. Des Weiteren bleiben Blut und Qi bei moderater Wärme eher im Fluss, auch die Milz kann ihrer Stoffwechseltätigkeit wohl temperiert besser nachkommen. Kälte begünstigt Stasen und die Stoffwechseltätigkeit kann zum Erliegen kommen, was wiederum Schleimbildung nach sich ziehen kann. Um dies zu verhindern und zugleich wohlige Wärme zu verbreiten, sollte der Organismus je nach individueller Konstitution gewärmt werden. Dies kann besonders gut mittels frischen Ingwers geschehen – getrockneter Ingwer ist energetisch zu heiß und würde uns über das Ziel hinausschießen lassen. Der frische Ingwer kann als Gewürz den Speisen beigegeben oder als Aufguss getrunken werden. Frisches, warmes Ingwerwasser, über den Tag verteilt getrunken, schenkt Wärme für den ganzen Tag und das Frösteln wird zusehends weniger werden.

Von Bedeutung ist auch die zwei- bis dreimalige Aufnahme von warmer Nahrung über den Tag hinweg.
Die besten Wärmespender unter den Speisen sind langgekochte Suppen und Eintöpfe. Auch Aufläufe eignen sich gut als Wärmelieferanten. Zutaten sollten Wurzelgemüse und wärmende Kräuter und Gewürze sein.
Die Chinesische Diätetik hält auch einen Schatz an Rezepten für sogenannte Meistersuppen parat. Diese sind nährend und aufbauend und wirken speziell auf einen Funktionskreis.

Lebensmittel, die Blut (Xue) aufbauen

Eines der bedeutendsten Lebensmittel zum Aufbau von Blut ist die chinesische Engelwurz. Sie wird traditionell bei Menstruationsstörungen angewandt und meist in Kombination mit Hühnerfleisch verzehrt. Obst und frisches, kurz gegartes Gemüse sowie Sprossen und Salate helfen Blut und Säfte aufzubauen. Besonders rote Trauben, Kirschen, Aprikosen, Litschi und unter den Gemüsen der Rotkohl und die Karotten eignen sich hervorragend. Auch Erdnüsse und Sesam eignen sich hier gut. Ebenso können Fische zum Aufbau des Blutes eingesetzt werden.

Lebensmittel zur Auflösung von Leber-Qi-Stasen

Zur Beseitigung einer Leber-Qi-Stagnation haben sich neutrale und erwärmende Lebensmittel sowie solche von scharfem Charakter bewährt. Der Chinesische Lauch, welcher unserem Bärlauch sehr nahe kommt, hat sich hier besonders bewährt. Aber auch Rettich, Weißkohl, Brunnenkresse, Kardamom und Pflaumen können zur Lösung von Leber-Qi-Stasen beitragen.

Lebensmittel, die die Nieren kräftigen

Lebensmittel, die die Nieren stützen, sind dem Wasserelement zugeordnet. Der Funktionskreis Niere gehört zur „klassischen Achse des Ungleichgewichtes", welche für Frauen mit Endometriose typisch ist. Das Qi der Nieren ist häufig in Mitleidenschaft gezogen und sollte insbesondere auch bei bestehendem Kinderwunsch genährt werden. Hülsenfrüchte (insbesondere schwarze Bohnen und Kidneybohnen), Fische, Algen und Meeresfrüchte finden sich in dieser Kategorie.

Lebensmittel zur Stärkung des Jing, der Energie, die bei der Empfängnis weitergegeben wird

Zur Vorbereitung einer Schwangerschaft ist es empfehlenswert, das Jing zu stärken, denn es handelt sich um eine Art Energie, welche vererbt wird. Keime, Nüsse, Pollen, Gelee Royale zählen hier zu den wichtigsten Vertretern. Auch Delikatessen wie Austern und Kaviar nähren das Jing. Preiswertere Möglichkeiten sind Bioeier, Markknochen, Algen, der gute alte Hafer und Rohmilch. Letztere sollten Sie nur vom Biohof Ihres Vertrauens beziehen, da sie häufig mikrobiell belastet sein kann.

Betonung der Mitte zur Vermeidung von Extremen

Die Betonung der Mitte ist ein wichtiges Prinzip in der Chinesischen Diätetik. Halten Sie sich bei einer Diät daran, hauptsächlich Nahrungsmittel zu verwenden, die dem Funktionskreis Mitte oder auch Erde zugeordnet sind, so lassen sich Extreme leicht vermeiden und Sie bleiben eher in Ihrer Mitte. Verzehren Sie beispielsweise übermäßig Ingwer, da er stasenlösend und somit eigentlich günstig ist, so werden Sie sich zu sehr erhitzen und das Qi wird nicht nur in Bewegung gebracht, sondern zerstreut. Zu viel kühlende Nahrungsmittel verstärken Schleim und Stasen und zu viel süße Speisen belasten die Milz. Zu häufiger Verzehr von sehr bitteren Nahrungsmitteln wie Kaffee und Schwarztee führt zur Austrocknung.

Achten Sie auf Ausgewogenheit!

Östliche und westliche Empfehlungen – ein Widerspruch?

Nun, nachdem wir die Lebensmittel kennengelernt haben, welche sich von der östlichen Sichtweise her für eine endometriosegerechte Ernährung eignen, und welche sich nach westlichen Gesichtspunkten eignen, so gibt es überraschend viele Übereinstimmungen.

Hinsichtlich der Art des Lebensmittels und auch hinsichtlich der dahinterstehenden Philosophie sind die Resultate ähnlich.

Die Philosophie sagt: frische Nahrungsmittel, möglichst jahreszeitengerecht und einfach. Essen in Ruhe statt in Hektik, im Sitzen statt im Vorübergehen. Achtsamkeit walten lassen in Bezug auf den eigenen Körper und auch in Bezug auf die Einnahme und Zubereitung der Speisen. Bewusstes Essen – bewusster Genuss, bewusstes Leben!!

Die Lebensmittelauswahl empfiehlt beidseitig Fisch. Einmal aufgrund der Omega-3-Fettsäuren, ein anderes Mal aufgrund des Bezuges zur Niere.
Hülsenfrüchte, insbesondere Soja, werden empfohlen, zum einen aufgrund der Phytoöstrogene und des hochwertigen Eiweißes, zum anderen aufgrund der Fähigkeit Schleim zu transformieren und auszuleiten.
Oder der Grüne Tee. Auch er kann Schleim transformieren und westlich gesehen ist er sowohl aufgrund seiner sekundären Pflanzenstoffe als auch aufgrund seiner methylierenden Eigenschaften zu empfehlen.

Nun haben wir gesehen, welche Lebensmittel sich bei Endometriose als günstig erweisen. Selbstverständlich gibt es aber auch Lebensmittel, welche Sie meiden bzw. lediglich eingeschränkt genießen sollten.
Generell sollte kein Nahrungsmittel, mit Ausnahme der zum Funktionskreis Milz/Magen zugeordneten Getreide, im Übermaß verzehrt werden. Besondere Vorsicht gilt beim Genuss von Alkohol und Kaffee, ebenso wie bei bitteren oder zu scharfen Speisen. Ein Übermaß an Molkereiprodukten kann die Kälte im Organismus und auch die Schleimbildung fördern. Zuviel Fleisch, insbesondere Schweinefleisch, unterstützt ebenso die Schleimbildung.

Auch die Art der Zubereitung ist entscheidend für die Wirkung eines Lebensmittels. Der Kochvorgang führt dem Nahrungsmittel Wärme zu, Backen, Rösten, Grillen oder Schmoren bringen eine Verschiebung in Richtung Heiß (Yang).
Daher sind langgekochte Suppen oder Aufläufe dem Extrem des Gegrillten vorzuziehen.
Umgekehrt läßt sich durch Dünsten, Dämpfen oder auch Blanchieren eine Verschiebung ins Kalte (Yin) erzielen.

Je nachdem, welches Ziel wir mit der Ernährungsumstellung verfolgen: Unterstützung bei der Erfüllung des langgehegten Kinderwunsches oder endlich weniger Schmerzen, und wie unser Lebensstil sowie unser gesundheitlicher Hintergrund aussieht: die Geschichte, die wir mitbringen – danach richtet sich ganz individuell die Zusammenstellung der Lebensmittel. Ein weiterer wichtiger Aspekt dabei ist auch Ihre ganz persönliche Konstitution, auch wenn ein Lebensmittel generell gut bei Qi-Stagnation, also Schmerzen, wirkt, muss es nicht „Ihr“ Mittel sein, denn es kann für Sie z. B. zu heiß sein und sie dadurch wieder in ein erneutes Ungleichgewicht bringen. Eine andere Möglichkeit zur individuellen Anwendung dieses Lebensmittels besteht dann darin, es durch Einsatz von „korrigierenden“ Lebensmitteln in seiner Wirkung für Sie verträglich zu moderieren oder durch die Zubereitungsart in eine verträglichere Variante zu überführen.

2.3. Einflüsse der mediterranen Ernährung

Da diese Ernährungsform zunehmend in aller Munde ist, möchte auch ich sie hier aufgreifen und ihre Bedeutung für die Endometriose darstellen.
Bekannt wurde die mediterrane Ernährungsweise durch günstige Effekte auf das Herz-Kreislaufsystem. Studien, die europaweit durchgeführt wurden, zeigten, dass die klassische mediterrane Ernährungsweise – neben zahlreichen anderen positiven Effekten – mit einer geringeren Sterblichkeit und weniger Herzinfarkten einhergeht. Da lag es nahe zu schauen, wie es mit dem Einfluss auf andere Erkrankungen bestellt ist und auch für Endometriose wurde ein niedrigeres Erkrankungsrisiko bei mediterraner Ernährungsweise gefunden.
Viele der benannten Prinzipien sowie die Auswahl der Lebensmittel für eine endometriose-günstige Ernährung finden wir in der mediterranen Ernährungsweise wieder – sie sind bisher aber nie explizit „mediterran“ benannt worden. Ich habe in diesem Buch vorwiegend zwischen westlicher und östlicher Sichtweise unterschieden und die mediterrane Ernährungsform kann den westlichen Aspekten zugeordnet werden.
Zwei wichtige Studien[7], die sich mit dem Einfluss der Ernährung auf Endometriose sowie auf Endometriumkarzinome befassen, kamen zu dem zu dem Schluß, dass sich die mediterrane Ernährungsweise sehr günstig auf beide Erkrankungen auswirkt.

7 Reproductive BioMedicine Online (2013)26, 323-336, Diet and endometriosis risk: a literature review, F. Parazzini, P. Vigano, M. Candiani, L. Fedele;
British Journal of Cancer (2015) 112, 1816-1821, Mediterranean diet and risk of endometrial cancer: a pooled analysis of three italian case-control studies , M. Filomeno, C.Bosetti, E.Bidoli, et al.

Aus den Studienergebnisse leiteten die Forscher nun 9 Prinzipien ab, die als typisch für die mediterrane Ernährungsweise gelten:

1. Erhöhte Zufuhr von grünem Gemüse
2. Früchte/Nüsse
3. Verhältnis der 1-fach unges. FS zu ges. FS (siehe auch Teil 3, Fettsäuren)
4. Fisch (Omega-3)
5. Moderater Alkoholkonsum/Wein
6. Leguminosen
7. Verminderte Zufuhr von Molkereiprodukte
8. Wenig Fleisch
9. Getreide

Diese 9 Punkte werden MDS „Mediterranaen Diet Score" genannt.

Alle 9 Punkte finden sich in der endometriose-gerechten Ernährung wieder und wir werden diese Lebensmittelgruppen und Ihre Besonderheiten an verschiedenen Stellen im Buch wiederfinden. Dennoch möchte ich auch an dieser Stelle kurz genauer auf die einzelnen Punkte schauen.

Punkt 1:
Grünes Gemüse ist zum einen randvoll mit sekundären Pflanzenstoffen und liefert zum anderen die wertvolle Folsäure, über die wir im kapitel Epigenetik schon viel Bedeutendes gehört haben. Auch viele Kohlsorten wie z.B. Broccoli und Grünkohl gehören dazu. Hier haben wir die günstige Wirkkung vor allem den enthaltenen Glucosinolate zu verdanken (siehe Kapitel über sekundäre Pflanzenstoffe).

Punkt 2:
Früchte verfügen ebenfalls über einen Cocktail von günstigen sekundären Pflanzenstoffen und Vitaminen, Nüsse sorgen für ein ausgewogenes, hochwertiges Fettsäuremuster.
Für Punkt 1 und 2 gilt mindestens die 5 am Tag Regel der DGE!

Punkt 3:

Das Verhältnis der 1-fach ungesättigten Fettsäuren zu den gesättigten Fettsäuren ist so wichtig, weil gesättigten Fettsäuren Entzündungen begünstigen und 1-fach ungesättigte Fettsäuren protektive Efffekte aufweisen. Veranschaulichen läßt sich dies gut am Beispiel Butter und Olivenöl. Da herrscht auch die größte Diskrepanz beim Verzehrvergleich zwischen den mediterranen Ländern und Deutschland. Reduzieren läßt sich die Aufnahme von gesättigten Fettsäuren, in dem Sie sich betont pflanzlich ernähren, denn die tierischen Lebensmittel sind in der üblichen Ernährungsweise die Hauptquellen für gesättigte Fettsäuren.

Punkt 4:

Ein ganz wichtiger Punkt bei den Ernährungsempfehlungen für Endometriose sind die Omega-3 Fettsäuren. Die Menschen in den mediterranen Ländern verzehren zur Deckung ihres Bedarfs regelmäßig Fisch. Also tun Sie es denen gleich und verzehren 2-3 mal pro Woche fetten Seefisch.

Punkt 5:

Deutsche trinken viel Bier, die Menschen im Mittelmeerraum mehr Rotwein. Resveratrol aus den roten Trauben zählt als starkes Antioxidanz zu den wichtigsten sekundären Pflanzenstoffen mit vielfachen protektiven Eigenschaften. Derzeit scheint bei Endometriose nichts gegen – sehr moderaten! – Alkoholkonsum zu sprechen. Das sieht in Punkto Fruchtbarkeit aber anders aus und spätestens in der Schwangerschaft sollte Alkohol tabu sein. Also greifen Sie lieber zu Trauben als zu Wein.

Punkt 6:

Die Gruppe der Leguminosen: Erbsen, Bohnen, Linsen ist reich an Ballaststoffen und ebenso an sekundären Pflanzenstoffen. In unserer modernen deutschen Küche sind diese Vertreter kaum noch anzutreffen. Im Mittelmeerraum bereichern Sie den Speiseplan und sind gute pflanzliche Alternativen zu tierischem Eiweiß.

Punkt 7:

Molkereiprodukte haben in der mediterranen Ernährung nur einen ganz geringen Stellenwert. Daher ist bei dieser Ernährungsform auch der Eintrag an gesättigten Fettsäuren geringer. Statt Milch, Sahne, Joghurt und Butter in Saucen und Dressings zu verwenden, bleibt man hier klassisch bei Essig und Öl. Häufiger wird auch ein Obstsalat anstelle eines Joghurts genossen.

Punkt 8:

Im Mittelmeerraum kommt mehr Fisch und mehr Gemüse auf den Tisch und somit wird der Fleischanteil automatisch verringert. Die WHO hat einen erhöhten Konsum von rotem bzw. verarbeitetem Fleisch nun auch als krebserregend eingestuft. Die Empfehlungen für rotes Fleisch liegen je nach Studie zwischen 150 g und 300 g pro Woche für Frauen. Männer scheinen mehr zu vertragen – 600 g pro Woche. Eine Studie zeigte auf, dass das Risiko an Brustkrebs zu erkranken um bis zu 25% verringert wird, wenn Fleischmahlzeiten durch eine Mischung aus Leguminosen, Geflügel, Nüssen und Fisch ersetzt wird. Auch das Review von Parazzini et al. kommt zu dem Schluss, dass rotes Fleisch ungünstige Auswirkungen auf die Endometriose hat. Meiden Sie also wenn möglich rotes Fleisch und verarbeitetes Fleisch und Wurst.

Punkt 9:

Getreide stellt auch einen wichtigen Baustein der mediterranen Ernährung dar. Es wird derzeit viel diskutiert, vor allem Weizen ist in Verruf geraten. Wählen Sie ganzes Getreide oder Flocken und wechseln Sie zwischen den verschiedenen Sorten ab.

Die wichtigste Aussage, die diese Studie trifft, ist allerdings die des synergistischen Effektes.

Das bedeutet, dass insbesondere das Zusammenspiel der einzelnen Lebensmittelgruppen einen viel größeren positiven Effekt erzielt, als die Summe der einzelnen Lebensmittel erreichen kann.

Integrieren Sie also möglichst mehrere günstige Lebensmittel(-gruppen) statt jetzt nur verstärkt Broccoli zu essen oder das Fleisch wegzulassen. Sicher ist auch eine Einzelmaßnahme ein guter Start, sie profitieren aber stärker durch ein wirklich rundes Konzept.

Neben den Studien zu Endometriose und Krebs gibt es auch kleinere, die sich mit dem Zusammenhang der Fruchtbarkeit und der mediterranen Ernährungsweise beschäftigen. Sie untersuchten 161 Paare und fanden eine um 40% erhöhte Fruchtbarkeit in der Gruppe, die sich an die mediterrane Ernährungsweise hielt. Es profitierten beide Geschlechter!
Sie werden sich fragen: Was denn nun? Westlich, östlich, mediterran?
Lassen Sie sich nicht verunsichern, die endometriose-günstigen Nahrungsmittel sind dieselben, das Kind hat nur jeweils einen anderen Namen. Bei der östlichen Betrachtungsweise kommt einfach der Aspekt des Geschmacks und der Thermik hinzu und ergänzt die westlichen Wirkprinzipien.

3. Die individuelle Ernährungsberatung

Ihre jeweilige situative gesundheitliche Befindlichkeit ist einmalig. Auch der Kontext, in dem Sie leben. Ihre Umwelt, Ihre Lebensgewohnheiten, Ihre Erfahrungen unterscheiden sich von denen anderer Frauen in vielen Punkten. Daher muss auch Ihre Ernährung individuell sein und kann nicht einfach pauschal vorgegeben werden. Vielleicht kochen Sie für sich allein – oder für die ganze Familie. Vielleicht haben Sie das Glück bekocht zu werden, oder Sie essen in einer Kantine, oder Ihr Arbeitgeber unterhält keine und Sie stehen jeden Mittag in der Pommesbude oder beim Bäcker.
Ihr Ernährungsplan, in den selbstverständlich die für die Eindämmung der Endometriose günstigen Lebensmittel eingebettet sind, muss mit den restlichen Nahrungsmitteln, welche Sie verzehren, so abgestimmt sein, dass keine Nähstoffdefizite auftreten.

Häufig wird ohne Beratung vollständig auf Molkereiprodukte und Fleisch verzichtet, was vielfach nicht notwendig oder gar ungünstig ist. Dabei wird dann auch nicht auf proteinreichen Ersatz durch Hülsenfrüchte oder Fisch geachtet. Frauen nehmen sich aus den Empfehlungen diejenigen heraus, die sie für umsetzbar halten. Empfehlungen, die unpraktisch oder wenig genüsslich anmuten, werden ignoriert. Dies geschieht nicht, weil sie sich nicht ändern wollen, sondern weil wir nun einmal einfach so gestrickt sind. Es könnte ja klappen …

Es werden sozusagen die Rosinen aus dem Kuchen gefischt, ohne dass ernährungsphysiologische Sinnhaftigkeit gewahrt bleibt. Somit entsteht schnell die Verstärkung eines vorhandenen Ungleichgewichts oder ein weiteres Ungleichgewicht wird hinzugefügt. In einem Beratungsgespräch hingegen wird der Sinn und Zweck der Ernährungsumstellung deutlicher. Die Frau versteht, warum sie dieses oder jenes Nahrungsmittel essen oder weglassen soll, und vollzieht dadurch die Ernährungsumstellung genauer und effizienter.

Häufig werde ich gefragt: „Ist Soja wirklich so gesund?" und „welches Lebensmittel soll ich denn jetzt essen?" oder „darf ich gar keine Schokolade mehr essen?"

Darauf kann ich am besten mit einem Zitat von Paracelsus antworten: „All Ding' sind Gift und nichts ohn' Gift; allein die Dosis macht, dass ein Ding kein Gift ist."

Das beschreibt die Natur der Dinge am besten. Ein Stück Schokolade schadet nicht und ist auch keineswegs verboten. Jeden Tag eine Tafel Schokolade schadet sehr wohl!

Soja ist ein zentraler und wichtiger Bestandteil bei der Endometriose-gerechten Ernährung, aber täglich Sojamilch zu trinken, Tofu zum Mittagessen und abends noch Sojanüsse Knabbern ist definitiv zu viel! Daher bitte ich Sie, genau auf Ihren Speiseplan zu schauen, damit er nicht nur aus den drei oder vier Zutaten besteht, die Sie einmal für „gut gegen Endometriose" befunden haben. Das wäre viel zu einseitig.

Gerne werden auch Lebensmittel, welche ungünstig sind, wie z. B. Chips oder Schokolade, in Bio-Varianten gekauft. Dann hat frau ein gutes Gewissen und meint, sie isst etwas Gutes. Chips sind allerdings grundsätzlich nicht gut – egal ob „Bio" daraufsteht oder nicht. Das Gleiche gilt für Süßwaren, Backwaren und Zucker im Übermaß, für die meisten Fertiggerichte und Lebensmittel, welche hochverarbeitet sind oder Zusatzstoffe enthalten.

Kommt eine Frau mit Endometriose zu mir in die Beratung, so führe ich zunächst ein langes Gespräch mit ihr über ihre Krankheitsgeschichte, ihren Alltag, ihre Ernährungsgewohnheiten und ihren Lebensstil. Dabei erstaunt es mich immer wieder, wie viele Parallelen die Leben der Frauen mit Endometriose – meines mit eingeschlossen – aufweisen, sowohl auf körperlicher als auch auf seelischer Ebene.

Im Anschluss an dieses Gespräch wird ein Ernährungsprotokoll geführt – der Zeitraum ist hier flexibel, aber immer mindestens eine Woche lang.

Die Auswertung erfolgt unter Berücksichtigung von vielen Punkten. Zunächst wären da die Auswahl der Lebensmittel, die Zusammenstellung und Zubereitung der Speisen und die Zeiten der Nahrungsaufnahme. Selbstverständlich wird die Ernährung auch hinsichtlich der wichtigsten Vitamine, Mineralstoffe und Spurenelemente untersucht. Das Fettsäurespektrum wird ermittelt und mit den Empfehlungen verglichen.

Letztendlich resultiert aus allen Einflussgrößen eine individuelle Liste an Nahrungsmitteln für die einzelne Frau.

In einem weiteren Gespräch wird die Integration der neuen Nahrungsmittel in den Speiseplan und die Umsetzung des Ernährungskonzepts in den Alltag besprochen.

Viele Frauen wünschen auch eine längerfristige Begleitung und regelmäßige Überprüfung des Essverhaltens. Sinnvoll ist es immer die vollzogene Umstellung nach ca. 1 Monat noch einmal auf ihre Vollständigkeit hin zu prüfen. Sie entwickeln sehr schnell ein Gefühl dafür, welche Lebensmittel Ihnen gut tun und welche Sie meiden sollten. Je besser es Ihnen mit Ihrer neuen Ernährung geht, umso stärker stehen Sie hinter der Umstellung.

Erfolge

In der Regel treten bereits in den ersten Tagen Besserungen ein, die beschrieben werden mit: „Ich komme nun besser durch den Tag“, „ich habe wieder mehr Energie“, „mein Bauch fühlt sich gut an“, „zum ersten Mal seit Jahren habe ich keine Verstopfung mehr“, u. v. m.

Spätestens nach drei Monaten ist bei den allermeisten Frauen eine deutliche Besserung des Schmerzzustandes spürbar. Medikamente können reduziert werden und es fällt mit dem Schmerz eine riesige Last von den Schultern. Denn viele beschreiben die schmerzfreie Zeit des Zyklus als ängstliches Warten darauf, wie der Schmerz wohl diesmal sein wird und welche Einschränkungen er nun wieder mit sich bringt. Durch die Reduzierung des Schmerzes kann also nicht nur die Schmerzphase leichter erlebt werden, auch die übrige Zeit wird stressfreier wahrgenommen. Dies hat eine deutliche nervliche Entlastung zur Folge. Kraft, die im Schmerz gebunden war, wird frei für andere Dinge.

Eine Umfrage[8] unter den beratenen Frauen ergab eine Reduzierung der Schmerzen im Durchschnitt um die Hälfte. 90 % erreichten ihre zu Beginn der Umstellung genannten Ziele, als da wären: Vermeidung von Rezidiven, Reduktion von Schmerzen, Erfüllung des Kinderwunsches, Steigerung des Wohlbefindens (Lebensqualität, Energielevel), Abbau von Spannungen, Migräne, PMS usw.
Der Kinderwunsch ging zu 50 % in Erfüllung und die Rezidivvermeidung bis zum Zeitraum meiner Befragung wurde zu fast 90 % erreicht. Ebensoviele Frauen konnten Medikamente reduzieren bzw. auf diese verzichten.
Da die Ernährung sehr eng mit dem Lebensstil verknüpft ist, ändern sich auch hier die Umstände deutlich. Aus einem hektischen Imbiss beim Bäcker oder in der Döner-Bude wird ein geschmackvoll bereitetes Mahl zu Hause. Zunächst scheint es den Ablauf zu stören, da mehr Zeit aufgewandt werden muss. Doch nach und nach spüren Sie den Gewinn. Der Lebensgefährte, der sich auf einmal auch für Ernährung interessiert und Sie unterstützt, die vielen Gespräche, die sich am Tisch ergeben. Viele Frauen haben begonnen, den Tisch schön zu decken, und das Essen regelrecht zu zelebrieren. Es markiert das Heimkommen und den Ausklang des Tages. So sollte es sein und Sie finden zur Ruhe.

8 Journal für Gynäkologische Endokrinologie, Ergebnisse der Ernährungsberatung bei Frauen mit Endometriose, B.Kaiser, M.Korell, Krause und Pachernegg Themenheft Endometriose, 18.Jahrgang 2008, Nr.2

Teil 4: Tipps zur Selbsthilfe

1. Finde Deinen Weg

Der Umgang mit Endometriose, mit dem eigenen Körper, der die Erkrankung Endometriose entwickelt hat, mit uns selbst als Frau, der die ureigenste Weiblichkeit Schmerzen bereitet, ist nicht einfach. Zur Lösung des Konfliktes gibt es die unterschiedlichsten Ansatzpunkte

Eine Frau ist zufrieden und schmerzfrei mit Operation und GnRH-Analoga, die nächste muss seelische Wunden heilen lassen und Luna Yoga in den Alltag integrieren. Einer Anderen wird durch Homöopathie und Ernährungsumstellung geholfen.

Einen Weg durch diesen Wirrwarr an Schmerz, unerfüllten (Kinder-)Wünschen, körperlichen und sozialen Einschränkungen muss sich jede Frau selbst erarbeiten. Es ist wie ein Puzzle. Jede von uns steht vor der Aufgabe sich für ihr Puzzle die passenden Teile zusammensuchen und dann auch schlüssig zusammenzufügen. Vieles davon geschieht nur über Versuch und Fehler – immer wieder. Aber irgendwann haben wir es geschafft und es geht uns gut – auch mit Endometriose!

2. Was anderen Frauen geholfen hat ...

Ich möchte Ihnen hier einen Überblick geben über die Dinge, die immer wieder Erwähnung finden, wenn ich mich mit Frauen über Endometriose unterhalte und darüber, was ihnen geholfen hat. Vieles davon wirkt nicht direkt auf die Endometriose, es hilft ihnen aber sich besser zu fühlen. Wenn wir uns gut fühlen und glückliche Momente erleben, so schütten wir Endorphine aus, die die Heilung unterstützen. Ein Leben, das uns Spaß bringt und gut tut, verleiht uns zudem auch die Kraft mit Rückschlägen oder einigen nicht so guten Tagen (ich denke hier z. B. an Schmerzen oder Untersuchungen) besser umzugehen.

An erster Stelle steht immer die bewusste Entscheidung auch selbst etwas zu tun, ein Stück weit eigenverantwortlich zu handeln. Bewährte Mittel zur Unterstützung des Heilungsweges sind:

- Ernährungsumstellung
- Klärung von Beziehungen
- Luna-Yoga/Yoga
- Homöopathie
- Zum individuellen Hobby zurückkehren, es pflegen
- Kreativ werden
- Chinesische Arzneimitteltherapie
- Akupunktur
- Muskel-Entspannung nach Jacobson
- Bewegung im Wasser
- Ruhezeiten für sich selbst
- Tagebuch schreiben
- Selbsthilfegruppen beitreten
- Unterbauchmassagen
- Cranio-Sacral-Therapie/Osteopathie
- Visualisierungen
- Spiritualität

War etwas dabei, was auch Ihnen helfen könnte?
Sollten Sie unsicher sein, überlegen Sie, was Sie schon immer gern tun wollten oder was Ihnen bereits einmal gut getan hat. Führen Sie ein Tagebuch mit positiven Gefühlen und Erlebnissen. Da werden Sie vieles entdecken, was Ihnen gut tut und Freude bereitet.

Als ich mich aufmachte, meine „Wohlfühl"-Dinge zu entdecken, war das eine schwere Aufgabe. Ich wußte nicht mehr, was mir gut tat und was ich wirklich gerne tat. Auch mein Alltag hatte sich automatisiert und ich wurde gelebt, anstatt selbst zu leben. Also begann ich mit einem Wochenende im Frauengesundheitszentrum, an dem Visualisierungen nach Angelika Koppe stattfanden. Ich will nicht den gesamten Inhalt dieses Wochenendes wiedergeben, sondern mich darauf beschränken, dass ich bei einer Visualisierung meine „verwundete" Körperregion als extrem ausgetrocknet und stockdunkel empfand. Am Ende meiner beeindruckenden Körperreise standen also für mich die Themen Sonne und Wasser im Vordergrund. Mit der Sonne wollte ich Licht ins Dunkel bringen und mit dem Wasser der Austrocknung begegnen und alles wieder schön geschmeidig und lebendig werden lassen. Wie aber sollte ich das konkret umsetzen? Einen Urlaub konnte ich mir nicht leisten und so überlegte ich, wie ich diese Begriffe für mich greifbar machen konnte. Sonne stand für Helligkeit, die Farben weiß und gelb und natürlich für Wärme. Mit Wasser verband ich zunächst auch entspannende Wärme, Aktivität und wohltuende Feuchtigkeit. Ich erinnerte mich, dass ich schon immer gern geschwommen war, und fing an regelmäßig meine Bahnen zu ziehen. Vom samstäglichen Markt wurden fortan regelmäßig weiße oder gelbe Tulpen mitgebracht und auf meinem Küchentisch platziert. Zunächst ging ich ab und an ins Sonnenstudio, da ich nicht so sicher war, wie ich mir die „Sonne" holen sollte. Später ersetzte ich die Besuche im Sonnenstudio durch tägliche Spaziergänge und 2 Saunabesuche pro Woche, die mich wärmten wie die Sonne.

Das Schwimmen machte mir so viel Spaß, dass ich es bald jeden Morgen in meinen Tagesablauf integrierte. Es gab mir ein tolles Körpergefühl und die gleichmäßigen Bewegungen entspannten. Dass sich dieses Training zudem positiv auf meine Figur auswirkte, war ein angenehmer Nebeneffekt. Die Saunagänge stabilisierten meinen Kreislauf und hatten ebenfalls eine stark entspannende Wirkung, sodass ich schon nach kurzer Zeit nicht mehr so müde und abgespannt war und auch die innere Unruhe verlor.

Insgesamt brachten all diese Maßnahmen mehr Klarheit und Struktur in mein Leben und taten mir wirklich wohl. Und das Verblüffende daran ist für mich, dass mein Körper dies alles wußte und ich es nur zu entdecken brauchte.

Ernährungsumstellung

Eine Ernährungsumstellung hilft immer. Sie kann Sie nähren und unterstützen und die notwendigen Energien für Ihren strapaziösen Alltag bereitstellen. Zudem kann sie heilsame Therapien begleiten und unterstützen. Die vielen positiven Effekte einer Ernährungsumstellung haben wir hier immer wieder angesprochen, also lassen Sie dies eine der Säulen sein, auf denen Ihre Gesundwerdung geschehen kann.

Klärung von Beziehungen

Die Klärung von Beziehungen kann ebenfalls elementar sein. Welche Menschen belasten mich, ziehen mich herunter, machen mich klein und benutzen mich? Denken Sie darüber nach und machen Sie sich die Menschen bewußt, die Sie unterstützen, Sie begleiten und Ihnen wohltun. Eventuell haben Sie auch vergangene Beziehungen noch nicht aufgearbeitet. Da kann es sinnvoll sein, sich psychologische Begleitung zu holen. Wir sind nie nur wir selbst, sondern auch das, was andere aus uns machen, wenn wir mit ihnen in Interaktion treten.

Luna Yoga/Yoga

Luna Yoga habe ich persönlich als ein sehr wohltuendes Körper- und Entspannungstraining erfahren. Es kann den Zyklus regulieren und die Durchblutung des kleinen Beckens fördern, sodass hier der Stoffwechsel wieder besser funktionieren kann. Ich habe mir beim Training immer vorgestellt, dass bei besserer Durchblutung die Endometriosezellen aus dem Becken hinaustransportiert bzw. abgebaut werden können. Luna Yoga soll nicht zuletzt auch die Empfängnisbereitschaft erhöhen!

Homöopathie

Homöopathie wird auch von vielen Frauen als hilfreich beschrieben. Hierzu lassen Sie sich am besten von einem/r erfahrenen Arzt/Ärztin beraten. Vielfach zum Einsatz kommen beispielsweise Nux Vomica, Causticum, Pulsatilla, Sulfur, Salpetersäure. Das für Sie individuell richtige Mittel kann nur der erfahrene Homöopath herausfinden.

Zum individuellen Hobby zurückkehren, es pflegen

Dieser Punkt hat etwas damit zu tun, herauszufinden, was einem gut tut. Häufig vernachlässigt man sich selbst im Alltag so sehr, dass man sich und seine Bedürfnisse nicht mehr wahrnimmt. Hier hilft es, sich zu erinnern, was man gern getan hat, bevor die Arbeit, die Beziehung, das Kind oder die Pflege der Angehörigen etc. von einem Besitz ergriffen hat. Widmet man sich einer Beschäftigung, in der man völlig aufgeht, so kommt man in den Flow, einen wunderbaren Zustand, in dem man Glück fühlt. Die positiven Emotionen, welche hier freigesetzt werden, können Sie bei Ihrer Therapie unterstützen. Ihr Hobby macht Ihnen den Kopf wieder frei von Ängsten, Problemen und Sorgen.

Kreativ werden

Diesen Punkt möchte ich noch einmal gesondert herausheben. Für viele Frauen sind das Ausleben eines Hobbys und das Kreativsein eins. Wir können aber auch kreativ sein, ohne einem Hobby nachzugehen. Seien Sie kreativ darin, wie Sie Ihr Leben leben, und in Ihrem Tun. Sie müssen nicht einen vorherbestimmten Weg gehen (z. B. nur weil Freundinnen diesen raten oder Ihre Mutter auch diesen Weg gegangen ist etc.) und es gibt auch nicht immer nur „die eine" Lösung für ein Problem. Denken Sie kreativ und Sie entdecken neue Möglichkeiten.

Chinesische Arzneimitteltherapie

Die chinesische Arzneimitteltherapie ist wunderbar wirksam, insbesondere auch beim Aufbrechen von Stasen, was eine Grundproblematik der Endometriose ist. Sie ist allerdings keinesfalls harmlos, da ja „nur" mit Kräutern gearbeitet wird, sondern durchaus vergleichbar mit unserer Arzneimitteltherapie. Ich kenne viele Frauen mit Endometriose, denen diese Therapie maßgeblich dabei geholfen hat, Schmerzen zu vermeiden oder sich den Kinderwunsch zu erfüllen. Besondere Sorgfalt sollten Sie bei der Auswahl des Kräuterlieferanten walten lassen. Hier tummeln sich viele schwarze Schafe, die es mit der Verkeimung und Belastung der Kräuter nicht so genau nehmen.

Akupunktur

Akupunktur kann die Behandlung der Endometriose wirkungsvoll unterstützen. Schmerzen werden in der Chinesischen Medizin als Stasen, oder auch Energieblockaden, beschrieben. Das richtige Setzen der Nadeln kann Stasen auflösen und damit die Schmerzen beseitigen. Zudem kann die Akupunktur angewandt werden, um fehllaufende Energien wieder in richtige Bahnen zu lenken. Herr Dr. Walter praktizierte lange Zeit in Kooperation mit dem Klinikum Duisburg und hat ein erfolgreiches Akupunkturschema für Endometriose entwickelt.

Muskel-Entspannung nach Jacobson
Die Muskel-Entspannung nach Jacobson wird vielfach bei Endometriose-Patientinnen in Rehabilitationskliniken eingesetzt. Für mich persönlich ist sie nicht geeignet, da sie mich eher aufgeregt als entspannt hat. Aber viele Frauen berichten über positive Erfahrungen damit, da sie mit dieser Methode endlich einmal abschalten können. Insgesamt ist so ziemlich jede Entspannungstechnik empfehlenswert. Wichtig ist, dass Sie mit der Technik zurechtkommen. Anstelle von Jacobson können Sie bspw. auch Autogenes Training anwenden.

Bewegung im Wasser
Bewegung im Wasser tut nahezu jeder Frau gut. Das Wasser trägt unser Gewicht und wir können uns schwerelos formen und entspannen. Ganz gleich, ob Sie eine Art Floating, Aqua-Jogging oder einfaches Bahnen ziehen bevorzugen – Bewegung im Wasser hat viele Vorteile.
Die Gelenke sind entlastet, die Muskulatur wird dennoch gestärkt. Hinzu kommt, dass gleichförmige Bewegung, wie sie beim Schwimmen oder Fahrrad fahren erreicht wird, den größten gesundheitlichen Nutzen bringt. Auch beim Sport können Sie in den Flow kommen. Bewegung im Wasser erinnert uns vielleicht auch immer ein bisschen an die geborgene Zeit im Mutterleib, als wir von Fruchtwasser umgeben waren, und tut auch deshalb so wohl.

Ruhezeiten für sich selbst
Erst wenn Sie Zeiten für sich schaffen, in denen Sie auch mal zur Ruhe kommen, hören Sie, was Ihr Körper Ihnen mitteilen will. Ständiger Stress und Hektik laugen uns aus und werden auch gern als Ablenkungsmanöver benutzt, um nicht nachdenken zu müssen.

Tagebuch schreiben

Um störende Gedanken zu vertreiben, das nächtliche Grübeln vor dem Einschlafen zu reduzieren oder um einfach nicht immer um ein und dasselbe Problem zu kreisen, empfiehlt sich das Führen eines Tagebuches. Hier können Sie am Abend alle Gedanken „ablegen“, die ansonsten das Einschlafen stören würden. Darüber hinaus werden Sie sich klar über den Tag und die Empfindungen, die Sie hatten, und Sie können es ebenso dafür nutzen, alle Momente, die Ihnen gut getan haben, und alle, die Ihnen nicht zuträglich waren, aufzuführen. Somit ist das Tagebuch eine gute Hilfe um abzuschalten und ein gutes Instrument zum Aufspüren der positiven und negativen Elemente in Ihrem Leben.

Selbsthilfegruppen beitreten

Auf die Selbsthilfegruppen bin ich im Buch immer wieder eingegangen und ich werde im nachfolgenden Kapitel auch noch einmal näher darauf eingehen. Sie sind ein wichtiges Instrument zur Unterstützung und Orientierung. Man sieht, wie andere mit der Erkrankung umgehen, findet verschiedene Ansätze und Sichtweise und kann so den eigenen Weg leichter entwickeln. Hat frau Ihren Weg gefunden, hilft der regelmäßige Austausch in der Gruppe ihn leichter zu gehen. Zudem können andere Mitglieder wiederum von Ihrem individuellen Weg zur Gesundheit profitieren.

Unterbauchmassagen

Von Unterbauchmassagen profitieren Sie auf vielfältige Art und Weise. Die Massagen lockern das Gewebe, fördern die Durchblutung und wärmen. Sie erinnern sich, dass die Endometriose ein häufig mit starker Kälte einhergehendes Phänomen ist. Wird die Massage zudem noch vom Partner ausgeführt, kommt es auch hier zu stärkerer Bindung und vielen schönen Momenten. Ihr Körper fühlt sich in dieser Region dann besonders angenommen und das braucht er dringend. Viele Frauen verlieren über Fehlgeburten, Schmerzen, Endometriose u. v. a. m. den Kontakt zu ihrer Mitte. Diese so überaus wichtige Körperzone wird als Stigma empfunden, weil sie nach außen zu dick erscheint, innerlich leer bleibt (kein Baby) und zudem häufig Schmerzen hier lokalisiert sind. Häufig verurteilen wir die Zone als zu „fett“ und behängen uns mit langen Klamotten, damit der Speck hier nicht wahrgenommen wird. Ständig ruht ein kritisches Auge auf der Bauch-Hüfte-Region, weniger ein liebevoller Blick. Da tun die Streicheleinheiten gut und es fließt so manche Träne, wenn eine Frau nach Jahren diese Stelle mal wieder liebevoll berührt.

Cranio-Sacral-Therapie/Osteopathie
Diese Therapieform ist noch relativ unbekannt, kann aber mit ihren kleinen fast unbemerkten Bewegungen zu tiefer Entspannung und Schmerzlösung beitragen. Es geht um den freien Fluss von Lymphe, Nervenwasser und Blut im Körper. Blockaden im Fluss werden hier beseitigt, sodass Heilungsprozesse wieder stattfinden können.

Visualisierungen
Visualisierungen werden häufig von Frauen mit der Diagnose Krebs angewandt. Aber auch bei Endometriose-Patientinnen hat sich dieser Ansatz bewährt. Die Visualisierung hilft klarer zu sehen und gibt Hinweise auf Heilungswege.

Spiritualität
Für viele Frauen, nicht nur mit Endometriose, ein wichtiger Aspekt: die Sinnsuche. Das Heilige im Moment, in einer Aufgabe, im Dasein zu erfahren. Manch eine begegnet der Spiritualität im Hobby, manch eine in der Kirche oder in der Ausübung einer ehrenamtlichen Tätigkeit. Fast hat man bei der Endometriose-Frau den Eindruck, sie ist besorgter um andere als um sich selbst, sie kümmert sich gern, gibt gern und die Welt ist ein bisschen zu kalt für sie geworden. Oft geht auch die Intuition verloren bei den vielen Arztbesuchen, Medikamenten, Operationen und Schmerzen. Frau glaubt nicht mehr zu wissen, was gut für sie ist und welche Richtung sie einschlagen soll. Auch hier kann die Spiritualität helfen, zur Ruhe zu kommen und in dieser Ruhe den Weg zu erkennen.
Meine spirituellen Quellen fand ich in „Mondfrauenseminaren“. Meine „Religion“ ist die der großen Mutter, das Matriarchat. Sie gibt Leben und nährt,

ist am Aufbau, nicht an Zerstörung beteiligt. In den Meditationen konnte ich mehrfach die Kraft aller Frauen meiner Linie spüren, die jemals gelebt haben. Es waren ergreifende und kraftvolle Momente, in denen ich das ehrfürchtige Gefühl hatte, den Ursprung des Körpergedächtnisses und der Intuition zu kennen. Sollte Ihnen das Heilige oder der Sinn in Ihrem Leben fehlen, so gehen Sie auf die Suche, vielleicht ist es einfach das Glück des frühen Spazierganges am Morgen, wenn alles so unberührt scheint.

3. Die ersten Schritte nach der Diagnose

Es kommt hierbei natürlich immer darauf an, unter welchen Umständen Sie von der Diagnose erfahren haben.
Bei vielen Frauen wird die Endometriose entdeckt, wenn sie sich hinsichtlich ihrer Schwierigkeit schwanger zu werden untersuchen lassen. Oder Sie sind seit langem von Schmerzen geplagt und Ihr Gynäkologe hatte endlich die Eingebung. Es gibt eine Reihe von Zufallsbefunden, bei der Endometriose zufällig entdeckt wird, wenn der Gynäkologe eine Tastuntersuchung macht, oder wenn Sie sich aufgrund anderer Beschwerden einer Operation im Bauchraum unterziehen müssen.
Die weitaus unbequemste Möglichkeit ist die, welche auch mich ereilte – ein Kollaps. Ein plötzlicher Schmerz streckt Sie an Ort und Stelle zu Boden. Dann sitzen Sie hoffentlich nicht am Steuer eines Wagens, sondern haben helfende Hände um sich. Damit will ich sagen, dass ich hier zwar einige Punkte aufführen möchte, welche ich nach der Diagnose Endometriose als notwendig oder hilfreich durchzuführen erachte, dass die Prioritätenfolge aber natürlich von den Umständen abhängt, unter denen Sie die Diagnose erhalten haben.
Zunächst sind Sie ja in der Obhut eines Arztes, der die Diagnose stellt und mit dem Sie die weitere Vorgehensweise besprechen werden.

1. Informieren Sie sich über die unterschiedlichen Therapiemöglichkeiten unter Berücksichtigung Ihrer Ziele
2. Kontaktieren Sie Frauen mit gleicher Erfahrung. Das Internet oder die örtlichen Selbsthilfegruppen sind hier gute Anlaufstellen
3. Konzentrieren Sie sich auf konstruktives Verhalten, nicht auf depressives Lamentieren. Handeln Sie – nicht hektisch und unkoordiniert, sondern lösungsorientiert
4. Lassen Sie Ihre Schilddrüse untersuchen
5. Machen Sie einen Test auf Allergien und Unverträglichkeiten (Fructose, Gluten, Lactose, Histamin etc.)
6. Beginnen Sie eine Ernährungsumstellung
7. Schaffen Sie sich wieder Kontakt zu Ihrer inneren Stimme, pflegen und bewahren Sie diesen
8. Stellen Sie sich Ihr persönliches Puzzle an ergänzenden Maßnahmen zusammen (moderater Sport, Yoga, Psychotherapie ...). Anregungen hierzu finden Sie im vorangegangenen Kapitel.

Zu 1.
Die erste Anlaufstelle zur Klärung dieses Punktes sollte der Arzt Ihres Vertrauens sein. Haben Sie noch keinen, so suchen Sie sich einen. Behalten Sie immer Ihre Ziele im Kopf. Was will ich wirklich: weniger Schmerzen, weniger Operationen, ein Kind? Auf welche Weise will ich das? Durch Hormone, eine Operation, alternative Methoden? Der Arzt kann Ihnen die Wege aufzeigen, die am schnellsten und wahrscheinlichsten zielführend sind.

Zu 2.
Sehr hilfreich ist der Austausch mit anderen Betroffen, Sie erkennen, dass Sie nicht allein sind und dass andere auch ihren Weg gefunden haben. Es gibt zahlreiche Möglichkeiten mit der Erkrankung Endometriose umzugehen. Eine wirklich gute Adresse unter kompetenter und liebevoller Führung ist die Webseite www.forum-endometriose.de. Weitere habe ich im Anhang aufgeführt.

Zu 3.
Dieser Punkt ist sehr wichtig. Ihre Einstellung entscheidet darüber, ob Ihre Anstrengungen letztendlich belohnt werden. Mit der Diagnose Endometriose bricht häufig etwas so Gewaltiges über einen herein, dass es schwierig ist, sich nicht in den Sog aus schlechten Prognosen hineinziehen zu lassen. Begriffe wie „chronisch", „schmerzhaft", „viele Operationen", „künstliche Wechseljahre", „Hormontherapie", „Organverlust", „kinderlos", „Schwerbehindertenantrag" begleiten die Recherche und den Austausch. Hier ist es ganz, ganz wichtig konstruktiv zu bleiben und nicht in Depressionen zu versinken. Sobald Sie merken, dass Ihnen auch der Austausch mit anderen an Endometriose erkrankten Frauen nichts Positives bringt und Sie immer nur hinunterzieht, so distanzieren Sie sich bitte. Entweder ist es dann nicht die richtige Person, das richtige Forum für Sie oder die Zeit ist für Sie noch nicht reif, um „nach außen" zu gehen. Bleiben Sie dort, wo Sie sich gut fühlen und konstruktiv und zielführend gearbeitet wird. Sie sollen die schlimmen Seiten der Erkrankung gewiß nicht verleugnen, aber doch daran glauben, dass es bei Ihnen nicht so schlimm kommen muss und Sie mithelfen können, dass die schlechten Prognosen bei Ihnen nicht eintreten. Arbeiten Sie sich Schritt für Schritt aus dem Tief heraus. Sollten Sie den Überblick verlieren, so erstellen Sie eine To-Do-Liste und arbeiten diese Schritt für Schritt ab. Dann verlieren Sie sich nicht im Chaos. Das klingt jetzt sehr nüchtern, doch nur so kommen Sie schnell wieder auf die Beine.

Zu 4.
Die Schilddrüse ist ein zentrales Organ zur Steuerung von hormonellen Prozessen. Ein Ungleichgewicht im Östrogenstoffwechsel kann hier seine Ursache haben. Hinzu kommt, dass viele Frauen mit Endometriose von Erkrankungen der Schilddrüse betroffen sind. Die Schilddrüse ist so etwas wie der Dirigent des Hormonorchesters. Verrichtet sie ihre Arbeit fehlerfrei, so ist die Grundlage geschaffen für ein ausgewogenes Hormonsystem. Funktioniert sie hingegen nicht einwandfrei, so können viele Maßnahmen, welche Sie zur Linderung Ihrer Beschwerden ergreifen, ins Leere führen.

Zu 5.

Lassen Sie sich unbedingt auf Allergien testen, damit Ihre Schmerzen nicht durch Unverträglichkeitsreaktionen oder Allergien verstärkt werden. Beide Formen haben Auswirkungen auf das Allgemeinbefinden und den Magen-Darmtrakt. Im Unterbauch haben Sie bereits mit Endometriose zu kämpfen. Beschwerden durch eine unerkannte Unverträglichkeit oder Allergie wären eine zusätzliche und ganz und gar unnötige Belastung.

Zu 6.

Beginnen Sie mit der Ernährungsumstellung. Diese bringt nur Vorteile mit sich. Angefangen von der Besserung des Allgemeinbefindens über die Reduktion der Schmerzen bis hin zur Vermeidung bzw. Hinauszögerung einer erneuten Endometriose (Rezidiv). Und das Wichtigste: Sie kommen wieder in Ihre Kraft.

Zu 7.

Der Kontakt zur inneren Stimme kann im stressigen und schnellen Leben, in dem es immer so sehr auf das Funktionieren ankommt, verlorengegangen sein. Holen Sie sich diese Verbindung wieder zurück! Jede Frau hat diese Verbindung und kann sie wieder aufspüren. Sie können es von mir aus auch Körpergefühl oder Intuition nennen. Wenn Sie es gerade nicht spüren, so ist es doch da und wartet darauf, aktiviert zu werden. Wie Sie das schaffen sollen? Weniger funktionieren, mehr in sich hineinhorchen! Dabei helfen Ihnen auch die Dinge, die Ihnen gut tun, wie Sport oder Lesen o .ä. Also pflegen Sie Ihre Hobbys und tun Sie sich öfter etwas Gutes, dann schulen Sie Ihr Gefühl dafür, was gut und was schlecht für Sie ist!
Ich treffe immer wieder auf Frauen, die ich als „Workaholic" bezeichnen würde und die jede Minute Ihres Tages verplanen, um bloß nicht fühlen oder nachdenken zu müssen. Die erste Zeit im Kontakt mit sich selbst kann sicherlich alte Wunden aufbrechen und schmerzhaft sein. Stellen Sie sich diesen Gefühlen und lassen diese zu, so ebnen Sie den Weg für Heilung und Versöhnung. Sie müssen zuhören, was Ihnen Ihr Körper zu sagen hat!

Zu 8.

Für jeden von uns sieht das Puzzle zum Umgang mit der Endometriose anders aus. Fragen Sie sich, was Ihnen gut tut, wofür Sie sich begeistern können, an was Sie glauben können und was Sie erreichen, worin Sie investieren möchten. Aus den Antworten, die Sie auf diese Fragen erhalten, werden Sie Informationen für die einzelnen Puzzleteile erhalten. Fügen Sie diese Stück für Stück zusammen. Sie werden sehen, Sie lernen viel über sich und die Endometriose bekommt immer weniger Raum in Ihrem Leben, wird immer unwichtiger, bleibt allerdings Bestandteil davon – als chronischer Begleiter oder überstandene Erkrankung. Wie es auch sei, Sie werden Ihren Weg finden, um beschwerdefrei und glücklich zu leben.

Teil 5: Rezeptteil

Die Rezepte können die verschiedenen individuellen Nahrungsmittelallergien bzw. Unverträglichkeiten, an denen Sie leiden mögen, nicht berücksichtigen, daher möchte ich Sie bitten, die betreffenden Zutaten einfach kreativ und Endometriose-gerecht auszutauschen oder wegzulassen und die Rezepte dennoch auszuprobieren. Meist entstehen auf diese Art und Weise immer wieder neue schmackhafte Gerichte.

Bei der Auswahl der Rezepte habe ich bewusst darauf verzichtet, mich an Feinschmeckern oder etwa der Novelle Cuisine zu orientieren. Es sind keine experimentellen Vorschläge, sondern wirklich das, was wir uns jeden Tag schnell und schmackhaft zubereiten können. Maßgeblich waren dabei auch der Geschmack von und die Gespräche mit den Frauen, die ich beraten habe. Keine davon kocht – außer an Feiertagen oder wenn netter Besuch kommt – zunächst ein Kresseschaumsüppchen und anschließend gefüllte Zucchiniblüten mit Hummer an Paprikaschaum.
In unseren Küchen gibt es vielmehr klassische Suppen und Aufläufe, die nicht den ganzen Tag für die Zubereitung verbrauchen.

Generell gilt, dass Sie die Rezepte bitte flexibel handhaben. Gibt der Kühlschrank nur Karotten statt Tomaten her, so schmeckt das Gericht damit bestimmt genauso gut. Wahrscheinlich haben Sie nicht die volle Wirkung, aber bevor Sie lange grübeln und aus dem Fluss kommen, setzen Sie dieses Mal bitte Vorhandenes ein. Beim nächsten Mal kaufen Sie die richtigen Zutaten ein und machen es dann perfekt. Das eine oder andere Mal geht es auch so. Auch von der Konsistenz her gebe ich meine Lieblingsvariante vor und Sie bereiten sich bitte Ihre Variante in Ihrem Sinne zu. Grundsätzlich sind die Rezepte für zwei Personen ausgelegt.

Sollte Ihnen der eine oder andere Vorschlag seltsam vorkommen, so versuchen Sie bitte dennoch die Umsetzung und geben nicht vorschnell auf.

Die Hirnforschung weiß, dass wir alle Gewohnheitstiere sind und sich jede Umstellung nach allerspätestens 9 Wochen im Gehirn verankert hat. Geben Sie sich diese Zeit. Es lohnt sich!

Die Erfahrung, die ich mit zahlreichen Frauen machen durfte, zeigt, dass viele Dinge gewöhnungsbedürftiger scheinen als sie sind und sich frau oft schon nach 14 Tagen mit der neuen Ernährung angefreundet hat. Dazu trägt sicherlich auch der merkliche Anstieg des Wohlbefindens bei. Wenn Sie feststellen, dass Sie auf einmal mehr Energie für den Tag haben oder die Periode diesmal weniger schmerzt oder aber der Gang zur Toilette erstmalig wieder reibungslos funktioniert, dann haben Sie sowieso keine Lust mehr in Ihr altes Essverhalten zurückzufallen.

Gut, es wird die eine oder andere Gelegenheit geben, bei der Sie schwach werden, aber dann sündigen Sie und lassen es sich gut gehen – ganz ohne schlechtes Gewissen. Den morgigen Tag gestalten Sie dann einfach wieder eng nach den Ernährungsempfehlungen.

Kann der Partner mitessen?

Im Grunde ja, individuelle Unverträglichkeiten sind selbstverständlich zu berücksichtigen.

Besteht ein Kinderwunsch, so sollten Sie mit dem Verzehr von Sojaprodukten vorsichtig sein, da diese laut neuesten Studien die Spermien verlangsamen können. Dies war zwar lediglich ein Test mit Männern, welche gleichzeitig starkes Übergewicht aufwiesen (man bedenke auch die Geburtenrate in Ländern, in denen Soja tagtäglich auf dem Speiseplan steht), aber wer ganz sicher sein will, verzichtet eben als Mann, insbesondere wenn die Spermienqualität schlecht ist, auf regelmäßigen Verzehr von Soja.

Allerdings sind Männer in der Regel Fleischliebhaber. Daher kann sich ihr Lebensgefährte problemlos ein zusätzliches Stück Fleisch zubereiten und es mit der von Ihnen ausgewählten Speise kombinieren. Zum Beispiel essen Sie Reis mit Gemüse und Ihr Lebensgefährte isst ein Steak dazu. Damit vermeiden Sie den Aufwand für doppelte Zubereitungen und alle sind zufrieden. Nach neuesten Studien sollten aber generell auch für Gesunde 300 g rotes Fleisch pro Woche nicht überschritten werden.

1. Ernährung im Wandel

Ich habe bereits viel darüber geschrieben, wie sehr uns der familiäre, gemeinschaftliche und auch der gesundheitliche Aspekt unserer Ernährung verlorengegangen ist. Ernährung soll – wie auch wir selbst – einfach nur funktionieren und möglichst wenig den Alltag „stören". Die Einnahme der Speisen ist nicht mehr wie früher Dreh- und Angelpunkt der Familie und Strukturgeber des Tages.

Dieser Lebenswandel hat auch dazu geführt, dass sich ein sehr unterschiedliches Verständnis für ein und denselben Begriff im Nahrungsmittelbereich entwickelt hat. Dies ist ein Problem in der Praxis, welches häufig zu Missverständnissen führt. Was z. B. verstehen Sie unter Tee?

Für mich ist das ein Kräuteraufguss. Praktisch verstehe ich darunter eine bestimmte Menge Kraut mit einer bestimmten Menge kochenden oder zumindest heißen Wassers zu übergießen und je nach gewünschtem Geschmack oder Wirksamkeit ziehen zu lassen.

Für viele Frauen, die ich beraten habe, ist Tee allerdings etwas anderes. Er ist einer der gekühlten und gesüßten Eistees aus den Supermärkten. Wann immer ich also in diesem Buch auf Tee zu sprechen kam, meinte ich meine Interpretation des Wortes „Tee".

Ebenso treffe ich häufig auf Frauen, die mir versichern, dass sie täglich kochen, und anfangs wurde mir erst nach längeren Gesprächen klar, dass sie lediglich Inhalte von Tüten oder Dosen über Ihre Fleischportionen gießen oder die Kartoffeln aus dem Glas kommen. Auch hier gilt: Finden Sie die Angabe „Kartoffeln" in einem der Rezepte, bitte verwenden Sie frische, welche noch geschält werden müssen. Zu Beginn meiner Beratungspraxis fragte ich lediglich „Kochen Sie frisch?" und bekam diese Frage fast immer mit „Ja" beantwortet, da darunter einfach nur verstanden wurde, ein Gericht selbst zusammenzustellen, anstelle eines fix und fertigen Aufreiß-Menüs für die Mikrowelle. Nachdem ich meinen Fehler bemerkt hatte, fragte ich „Verwenden Sie frische Zutaten?" und ließ mir zudem die Vorgehensweise fast immer genau erklären. Denn vielfach wird auch hier verstanden, dass die Zutaten frisch gekauft und nicht alte oder abgelaufene verwendet werden. Damit konnte allerdings auch gemeint sein, dass die Tütensuppe oder -soße frisch gekauft und nicht „abgelaufen“ war. Das war natürlich nicht in meinem Sinne.

Das soll nun bitte nicht als Anklage verstanden sein, sondern einfach verdeutlichen, wie unterschiedlich das Verständnis von der Zubereitung der Speisen sein kann und wie sehr wir uns schon von den ursprünglichen „Lebensmitteln“ entfernt haben. Zudem hat uns die Industrie bereits sehr an ihre Produkte gewöhnt. So sehr, dass wir diese häufig für besser halten als die frische, unbehandelte und unverarbeitete Ware.

2. Grundlegende Ernährungsempfehlungen

Diese grundlegenden Ernährungstipps hören sich für die meisten schlichtweg zu simpel an, um sie zu beherzigen. Tatsächlich bergen sie ein großes Potential für Veränderung und Salutogenese und tun zudem einfach nur gut!

- ✓ Mindestens 2x täglich warm essen, noch besser ist es, alle drei Mahlzeiten warm einzunehmen
- ✓ Getreide und Gemüse stellen die Hauptzutaten Ihrer Speisen dar
- ✓ Sich Zeit nehmen, für sich, für das Essen, fürs Kauen, Schmecken und Genießen
- ✓ Frisch zubereiten; wenn Sie frische Lebensmittel zerkleinern und die vielfältigen Düfte, die bei der Zubereitung der Speisen entstehen, einatmen, dann tut das Körper und Seele gleichermaßen gut
- ✓ Gut kauen; kauen Sie gut anstatt zu schlingen. Sie bemerken schneller, dass Sie satt sind, und können Ihr Essen genießen. Der Schnellesser hat oft das Gefühl, nichts gegessen zu haben
- ✓ Möglichst wenig zum Essen trinken, um das Verdauungsfeuer (im Westen sagen wir auch: die Verdauungssäfte nicht verdünnen) nicht zu schwächen

- ✓ Entspannte, nicht abgelenkte Atmosphäre. Lassen Sie nicht den Fernseher laufen und auch nicht das Radio. Einzig ganz gezielt ausgewählte Musik kann die Entspannung beim Essen unterstützen. Das unselektierte „Auf-uns-Einprasseln von Nachrichten, Werbung, Musik“ erhöht lediglich den Stress und lenkt ab.

- ✓ Schön gedeckter Tisch.
  Decken Sie Ihren Tisch schön ein. Zünden Sie eine Kerze an und vielleicht zaubern Sie sich noch Blümchen auf den Tisch. Falls Sie – wie ich auch – nicht permanent schöne Sträuße auf dem Tisch haben, so erstehen Sie ein Topfblümchen, das Sie mögen, und arrangieren Sie es auf Ihrem Tisch. Sofort haben Sie eine viel schönere Atmosphäre gezaubert, die Ihnen vermittelt, dass der Moment gerade wichtig ist und Essen nicht nur Nahrungsaufnahme bedeutet.

  Essen Sie abgelenkt oder in Hektik, so bringen Sie sich nicht nur um den Genuss, Sie essen mehr als nötig und kauen zu wenig, was ebenfalls die Verdauung erschwert.

- ✓ Appetitliche Zubereitung.
  Wir wissen, dass etwas, was „lecker“ aussieht, auch als wesentlich schmackhafter empfunden wird als dasselbe Essen in lieblos zubereiteter Form. Ich will Sie nun nicht dazu aufrufen, Schwäne aus Karotten zu schnitzen o. ä. Vielleicht reichen ein paar darübergestreute Nüsse oder Kräuter schon, um dem Ganzen ein anderes Aussehen zu verleihen.
  Mir fällt die Bedeutung dieses Sachverhaltes immer dann auf, wenn ich für andere koche, oder auch meinen Sohn zum Essen bringen möchte. Seinen Haferbrei mag er so nicht besonders. Etwas Zimt darübergegeben und einige Mandeln am Rand verteilt, schon langt er kräftig zu. Oder Sie probieren einmal bei der Zubereitung des Gemüses etwas anderes, Karotten schräg in Stücke geschnitten wirken optisch besser als sie einfach gerade abzuschneiden. Auch ein Blumenkohl, der als Ganzes auf den Tisch kommt, mit Kräutern, Nüssen oder Sauce garniert, wirkt appetitlicher, als dasselbe Gemüse irgendwie in unregelmäßige Röschen zerteilt, damit es in den Topf passt.

3. Die 10 goldenen Regeln

1. Saisonal

Die Lebensmittel, welche Sie einkaufen, sollten Saison haben. Das garantiert frische Ware und ist in der Regel auch günstiger. Denken Sie an Erdbeeren, die kosten im Winter doppelt oder dreimal soviel wie im Sommer zu ihrer Reifezeit. Wann welches Lebensmittel gerade Saison hat, erfahren Sie in den Saisonkalendern. In guten Geschäften hängen diese meist neben der Obst- und Gemüsetheke, der Fachhändler kennt sich aus und wenn Sie auf dem Markt oder bei Kleinbauern und direkt ab Hof kaufen, erhalten Sie in der Regel immer Saisonware.

2. Regional

Das Obst und Gemüse sollte aus Ihrer Region stammen, dann erspart es sich Hunderte von Transportkilometern, tage-oder stundenlange Reisezeit, für die es mehr chemische Substanzen benötigt, um in dieser Zeit nicht zu verderben. In der Regel ist die Ware aus Ihrer Region frischer als die aus anderen Ländern.

3. Biologisch

Wann immer es geht, sollten Sie biologisch erzeugte Ware kaufen. Bio ist nicht immer ein Garant für Qualität, aber es ist meist doch die bessere Alternative. Bei Fleisch ist dies besonders wichtig, damit Sie keine weiteren Hormone aufnehmen, aber auch bei Obst und Gemüse ist es überaus relevant. Denn nur durch den Konsum von Biowaren vermeiden Sie die Aufnahme von Schadstoffen, wie Pestiziden, Düngemitteln usw. Unser Körper muss sich schon mit der Erkrankung auseinandersetzen, da soll er möglichst wenig weiteren Belastungen ausgesetzt sein.
Darüber hinaus wird immer wieder festgestellt, dass ökologisch angebaute Ware der konventionell angebauten in ihren Inhaltsstoffen weit überlegen ist. Dadurch, dass die Pflanze sich selbst schützen muss und keinen Schutz

(Schädlingsbekämpfungsmittel) von außen bekommt, entwickelt sie mehr schützende Antioxidantien, mehr schützende sekundäre Pflanzenstoffe.
Melden Sie sich doch einfach bei einem Bio-Laden an, der Ihnen jede Woche eine Kiste mit frischen Bio-Waren und Rezepten ins Haus bringt. Sie profitieren von der hochwertigen Ware, vom Abwechslungsreichtum und nicht zuletzt ersparen Sie sich manch einen Weg zum Markt oder Einzelhandel.

4. So wenig verarbeitet wie möglich

Ein Lebensmittel wirkt umso besser, je ursprünglicher es ist. Eine Kartoffel, die irgendwann einmal pulverisiert und mit allerlei Mittelchen angereichert in einen Karton mit der Aufschrift „Beste Klöße – halb und halb" endet, wie viel wertvolle Inhaltsstoffe kann die noch haben? Ebenso Tütensuppen: Hier wird zerkleinert, pulverisiert und mit Geschmacksverstärkern aufgepeppt. Ein „Lebensmittel" findet sich hierin nicht mehr. Was an frischen Zutaten und somit auch an Geschmack und Farbe fehlt, muss wieder zugeführt werden. Das geschieht durch umstrittene Farbstoffe, Geschmacksverstärker, Aromen und Konservierungsstoffe. Doch wie kann man die heilsame Wirkung der frischen Zutaten der Tüte zuführen? Das Rätsel hat der Mensch bisher nicht gelöst, denn ein Nahrungsmittel ist mehr als die Summe der Vitamine A, C und E.
Natürlich gibt es auch Methoden der Verarbeitung, die akzeptabel sind, wie z. B. das Einfrieren oder Trocknen von Nahrungsmitteln zur Konservierung. Kaufen Sie so wenig wie möglich fertig, denn meist spart die Zubereitung doch nicht wirklich Zeit ein. Falls es denn einmal ein Fertiggericht sein muss, so greifen Sie zu den Varianten, in denen noch erkennbar ist, was Sie zu sich nehmen. Ein Tofuwürstchen hat mit wertvollem Tofu in der Regel nicht mehr viel gemeinsam. Auch der Rotkohl schmeckt besser – und die Zubereitung ist variantenreicher –, wenn er nicht aus der Dose kommt.
Die wertvollen Hülsenfrüchte sollten Sie auch bitte immer als getrocknete Ware und nicht schon als fertige Dosensuppe kaufen.
Tiefgefrorenes Gemüse ist sicher für die schnelle Küche hin und wieder eine gute Alternative. Aber auch hier ist die frische Ware stets der gefrorenen vorzuziehen.

5. Ohne Glutamate

Glutamat ist eine vieldiskutierte Substanz, der vielerlei negative Auswirkungen zugeschrieben werden. Von der Auslösung des ADS bei Kindern über Erzeugung von Allergien bis hin zu Auswirkungen auf den Gastrointestinaltrakt mit Übelkeit und Blähungen. Tatsächlich ist es nicht allein eine Substanz mit negativen Wirkungen, sondern auch eine, die für unsere Hirnfunktion und die Bildung von Aminosäuren wichtig ist. Glutamat kommt natürlicherweise in fast allen proteinhaltigen Lebensmitteln (besonders in Käse und Fleisch) vor. Bekannt wurde Glutamat durch das „China-Restaurant-Syndrom". Da Glutamat ein Neurotransmitter ist und bei hohen Dosierungen im Tierversuch neurotoxisch wirkt, also zum Absterben von Nervenzellen führt, steht es im Verdacht, bei der Entstehung von Parkinson und Alzheimer eine Rolle zu spielen. Auch die Entstehung von Enddarmkrebs durch erhöhten Glutamatverzehr wird diskutiert. Es wird den Speisen, insbesondere den Fertigmenüs, Tütensuppen usw., zugesetzt, um diese schmackhafter zu machen und nebenbei unseren Appetit anzuregen, sodass wir gerne auch eine größere Portion essen.

Aufgrund der vielfältigen negativen Auswirkungen eines zu hohen Konsums dieser Substanz sollten Sie besser darauf verzichten. Speisen, die frisch sind und schmecken, die aus guten Zutaten gemacht sind, kommen ohnehin ohne aus. Glutamat ist in der Regel nur dann nötig, wenn der Eigengeschmack eines Produktes, z. B. einer Spargelcremesuppe aus der Tüte, wenig lecker ist und noch schmackhaft gemacht werden muss.

6. Ohne Geschmacksverstärker

Zu den Geschmacksverstärkern zählt das oben bereits erwähnte Glutamat. Es handelt sich hierbei um eine Aminosäure (Glutaminsäure) und ihre Salze. In Lebensmittel sind sie gekennzeichnet als E 620 bis E 625. Da Glutamat mittlerweile ein stark negatives Image hat, versuchen die Hersteller von Fertigmenüs und Dosenwaren diesen Ausdruck zu umgehen. Sie drucken dick „ohne Glutamat" auf die Verpackung und in der Zutatenliste findet sich dann doch Glutamat. Getarnt als Hefe! In der Hefe kommt natürlicherweise Glutamat in großen Mengen vor. Wenn ich dann ein Produkt, welches ich verkaufen will, mit viel Hefe anreichere, erreiche ich auch so den „Glutamat"-Effekt. Die Hersteller können sich auch darauf verlegen Gluten, Milcheiweiß, Sojaeiweiß, Milchpulver oder gekörnte Brühe auf die Zutatenliste zu schreiben. Darin ist dann auch Glutamat versteckt. Welcher Verbraucher weiß das schon? Daher lassen Sie am besten die Hände von Fertigprodukten, dann brauchen Sie auch keine Zutatenlisten zu studieren.

7. *Ohne künstliche Farbstoffe*

Für künstliche Farbstoffe gilt dasselbe wie für Geschmacksverstärker: Sie haben in unserem Essen nichts zu suchen. Synthetisch hergestellte Farbstoffe wie die Azofarbstoffe gelten als Allergieauslöser und sollen unter bestimmten Bedingungen Krebs auslösen können. Natürliche Farbstoffe wie Riboflavin, Vitamin B2 oder Carotinoide können ebenso gut verwendet werden und haben sogar noch positive Auswirkungen auf den Organismus. Hier können Sie sich nicht auch noch die E-Nummern merken, sondern verlassen sich auf den Hersteller, der dann „ohne künstliche Farbstoffe" wirbt. Selbst die Gummibärchen sind seit einiger Zeit lediglich mit natürlichen Pflanzenextrakten gefärbt.

8. *Konservierungsstoffe*

Es gibt wenige unbedenkliche Konservierungsstoffe, hierzu zählen: Ascorbinsäure, Zitronensäure, Essigsäure und in Maßen die Sorbinsäure. Alle anderen Konservierungsstoffe geben Anlass zu der Vermutung, u. U. Allergien, Erbrechen, Kopfweh oder Müdigkeit auszulösen. Daher gebe ich auch hier wieder den Rat, möglichst darauf zu verzichten.

Generell kann man sagen, dass ein Nahrungsmittel oder ein Fertigprodukt mit möglichst wenigen Inhaltstoffen auf der Zutatenliste auskommen sollte, die Sie nicht kennen bzw. denen E-Nummern vorangestellt sind.
Ein Vergleich lohnt hier oft. Es gibt z. B. Heringe in Tomatensoße, die lediglich Hering, Wasser, Zucker, Tomaten, Essig, Zwiebel, Salz enthalten, aber auch solche, denen noch Milcheiweiß und Molkenpulver, Sojaprotein, Zu-

ckeraustauschstoffe und vieles mehr beigemengt sind. Das brauchen Sie oder auch der Hering wirklich nicht.

9. Nicht lange lagern

Kaufen Sie so frisch wie möglich ein und verzehren Sie die Lebensmittel dann auch zeitnah. Alles, was lange lagert, verliert Nährstoffe und Vitamine und damit oft auch den Geschmack. Ungünstig für uns ist zudem die Tatsache, dass Lebensmittel, welche länger gelagert werden, sich mit Histamin anreichern. Von Histamin wissen wir, dass es schmerzverstärkend wirken kann. Zudem leiden viele Frauen unter einer Histaminunverträglichkeit. Also viele gute Gründe für den frischen Verzehr.

10. Richtig lagern

Sobald Sie die Waren eingekauft haben, sollten Sie diese auch richtig lagern, um den Verlust an Vitaminen und Mineralstoffen gering zu halten. Dunkel und kühl – aber auf keinen Fall feucht – ist für die meisten Lebensmittel die beste Aufbewahrungsvariante. Möhren mögen keine Plastikverpackungen und fühlen sich in Zeitungspapier wohler. Das gilt für viele Obst- und Gemüsesorten. Die meisten Obstsorten – außer Südfrüchten, Bananen und Ananas – fühlen sich im Kühlschrank wohler. Kohl und andere Gemüse können einfach nur etwas kühler, also bspw. im Keller, im Vorratsschrank, auf dem Balkon etc., gelagert werden und benötigen keine intensivere Kühlung. Auch das Tiefgefrieren ist eine gute Möglichkeit für das Frischhalten von Gemüse. Sollten Sie feststellen, dass Sie die nächsten Tage nicht dazu kommen werden, Ihren Gemüsevorrat zu verbrauchen, so blanchieren Sie das gewaschene Gemüse kurz und frieren es dann ein. Durch das Blanchieren werden Enzyme inaktiviert, die ansonsten den Abbau der Vitamine beschleunigen könnten.

4. Ernährungstipps bei Endometriose

Wenn Sie es bis hierher geschafft haben, wissen Sie nun schon eine Menge über günstige und ungünstige Inhaltsstoffe der Lebensmittel in Bezug auf Endometriose. Ich möchte das an dieser Stelle noch einmal konkretisieren.

Die morgendliche Grundlage bilden Getreide: Hirse, Hafer, Reis, Gerste, Roggen, Dinkel. Diese kaufen Sie möglichst als ganzes Korn, oder aber, wenn Sie Flocken erstehen, in der Vollkornvariante. Dann kochen Sie das Getreide pur oder mit schmackhaften Zutaten und verzehren es wann immer möglich noch warm.
Getreidesorten sind vor allem für die Zubereitung des schmackhaften und nährstoffreichen Frühstücks von Bedeutung und können auch als Beilagen dienen. Auch als Suppenzutat eignen sie sich hervorragend, insbesondere Hafer, Gerste oder Grünkern/Dinkel schmecken hier sehr lecker.
Ersetzen Sie also häufiger die Pommes Frites oder Klöße durch Hirse, Gerste, Dinkel oder Vollkornreis.

Mindestens zu gleichen Teilen wie das Getreide sollten Sie Gemüse verzehren. Hier sind insbesondere alle Kohlsorten, aber auch Auberginen, Karotten, Fenchel, Lauch, Zwiebeln, Frühlingszwiebeln, Mais, Kürbis, Wurzelgemüse, Spargel, Pilze und Sprossen zu empfehlen.

Fisch sollten Sie zwei- bis dreimal pro Woche verzehren und hierbei die fettreichen Sorten Lachs, Makrele, Hering, Thunfisch oder Sardine wählen.

Rotes Fleisch sollten Sie nur dann essen, wenn es Ihnen z. B. zur Stärkung angeraten wurde. Ansonsten lieber einmal pro Woche Leber oder zweimal pro Woche helles Fleisch (Geflügel) genießen. Die Leber bitte immer in der Bio-Variante kaufen und in kleinen Mengen, da ansonsten zuviel Vitamin A aufgenommen werden kann.

Leguminosen, mind. 2-3 mal pro Woche, bieten eine hervorragende pflanzliche Eiweißalternative zu Fleisch. Sie zeichnen sich durch einen hohen Ballaststoffanteil aus und wirken mit günstigen Phytoöstrogenen positiv auf die Endometriose ein. Insbesondere Kichererbsen und Sojabohnen sind hier vorteilhaft. Hülsenfrüchte bieten sich auch als Alternative zur Getreidebeilage an. So kann eine Reis- Gemüsepfanne auch in eine Kichererbsen-Gemüsepfanne abgewandelt werden. Seien Sie einfach kreativ und setzen Sie die günstigen Nahrungsmittel so ein, wie Sie Ihnen am besten schmecken.

Suppen sind auch ein wichtiger Pfeiler der Endometriose-gerechten Ernährung. Sie spenden Wärme und liefern viele Mineralstoffe. Zudem lassen sich die für uns günstigen Hülsenfrüchte prima als Suppen zubereiten. Die chinesische Medizin kennt viele Meistersuppen, welche stundenlang kochen müssen, um Wärme und somit Energie anzureichern, die dann beim Verzehr der Speise auf uns übertragen wird. In unseren Breitengraden würde sicher keiner 12 Stunden lang eine Suppe kochen, insbesondere in Zeiten, in denen Strom und Energie immer teurer werden. Das müssen Sie auch nicht tun. Auch 2–3 Stunden gekochte Suppen geben schon jede Menge Energie. Selbst die aufgewärmten und kurzgekochten, schnellen Varianten der Suppen, auf die wir sicherlich hauptsächlich im Alltag zurückgreifen müssen, spenden im Vergleich zum Toast, Brötchen oder gar der Schale Pommes unvergleichlich mehr Energie und Vitalstoffe.
Kochen Sie Suppen vorwiegend als Gemüse- oder Hülsenfruchtsuppe, dann können Sie diese täglich bedenkenlos verzehren. Ab und an sollten Sie eine kräftespendende Hühnersuppe oder Jing-stärkende Markknochensuppe zubereiten.

Obst gehört ebenso mehrmals täglich auf den Speiseplan. Dabei sollten alle Beeren, Rote Trauben, Aprikosen, Kirschen, Pflaumen, Pfirsiche und Birnen im Vordergrund stehen. Äpfel, Datteln, Feigen und Trockenfrüchte sollten nicht fehlen. Die Zitrusfrüchte sollte Sie – insbesondere im Winter – allerdings eher weniger verzehren. Zitrone sollte eher wie ein Gewürz, also sparsam, verwendet werden und der Griff zu einer Ananas, Pampelmuse oder Grapefruit lohnt eher als der zur Apfelsine. Auch Bananen bitte nicht täglich verzehren, sind diese auch noch so praktisch und lecker.

Salate ergänzen die Mahlzeiten sinnvoll als Beilage. Größere Mengen an Rohkost, also ein Salatteller als Hauptspeise, sind nicht zu empfehlen, es sei denn, Sie leiden unter einer Hitzesymptomatik. Als kleine Beigabe zur Mahlzeit oder zwischendurch sind sie eine Bereicherung. Bitte achten Sie darauf, dass Sie die Salate gut waschen, möglichst klein schneiden und mit Leinöl und unpasteurisiertem Essig zubereiten.
Nüsse und Saaten spielen auch eine wichtige Rolle. Versuchen Sie Ihre Speise so oft wie möglich durch Nüsse und Kerne zu ergänzen. Kürbiskerne, Sesam, Walnusskerne etc. stellen geschmacklich und ernährungsphysiologisch eine große Bereicherung dar und sollten täglich zu ca. 1 Handvoll genossen werden.

Kräuter und Gewürze. Wenden Sie sich ab vom Pfeffer- und Salz-Einerlei und toben Sie sich mit frischen Kräutern und Gewürzen aus. Günstig haben sich Basilikum, Majoran, Petersilie, Rosmarin, Kresse, Schnittlauch, Thymian erwiesen. Diese gehören auch immer mit, über oder in die Speise!

Getränke sollten möglichst neutral sein, weshalb dem warmen Wasser vor allem den Vorzug zu geben ist. Auf Ingwer als wärmende und Stasen-lösende Beigabe sind wir schon zu sprechen gekommen. Als sehr günstig bei Endometriose haben sich auch die Kräutertees Frauenmantel, Himbeerblätter und Ringelblume gezeigt. Auch Fruchtschorlen eignen sich hervorragend als Durstlöscher. Bevor Sie fertige Mischungen kaufen, mischen Sie sich Ihre Schorlen bitte selber, denn ansonsten riskieren Sie Beimengungen von unnötigem Zucker, Fructose, Aroma und Farbstoff. Die Mischung sollte generell ein Verhältnis von 1 Teil Fruchtsaft auf 3 Teile Wasser aufweisen. Gegen ein Glas puren Frucht- oder Gemüsesaft am Tag ist auch nichts einzuwenden. Bitte meiden Sie hochprozentigen Alkohol!

Nachfolgend möchte ich Ihnen Möglichkeiten aufzeigen, wie Sie Ihre Ernährung hinsichtlich der Endometriose optimieren können, denn manchmal fehlt es uns einfach an Ideen für Alternativen.

ungünstige Variante	*günstige Variante*
Brot	Getreide
Joghurt	Sojajoghurt
Rotes Fleisch	Hühnchenfleisch
Käse von der Kuh	Ziegenkäse, Schafskäse
Brotbeläge	Vegetarischer Brotaufstrich, Nussmuse, Radieschen, Bio-Ei, Schnittlauch, Tomaten etc.
Geräucherter Schinken, Kochschinken, Wurst	luftgetrockneter Schinken
Süßigkeiten	Trockenobst
Paniermehl	Sesam, Nüsse
Chips, Knabbereien	Nüsse
Toast	Vollkornbrot
Seelachs	Lachs
Salz	Kräuter
Sonnenblumenöl	Olivenöl
Butter	Omega-3-Margarine
Banane, Zitrusfrüchte	Apfel, Birne, Pflaume
Limonaden, koffeinhaltige Getränke	Fruchtsaftschorlen, Wasser
Kaffee, schwarzer Tee	Grüner Tee, Kräutertee, warmes Wasser
Bier, Liköre, Weißwein	Rotwein
Sahne-/ Joghurt-Dressing	Essig/Öl-Dressing
Sahnesaucen	Tomatensaucen
Käse zum Überbacken	Mandeln/Nüsse zum Überbacken

Wann immer es geht, sollten Sie insbesondere die nachfolgenden Lebensmittel meiden:

Frittiertes, wie Pommes Frites oder Chips
Fast-Food
Fertiggerichte
Hochverarbeitete Nahrungsmittel

Zuckerhaltige Getränke oder sog. Wellness-Getränke, die
mit Fructose angereichert sind
Weißmehlprodukte
Fertige Backwaren insbesondere aus Blätterteig
Alkohol, bes. hochprozentiger
Süßigkeiten
Süßstoffe
Gepökelte Fleisch- und Wurstwaren
Eisgekühlte Getränke

Reduzieren sollten Sie:

Fleisch- und Wurstwaren
Milch- und Molkereiprodukte

Genauso wichtig wie das „Was" ist das „Wie" und das „Wann". Essen Sie also möglichst warm und nicht permanent, sondern denken Sie bitte an die vier Stunden Insulinpause.

5. Lebensmittel, die Sie vorrätig haben sollten

Die nachfolgende Liste bezieht sich nicht auf die Starthilfe im nachfolgenden Kapitel, sondern soll darstellen, welche Lebensmittel Sie für Ihre Endometriose-gerechte Ernährung vorrätig haben sollten – natürlich immer ergänzt um reichlich frisches Obst und Gemüse –, um nicht in Verlegenheit zu geraten, zuckrige Fertigmüslis, Fertiggerichte oder Wurstbrote und Süßigkeiten zu verschlingen.

Haferflocken
Hirse
Äpfel
Birnen
Trockenobst (Datteln, Aprikosen, Cranberries, Feigen ...)
Walnüsse
Mandeln

Sesam
Olivenöl
Leinöl
Vollkornreis
Miso
Frauenmanteltee
Grüner Tee
Sojamilch
Naturjoghurt
Fisch – Bio-Lachs oder Makrele
Hülsenfrüchte: Erbsen, Bohnen, Linsen (getrocknet, nicht in Dosen)
Vegetarischer Brotaufstrich
frische Ingwerwurzel
Zwiebeln
Möhren
Apfelsaft
Birnensaft
Vorrat an tiefgefrorenen Gemüsen: z. B. Blumenkohl, Broccoli
Vorrat an tiefgefrorenen Kräutern: Schnittlauch, Petersilie, Majoran, Koriander
Kräuter auf der Fensterbank: Kresse, Schnittlauch, Petersilie
Omega-3-Margarine
Dinkelvollkornmehl

6. Starthilfe – die erste Woche für Sie vorausgeplant

Welche Lebensmittel brauchen Sie? Erschrecken Sie bitte nicht ob der Vielzahl der Lebensmittel, denn die Vielzahl gewährleistet eine ausgewogene Ernährung, die Kräuter den guten Geschmack und Sie werden diese Zutaten immer wieder für die Endometriose-gerechte Ernährung benötigen, sodass Sie auch alsbald verbraucht sind. Von den Suppen wird Ihnen sicherlich ein Überschuss verbleiben, den Sie sich einfrieren und als schnelle Mahlzeit dann mal wieder auftauen können.

Vorschläge für die ersten Tage:

Die ersten 3 Tage: Suppe oder Reis

1. Tag: Reistag

Vollkornreis nur mit geröstetem Sesam. Kochen Sie am Morgen direkt ausreichend Reis für den ganzen Tag, so brauchen Sie ihn nur wieder aufzuwärmen; an diesem Tag können Sie zudem wunderbar die Hühnersuppe für die nächsten Tage vorbereiten, da Sie heute wenig Kochaufwand haben.

2. Tag:

Morgens: Hirse *Rezept Seite 212/215* (Hirse ohne weitere Zutaten in der für die nächsten 3 Tage erforderlichen Menge vorkochen, Zutaten dann jeweils am Verzehrtag frisch hineingeben)

Mittags: Gemüsesuppe nach *Rezept Seite 249*

Abends: Gemüsesuppe

3. Tag:

Morgens: Hirse *Rezept Seite 212/215*

Mittags: Hühnersuppe nach *Rezept Seite 252*

Abends: Hühnersuppe

4. Tag:

wie 3.Tag

Tag 2, 3 und 4 gestalten Sie mit leichten und aufbauenden Mahlzeiten, damit Ihr Organismus gestärkt und gewärmt wird.

5. Tag:

Morgens: Apfelhafer *Rezept Seite 210*

Mittags: Risotto mit Kräutern *Rezept Seite 225*

Abends: Gemüseplatte *Rezept Seite 244*

6. Tag:

Morgens: Apfelhafer *Rezept Seite 210*

Mittags: Gemüsesuppe mit Gersteneinlage *Rezept Seite 251*

Abends: Rosmarinhähnchen mit Engelwurz *Rezept Seite 246*

7. Tag:

Morgens: Hirse *Rezept Seite 212/215*
Mittags: VK-Spaghetti mit Tomatensoße *Rezept Seite 226*
Abends: Fisch mit Sesam und Reis *Rezept Seite 237*

8. Tag:

Morgens: Hirse *Rezept Seite 212/215*
Mittags: Auberginenpfanne *Rezept Seite 218*
Abends: Bohneneintopf *Rezept Seite 234*

9. Tag:

Morgens: Hirse *Rezept Seite 212/215*
Mittags: Reis mit Gemüse *Rezept Seite 228*
Abends: Linsensalat *Rezept Seite 240*

10. Tag:

Morgens: Hafer *Rezept Seite 210*
Mittags: Couscous mit Minze *Rezept Seite 230*
Abends: Kichererbsentarte *Rezept Seite 238*

Sie werden sich fragen: Und was trinke ich dazu? Das wichtigste Getränk während der ersten Woche ist heißes bzw. warmes Wasser!! Immer wieder warmes Wasser, das bringt Sie am besten in Ihre Mitte. Pro Tag sind 3 Tassen Frauenmanteltee erlaubt, auch einen Kaffee dürfen Sie trinken, und sollte Ihnen das Wasser zu fad schmecken, so reichern Sie es mit etwas Fruchtsaft an und stellen so eine Fruchtschorle her. Bitte mit roten Fruchtsäften, also Holunder, oder Himbeer-, Johannesbeer-, Brombeersaft. Zum Frühstück allerdings sollten Sie lediglich heißes Ingwerwasser zu sich nehmen, um den Organismus auf Trab zu bringen und Sie munter zu machen. Tagsüber zu oder kurz vor und nach den Mahlzeiten gern die Fruchtschorlen, ansonsten eher nur reines Wasser oder Kräutertee, da Sie ansonsten die Insulinpause wieder stören.

Ihre Einkaufliste für die erste Woche:

Kräuter und Gewürze	Obst	Gemüse	Getreide	Hülsenfrüchte	Milch-/Molkereiprodukte, Eier	Fleisch und Fisch	Fette/Öle	Nüsse/Samen	Getränke
Zimt, Ceylon, nicht Cassia	Getr. Datteln	1 Bund Möhren	1 Päckchen Hirse	1 Päckchen getr. Kichererbsen	Bio-Eier	1 Bio-Suppenhuhn	Olivenöl	Walnüsse	Apfelsaft
Muskatnuss	5 Birnen	2,5 kg Kartoffeln	1 Päckchen Vollkornreis	200 g rote Bohnen (zuvor einweichen und garkochen)	100 ml Milch bzw. Sojamilch	1 Bio-Hühnerbrust	Leinöl	Sesam	100 ml Weißwein
Gemahlener edelsüßer Paprika	Getr. Aprikosen	1 Peperoni	1 Päckchen Vollkornhaferflocken	1 Päckchen rote Linsen	50 g Pecorino	500 g Lachs-Filet, MSC	Omega-3-Margarine	Mandelstifte	Frauenmanteltee
Frischer Rosmarin	2 Äpfel	1 Netz Zwiebeln	1 Päckchen grober Vollkorngrieß					Ungeschälte Mandeln	
Frische Petersilie	Zitronengras (geriebene Zitronenschale tut's zur Not auch)	1 Aubergine	1 Päckchen Gerste					Pinienkerne	
Frische Ingerwurzel	3 unbehandelte Zitronen	3 kleine Cocktailtomaten	1 Päckchen Vollkorndinkelmehl					Haselnüsse	
Gemahlener Koriander	Aptikosenmarmelade	400 g braune Champignons	1 Päckchen Dinkelmehl						
Frischer Koriander		1 Stange Lauch	1 Päckchen Risotto-Reis , z. B. Aborio						
Liebstöckel		2 kleine Knollensellerie	100 g grob geschroteter oder auch ganzer Dinkel oder Grünkern						
Lorbeerblätter		1 Kohlrabi	Vollkornbrot (Roggen oder Dinkel)						
Cumin/Kreuzkümmel		2 Petersilienwurzeln	VK-Dinkelspaghetti						
Curcuma		2 Blumenkohl	Dinkelspaghetti						
Wacholderbeeren		2 Stangensellerie							
Frischer Knoblauch		1 Fenchelknolle							
1 Töpfchen Basilikum		2 Flaschen Tomatenpürree							
1 Strauß Rosmarin		3 rote Paprika							
1 Topf Oregano		1 gelbe Paprika							
1 Bund oder Topf Thymian		1 grüne Paprika							
2 Bund oder Topf Basilikum		1 Broccoli							
1 Bund Sauerampfer		1 Zucchini							
Frische Pfefferminze		Zuckerschoten							
Ganze schwarze Pfefferkörner		225 g Spinat (oder auch Mangold)							
Bockshornkleesamen		1Päckchen (150 g) Dang Gui, chinesische Engelwurz							
1 Bund Bärlauch		1 Glas getr. Tomaten							
Frischer Knoblauch									
Dill (frisch o. TK)									
gute Brühe ohne Geschmacksverstärker Glutamat u. a. Zusätze									
Miso									
Tomatenmark									
Aceto Balsamico									
Salz									

7. Rezepte

Das Frühstück wird zunehmend unterschätzt und ist tatsächlich die wichtigste Mahlzeit am Tag.
Hier stellen wir die Weichen für die Funktionsweise unseres Stoffwechsels. Ganz egal, ob wir Gewicht zulegen oder abnehmen möchten, ob wir Energie für unseren Alltag benötigen oder unseren Körper gut versorgen und widerstandsfähiger machen wollen, wir sollten frühstücken. Dies gilt sowohl für die Prävention als auch für die Rekonvaleszenz.
Ich weiß, dass dies heutzutage häufig als problematisch angesehen wird, der Tag ist schon so voll, man will die Zeit gut nutzen und ist morgens eigentlich sowieso zu müde für ein ausgiebiges Essen. Unsere Ernährungsgewohnheiten haben sich ins Gegenteil zu der herkömmlichen Kaiser-König-Bettelmann-Regel verkehrt. Die Abendmahlzeit ist die, welche wir regelmäßiger und üppiger einnehmen. Nicht selten ist es die einzige richtige Mahlzeit am Tag.
Will ich nun aber meiner Gesundheit etwas Gutes tun – und genau aus diesem Grund haben Sie dieses Buch erstanden – sollten Sie sich diese alte Regel wieder aneignen.

Das Frühstück ist ein Muss!!!

Um es einmal in dem Jargon der Modemagazine zu sagen: Es ist ein Musthave, kein Nice-to-have und schon gar nicht optional!
Klappt es wirklich einmal nicht zu Hause, so sollten Sie es sich dennoch zubereiten und dann am Arbeitsplatz statt des für Sie vielleicht zum Standard gewordenen Croissants oder Brötchen essen.
Beginnen Sie direkt am Morgen, wenn der Körper am empfänglichsten dafür ist, ihm heilsame Nahrung zuzuführen.
Ein weiterer Punkt wird Sie vielleicht überraschen und für kurzfristige Durcheinander in Ihrer Küche und Ihren Essgewohnheiten sorgen: Essen Sie morgens warm und wenn möglich kein Brot! Sie haben richtig gelesen, kein Brot! Nicht mit Marmelade und auch nicht mit Käse oder Aufschnitt.
Sie brauchen eine Mahlzeit, die Ihnen Energie spendet, und zwar mehr, als Sie zur Verdauung der Speisen aufbringen müssen. Da ein Qi-Mangel ein

häufiges Syndrom der Frauen mit Endometriose ist, verwenden wir den Klassiker zum Aufbau von Qi unter den Lebensmitteln: das Getreide.

Für ein gesundes Frühstück wählen Sie sich ein schmackhaftes Getreide aus, fügen Trockenobst und frisches Obst sowie Nüsse hinzu. Schon haben Sie eine hochwertige, energiespendende Mahlzeit.

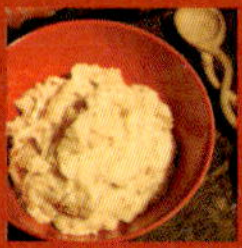

Klassisches Porridge

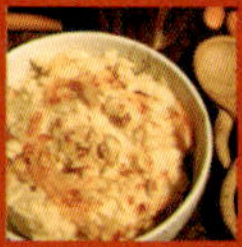

Apfelhafer

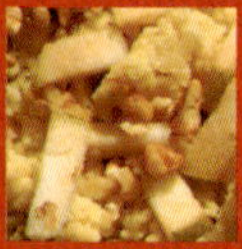

Fruchtige Hirse

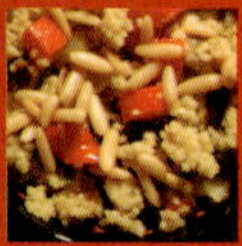

Hirse pikant

Frühstück

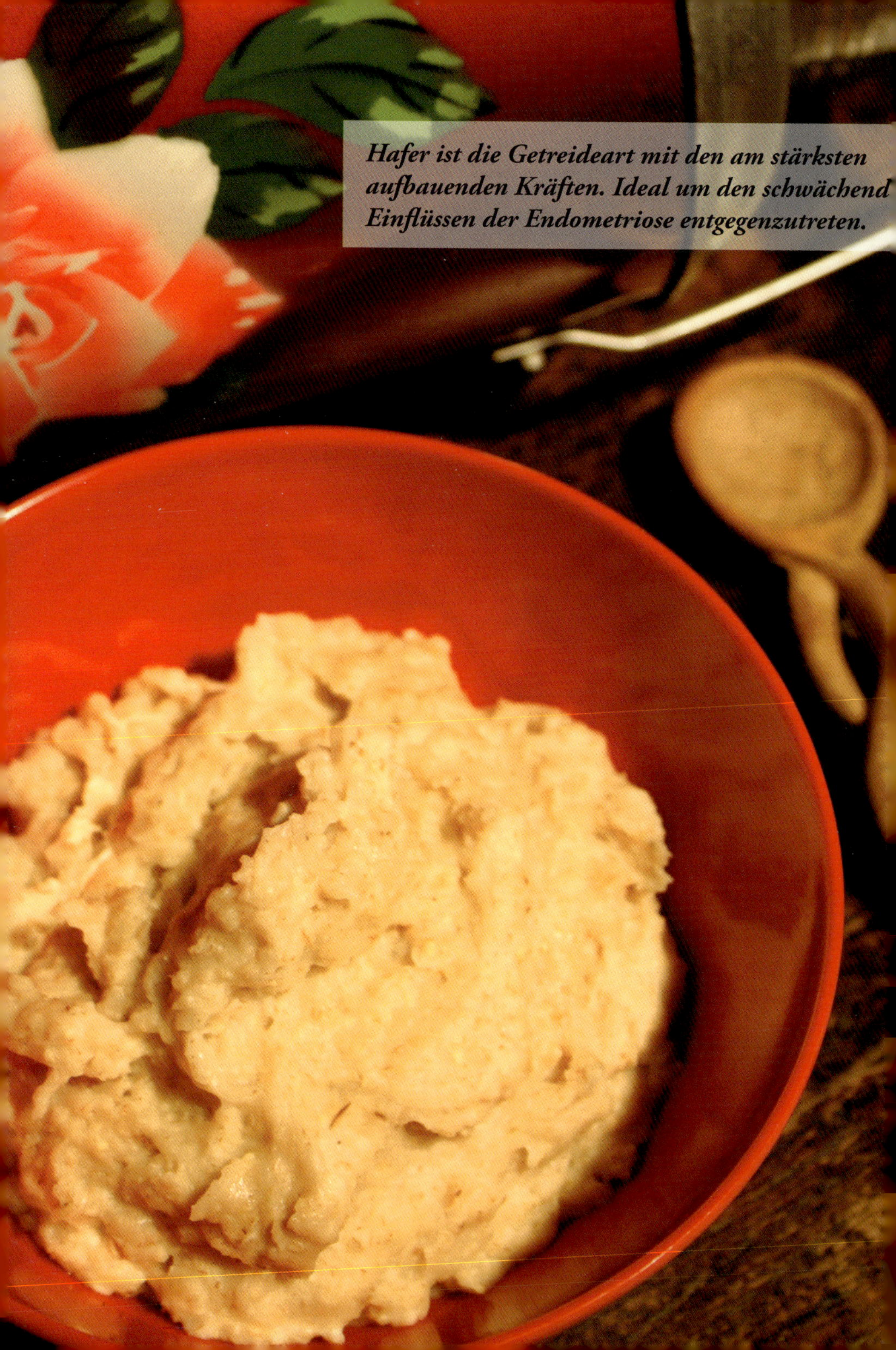

Hafer ist die Getreideart mit den am stärksten aufbauenden Kräften. Ideal um den schwächend Einflüssen der Endometriose entgegenzutreten.

Klassisches Porridge

250 ml	Wasser
1	kleine Prise Salz
75 g	Haferflocken

Das Wasser zum Kochen bringen und das Hafermehl bzw. die Haferflocken einrühren.
Salz zugeben, Temperatur herunterdrehen und mind. 5 Minuten (bis zu einer halben Stunde) ziehen lassen. Das Porridge auf den Teller geben und anschließend 1 TL Leinöl oder Rapsöl hinzugeben.
Mit einem Schuß Zitronen-, Orangen- oder Apfelsaft abrunden.

Dieses Porridge kann von Ihnen so gegessen oder als Grundlage verwendet und mit Obst und Nüssen aufgewertet werden.
Es eignet sich auch hervorragend als schnelle Zwischenmahlzeit.

Apfelhafer

250 ml	Wasser
2	Haselnüsse
5	Mandeln (ungeschält)
	etwas Zimt
½	ungeschälter Apfel
75 g	Haferflocken
1	kleine Prise Salz

Wasser in den Topf geben und mit den Haferflocken und einer Prise Salz zum Kochen bringen.
Den Apfel waschen und kleinschneiden und kurz miterwärmen.
Haselnüsse und Mandeln kleinhacken und hinzugeben.
Das Porridge auf den Teller geben und anschließend 1 TL Leinöl oder Rapsöl hinzugeben.
Bei Bedarf mit Apfel- und/oder Zitronensaft abrunden und mit Zimt bestäuben.

Zimt hat eine wärmende Funktion. Sollten Sie also zu den Frauen gehören, die eher schnell frösteln, so ist Zimt hier eine gute Wahl. Haben Sie hingegen schon Probleme mit Schweißausbrüchen oder es ist Ihnen ständig zu warm, so lassen Sie den Zimt bitte weg.

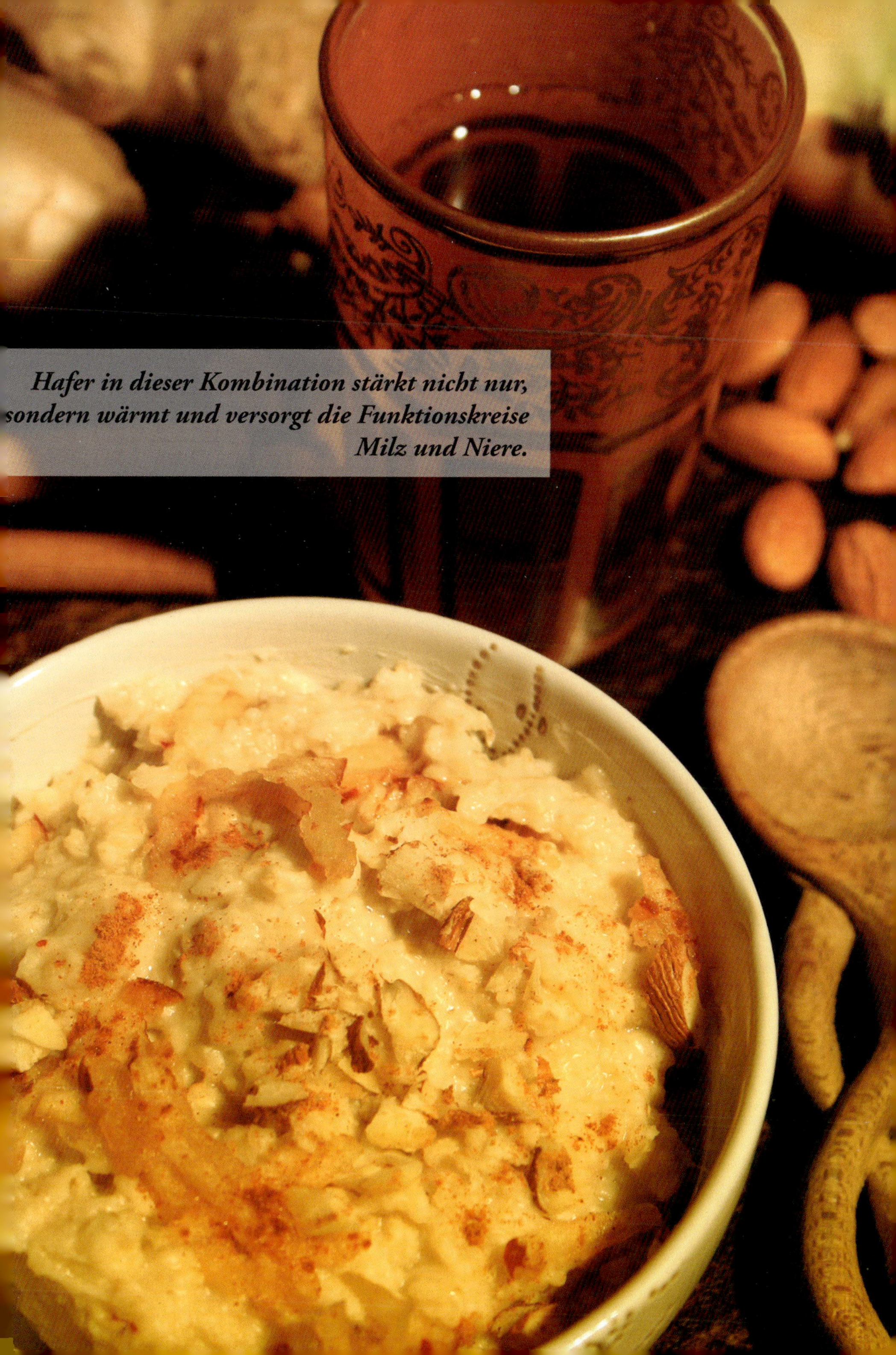

Hafer in dieser Kombination stärkt nicht nur, sondern wärmt und versorgt die Funktionskreise Milz und Niere.

Fruchtige Hirse

1 Tasse	Hirse
2,5 Tassen	Wasser
1	getrocknete Dattel
1	Birne
1	getrocknete Aprikose
3	gehackte Mandel
2–3	gehackte Walnüsse
	etwas Muskat
	wer möchte, kann Vanilleschote und/oder Apfelsaft hinzufügen

Die Hirse bitte vor der Verwendung unter fließendem Wasser abspülen, da sie sonst sehr bitter schmeckt. Bringen Sie eine Tasse Hirse und die zweieinhalbfache Menge Wasser zum Kochen. Dann drehen Sie die Hitze herunter, geben die kleingeschnittene Dattel und Aprikose hinzu und lassen die Hirse zugedeckt ca. 10 Minuten ziehen. Prüfen Sie die Konsistenz, wenn Ihnen die Hirse weich genug ist, können Sie nun die Birne kleinschneiden und hinzugeben. Auch dies dünsten Sie bitte solange mit, wie es Ihnen beliebt. Ich mag meine Birne gern bissfest und erwärme diese daher nur kurz. Nach dem Anrichten auf Ihrem Teller fügen Sie eine Mandel und drei Walnüsse hinzu, die Sie bitte zuvor kleinhacken. Auch der obligatorische Teelöffel Leinöl sollte nicht fehlen. Zum Schluss geben Sie nach Geschmack noch eine Prise Muskat hinzu.

Wer die Abwechslung liebt, kann auch dann und wann einmal ein kleines Stückchen Vanillestange mitkochen. Falls Ihnen der Geschmack noch nicht rund oder süß genug ist, rühren Sie ein bisschen Apfelsaft unter.

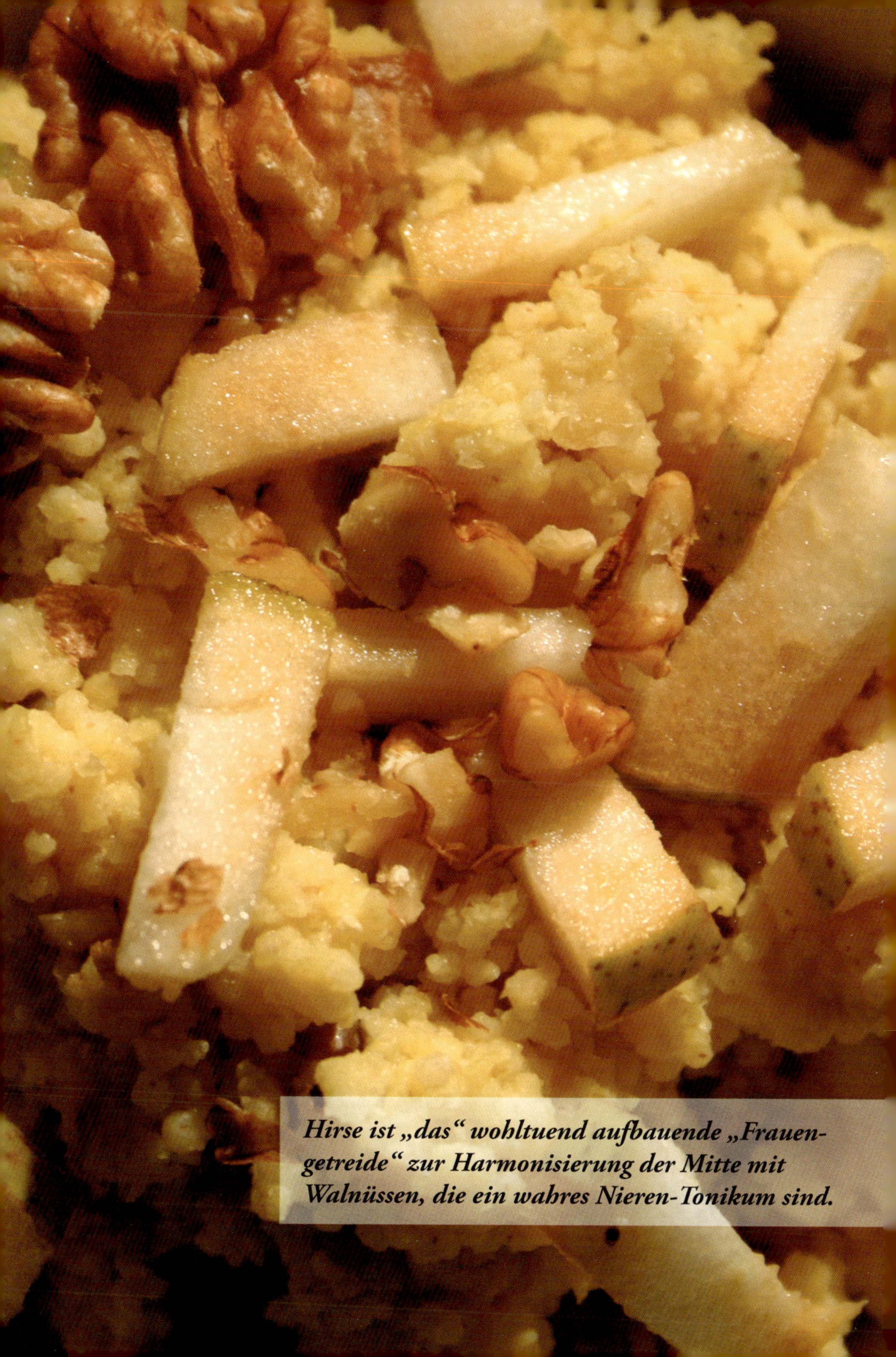

Hirse ist „das" wohltuend aufbauende „Frauengetreide" zur Harmonisierung der Mitte mit Walnüssen, die ein wahres Nieren-Tonikum sind.

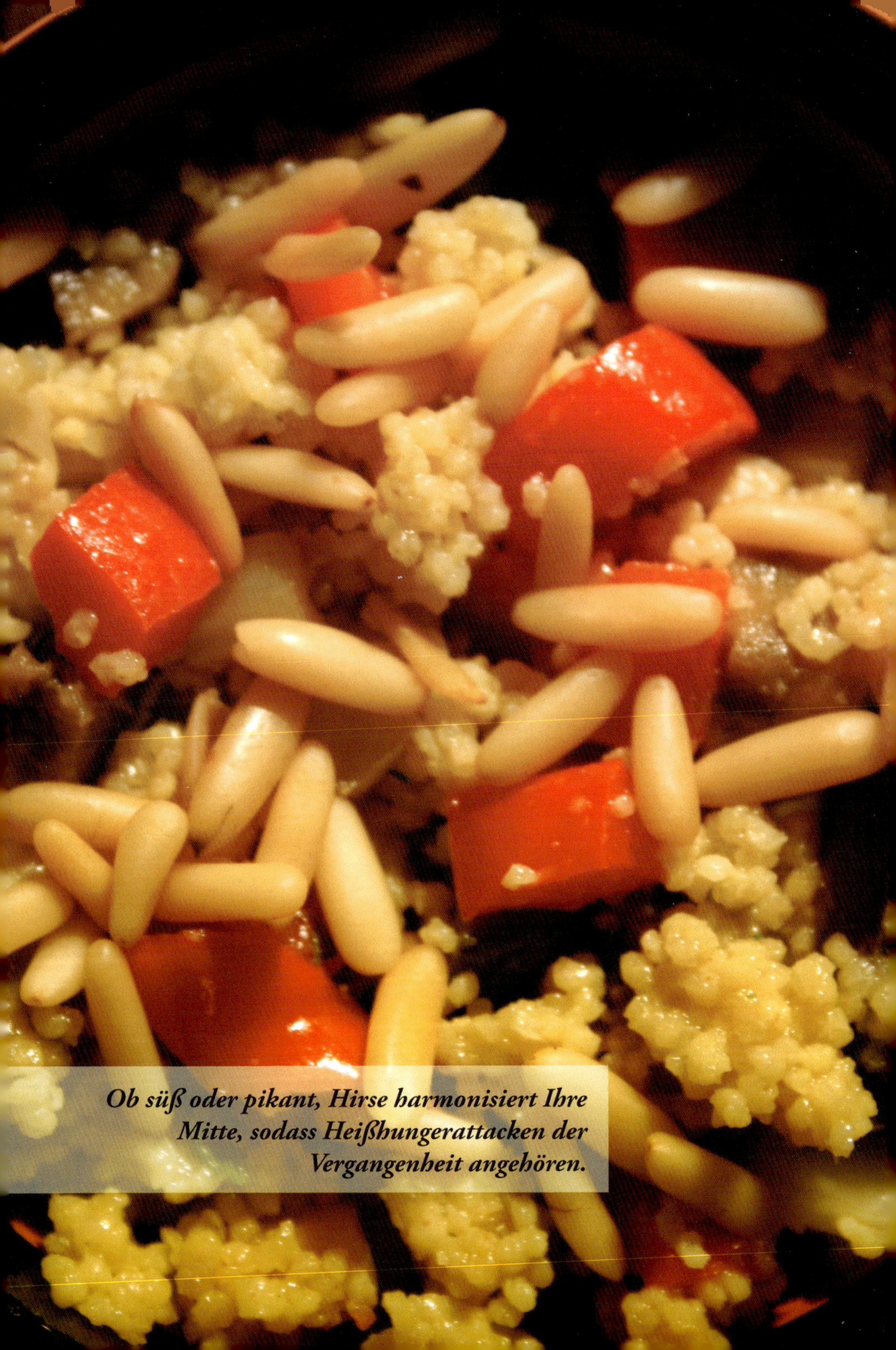

Ob süß oder pikant, Hirse harmonisiert Ihre Mitte, sodass Heißhungerattacken der Vergangenheit angehören.

Hirse pikant

1 Tasse	Hirse
2,5 Tassen	Wasser
	etwas Gemüsebrühe
½	Fenchelknolle
½	rote Paprika
½	kleine Aubergine
	Thymian
	Koriander
	Knoblauch
	Olivenöl
	Pinienkerne

Hirse bitte wie auch beim vorherigen Rezept unter fließendem Wasser waschen, mit der doppelten Menge Wasser kochen und Gemüsebrühe nach Geschmack hinzufügen.
Köcheln lassen, bis die Hirse bissfest ist.
½ Fenchelknolle, ½ rote Paprika, ½ kleine Aubergine werden kleingeschnitten und mit Koriander und Knoblauch in Olivenöl kurz angebraten. Zu der Hirse hinzugeben und mit Pinienkernen garnieren und genießen.

Diese Frühstücksvarianten sind in der Regel für jede Frau geeignet. Sollten Sie zu Verstopfung neigen, so geben Sie den Variationen mit Hafer den Vorzug. Alle Varianten haben überwiegend wärmende Eigenschaften und wirken hauptsächlich auf den Funktionskreis Mitte. Sie sind dazu gedacht, Ihnen am Morgen Energie zu spenden, die lange anhält. Zudem sättigen diese Frühstücksvarianten auch gut, sodass Sie sicherlich vor dem Mittagessen keinen Hunger verspüren werden.

Sesam (geröstet) und Leinsamen reichern die Mahlzeiten noch an und können sowohl den süßen als auch der pikanten Variante hinzugefügt werden.

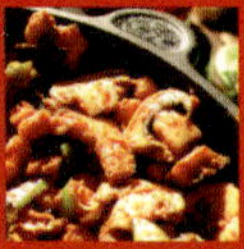

Auberginenpfanne

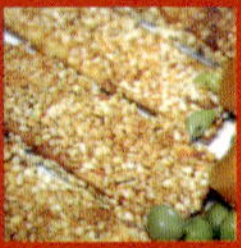

Marinierter Tofu in Sesam

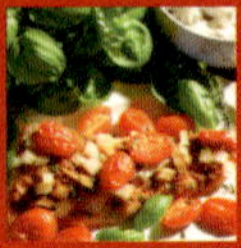

Fisch mit Reis im Backofen

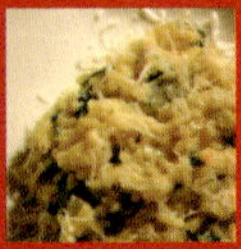

Kräuter-Risotto

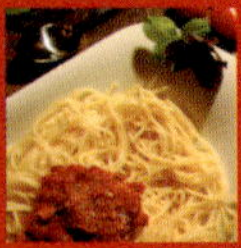

Pasta mit Tomatensoße

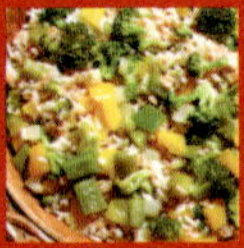

Reis mit Gemüse und Gerste

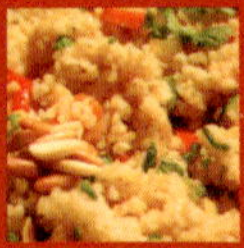

Couscous mit Minze

Mittagessen

Auberginenpfanne

	Olivenöl
1	Knoblauchzehe
200 g	gegarte Kichererbsen
1 Handvoll	Zuckerschoten
300 g	Kartoffeln
250 g	Auberginen
200 g	Champignons
250 ml	Tomatenpüree aus dem Glas
½ TL	Bockshornkleesamen
1 TL	zerstoßener Cumin
1–2 TL	gemahlener Koriander
1 Bund	frischer Koriander
1 TL	Curcuma
	Salz

Öl, Knoblauch und Bockshornkleesamen in der Pfanne erhitzen und kurz (1 Minute) verrühren.

Kartoffeln, Auberginen und Champignons recht klein schneiden und in die Pfanne geben. Mit etwas Wasser angießen, Tomatenpüree und Curcuma zugeben und 30 Minuten köcheln lassen. Salzen, Kichererbsen hinzugeben und den frischen Koriander darüber streuen. Alles noch einmal 10 Minuten köcheln lassen. Gemahlenen Koriander darübergeben.

Dieses Gericht schmeckt auch in „abgespeckter" Version sehr gut, z. B. ohne Champignons. Probieren Sie es ein anderes Mal mit weniger Auberginen und dafür mit Mangold, das gibt einen extra Folsäure-Schub.

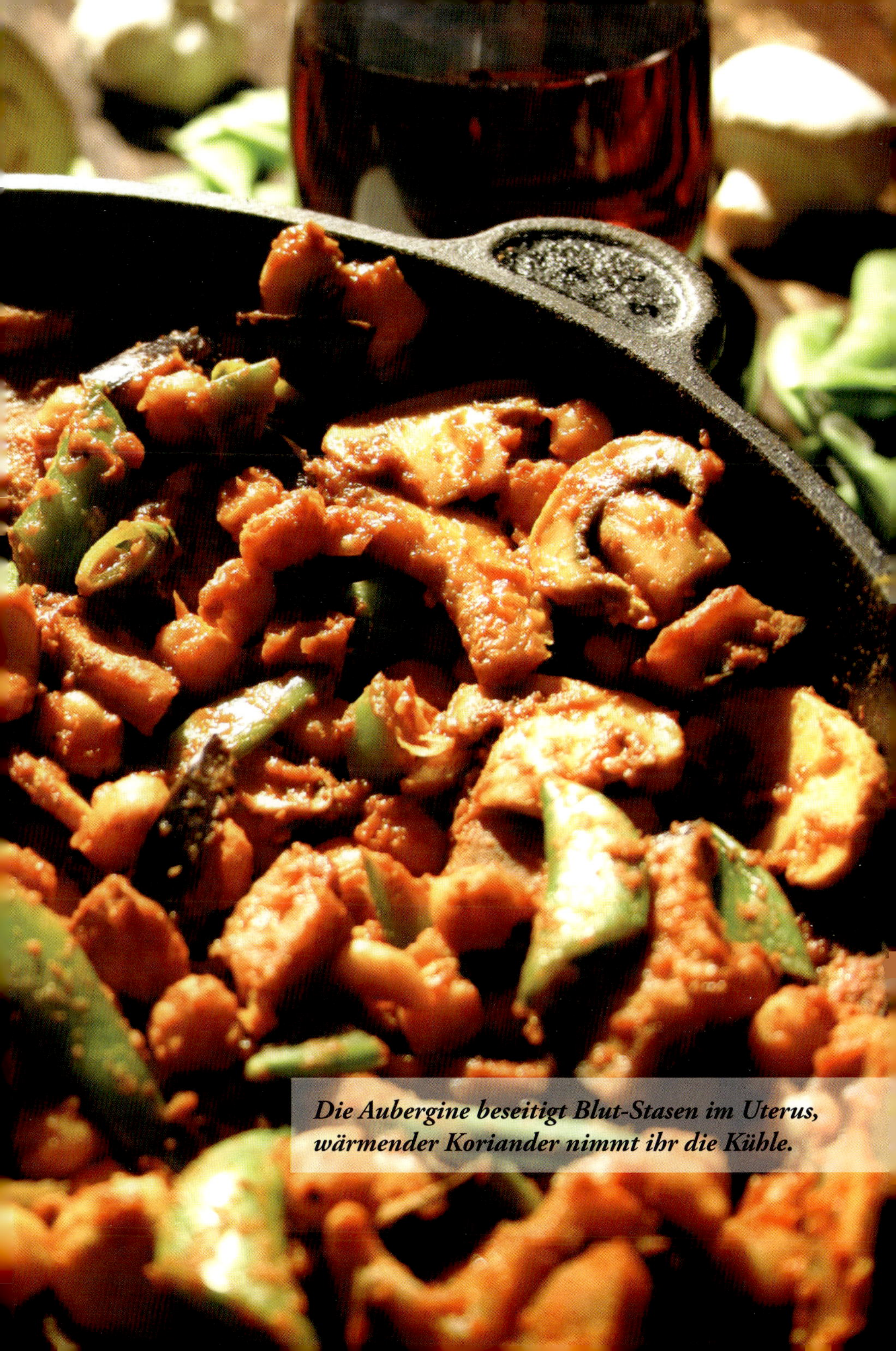

Die Aubergine beseitigt Blut-Stasen im Uterus, wärmender Koriander nimmt ihr die Kühle.

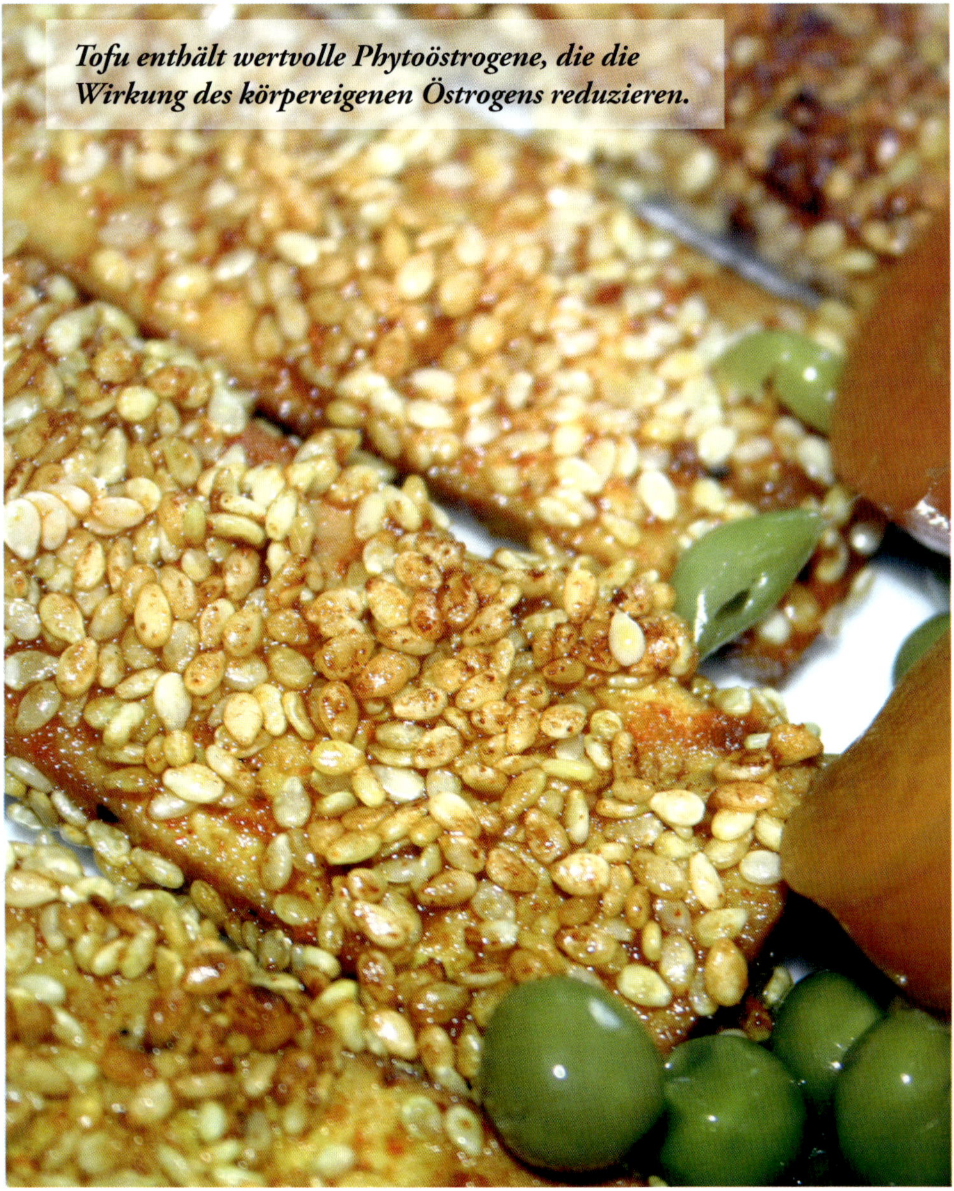
Tofu enthält wertvolle Phytoöstrogene, die die Wirkung des körpereigenen Östrogens reduzieren.

Marinierter Tofu in Sesam

300 g	Tofu
	Paprikapulver
	Kurcuma
	Sojasauce
	Zitronensaft
	Aprikosenmarmelade
	Sesamöl
	Sesam
	Gemüsebeilage nach Wahl (Möhren, Broccoli etc.)

Aus Marmelade, Öl, Paprikapulver, Kurkuma und Sojasauce eine Marinade bereiten und den in feine Scheiben geschnittenen Tofu darin 4 Stunden, besser noch über Nacht, marinieren. Anschließend in Sesam wälzen und kurz anbraten.

Dazu schmecken vielerlei Gemüse hervorragend. Probieren Sie Möhren in Scheiben, Mangold, Spinat oder Broccoli.

Fisch mit Reis im Backofen

400 g	Lachs
1 Handvoll	Cocktailtomaten
1 TL	Pesto Genovese
1 TL	Pesto Rosso oder getrocknete Tomaten
1	unbehandelte Zitrone
1 Tasse	Reis
1	Zwiebel
	Basilikum
	Thymian

Zwiebeln kleinwürfeln, Tomaten halbieren.
Fisch waschen und mit Zitrone beträufeln. Mit Pesto Genovese bestreichen und mit Tomaten und Zwiebeln belegen. In einen feuerfesten Topf oder eine Auflaufform geben und 15 min bei 175° C im vorgeheizten Ofen backen.
1 Tasse Reis (Vollkorn, Basmati oder auch Mischungen mit Wildreis) mit 2 Tassen Wasser zum Kochen bringen und laut Packungsangabe ziehen lassen.

Alternativ können Sie Kartoffeln dazu zubereiten:
Die Kartoffeln werden geviertelt, mit Pesto Rosso bepinselt und bereits 15 Minuten zuvor in den auf 180° C vorgeheizten Backofen gegeben. Mit Basilikum und Thymian bestreuen.
Wenn der Fisch hinzukommt, die Temperatur senken.

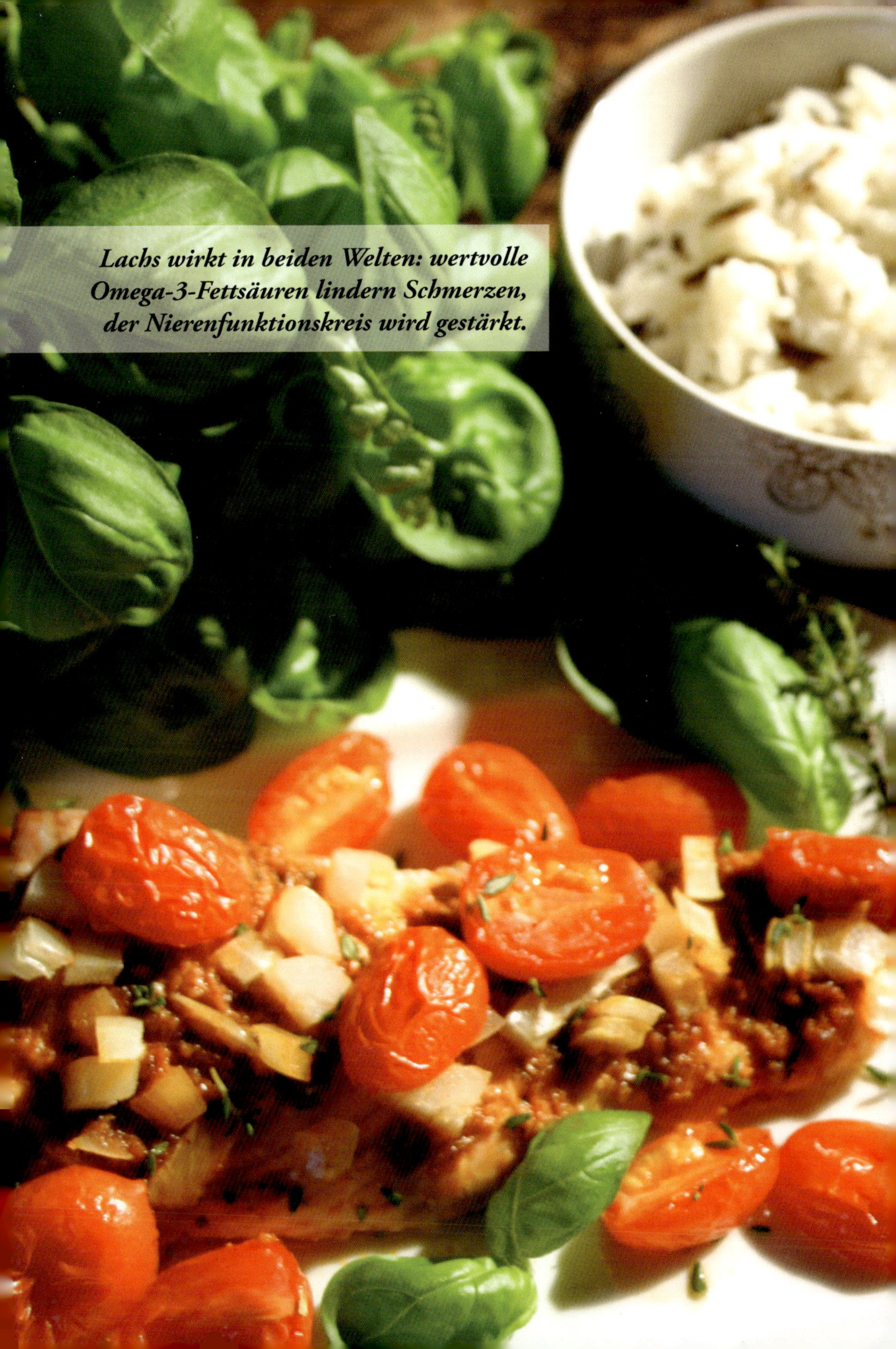

Lachs wirkt in beiden Welten: wertvolle Omega-3-Fettsäuren lindern Schmerzen, der Nierenfunktionskreis wird gestärkt.

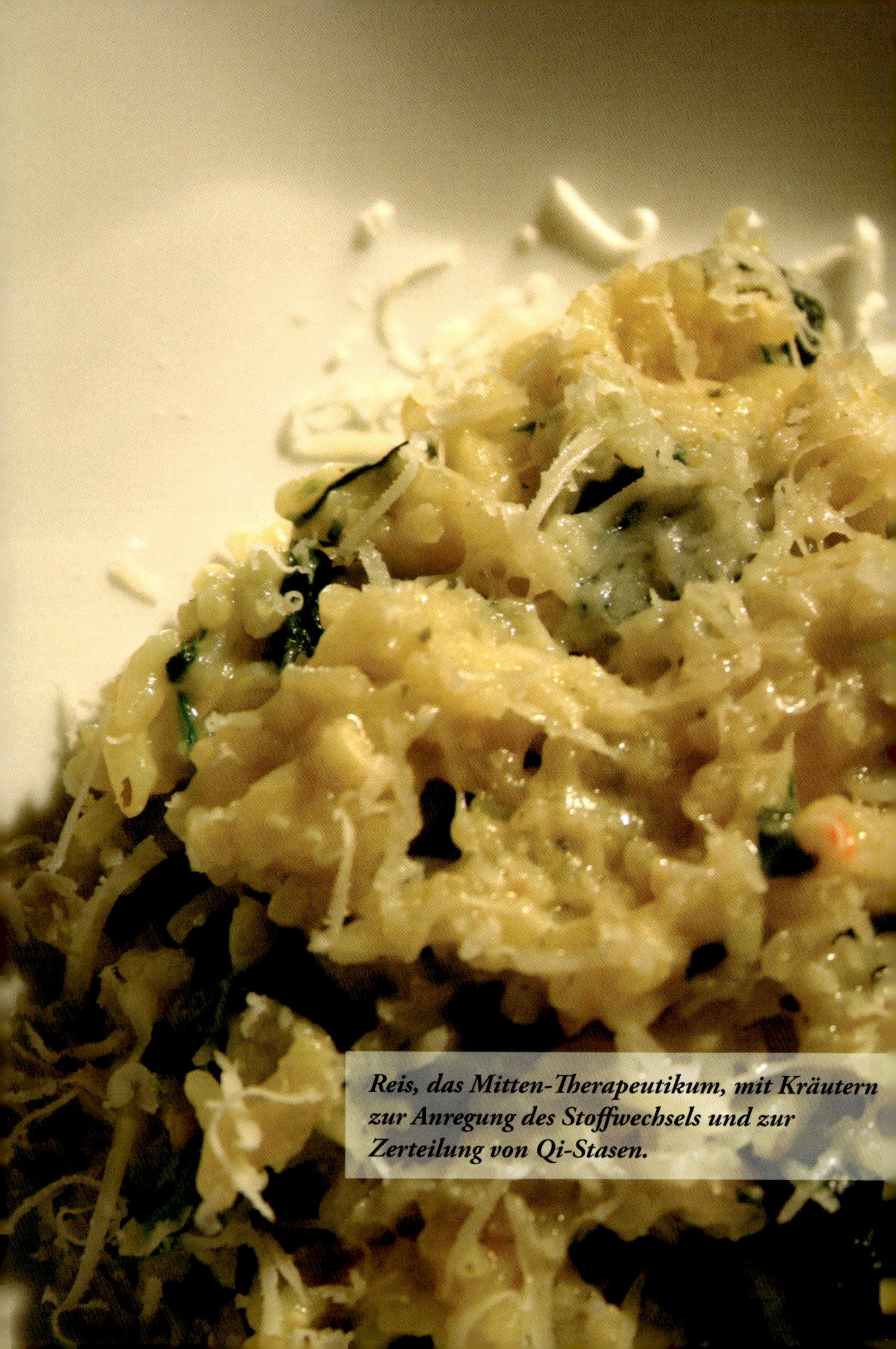

Reis, das Mitten-Therapeutikum, mit Kräutern zur Anregung des Stoffwechsels und zur Zerteilung von Qi-Stasen.

Kräuter-Risotto

150 g	Risotto-Reis, z. B. Aborio
0,5 – 1 l	Brühe
100 ml	Weißwein
1	kleingehackte Zwiebel
1	kleingehackte Knoblauchzehe
	Olivenöl
30 g	Pecorino
	Pfeffer
½ Bund	Sauerampfer
½ Bund	Bärlauch

Die Zwiebel und den Knoblauch in Olivenöl anschwitzen, bis die Zwiebeln glasig sind. Dann den Reis hinzugeben und mit dem Weißwein ablöschen. Nach und nach unter ständigem (!!) Rühren so viel Brühe zugeben, wie der Reis gut aufnehmen kann. Die Temperatur so wählen, dass der Reis ganz leicht köchelt. Sobald der Reis cremig ist, den Pecorino und etwas Pfeffer aus der Mühle hinzugeben. Die Kräuter frisch kleinschneiden und unter den Reis mengen. Alles 2 Minuten ziehen lassen und dann servieren.

Pasta mit Tomatensoße

Wunderbar schnell und einfach, und immer wieder köstlich …

250 g	Spaghetti und Vollkornspaghetti (möglichst Dinkel) je zur Hälfte
500 g	Tomatenpüree aus der Glasflasche
1	Knoblauchzehe
6 Blättchen	frisches Basilikum
2 Zweige	frischer Oregano
	frisch gemahlener schwarzer Pfeffer
2	kleine Zwiebeln
	etwas geriebener Pecorino

Zwiebeln sehr klein würfeln und in etwas Olivenöl glasig dünsten, gepressten Knoblauch hinzugeben, kurz mit anbraten. Dann Tomatenpüree einrühren. Etwas Oregano einstreuen, Deckel daraufgeben und köcheln lassen, während Sie die Spaghetti gar kochen.

Frisches Basilikum klein zupfen und in die Sauce geben, schwarzen Pfeffer direkt aus der Mühle mahlen. Spaghetti auf dem Teller mit der Sauce anrichten und kleine Flöckchen Pecorino über die angerichtete Speise hobeln. Guten Appetit!

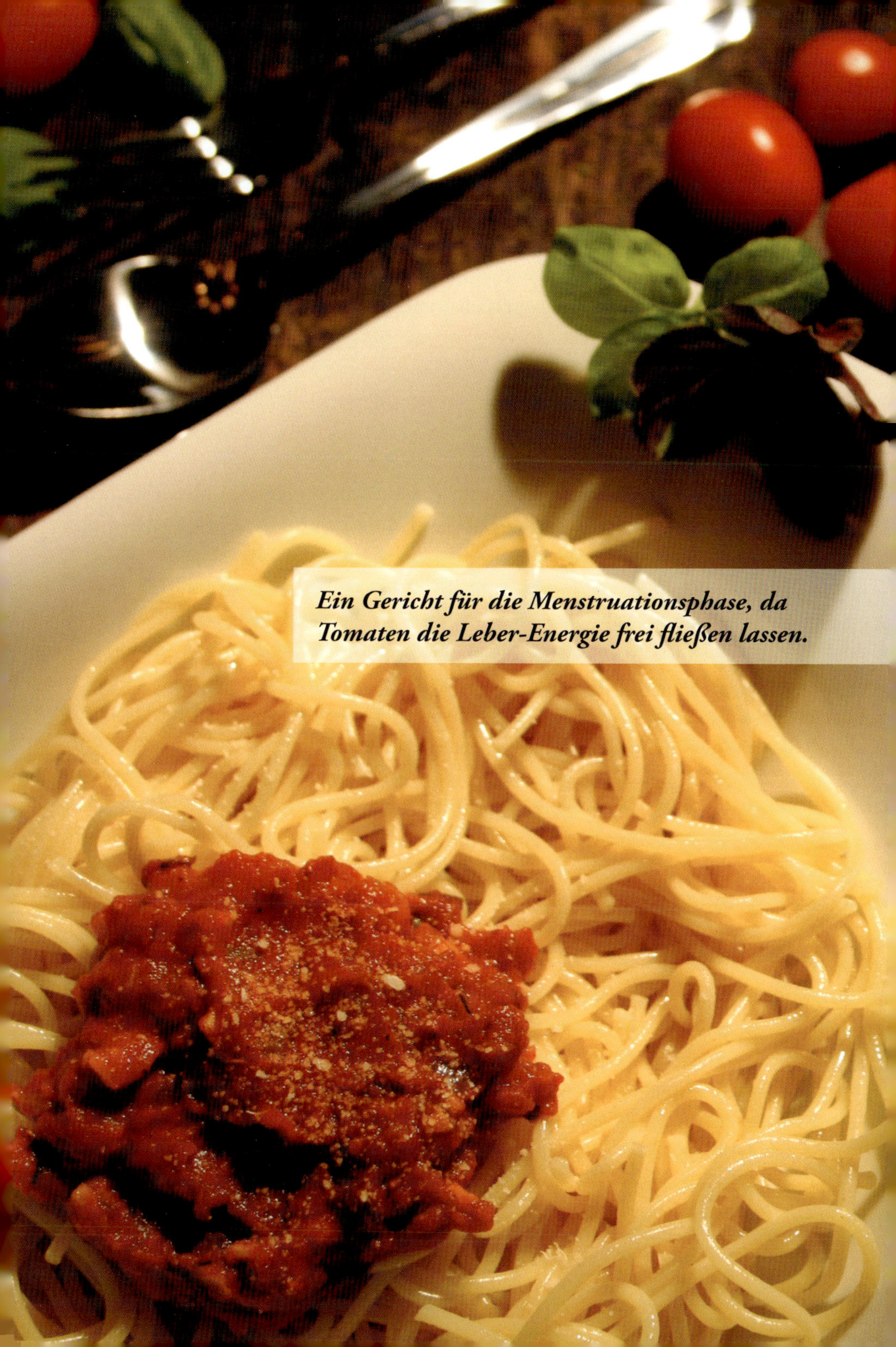

Ein Gericht für die Menstruationsphase, da Tomaten die Leber-Energie frei fließen lassen.

Reis mit Gemüse und Gerste

½ Tasse	Gerste
1 Tasse	Reis
½	kleiner Broccoli
1	gelbe und
1	rote Paprika
½	Fenchelknolle
½ TL	Miso

Achtung! Gerste muss über Nacht eingeweicht werden. Am besten kochen Sie hier direkt mehr und verwenden den Rest als Suppeneinlage oder zum Frühstück.

Eine Tasse Reis mit der zweieinhalbfachen Menge Wasser und 1 Teelöffel Salz zum Kochen bringen.

Broccoli in ganz kleine Röschen schneiden und die Paprika in kleine Stückchen schneiden. Die halbe Fenchelknolle ebenfalls kleinschneiden. Das Gemüse dünsten.

Reis mit der Gerste und dem Gemüse vermengen und mit etwas Miso abschmecken.

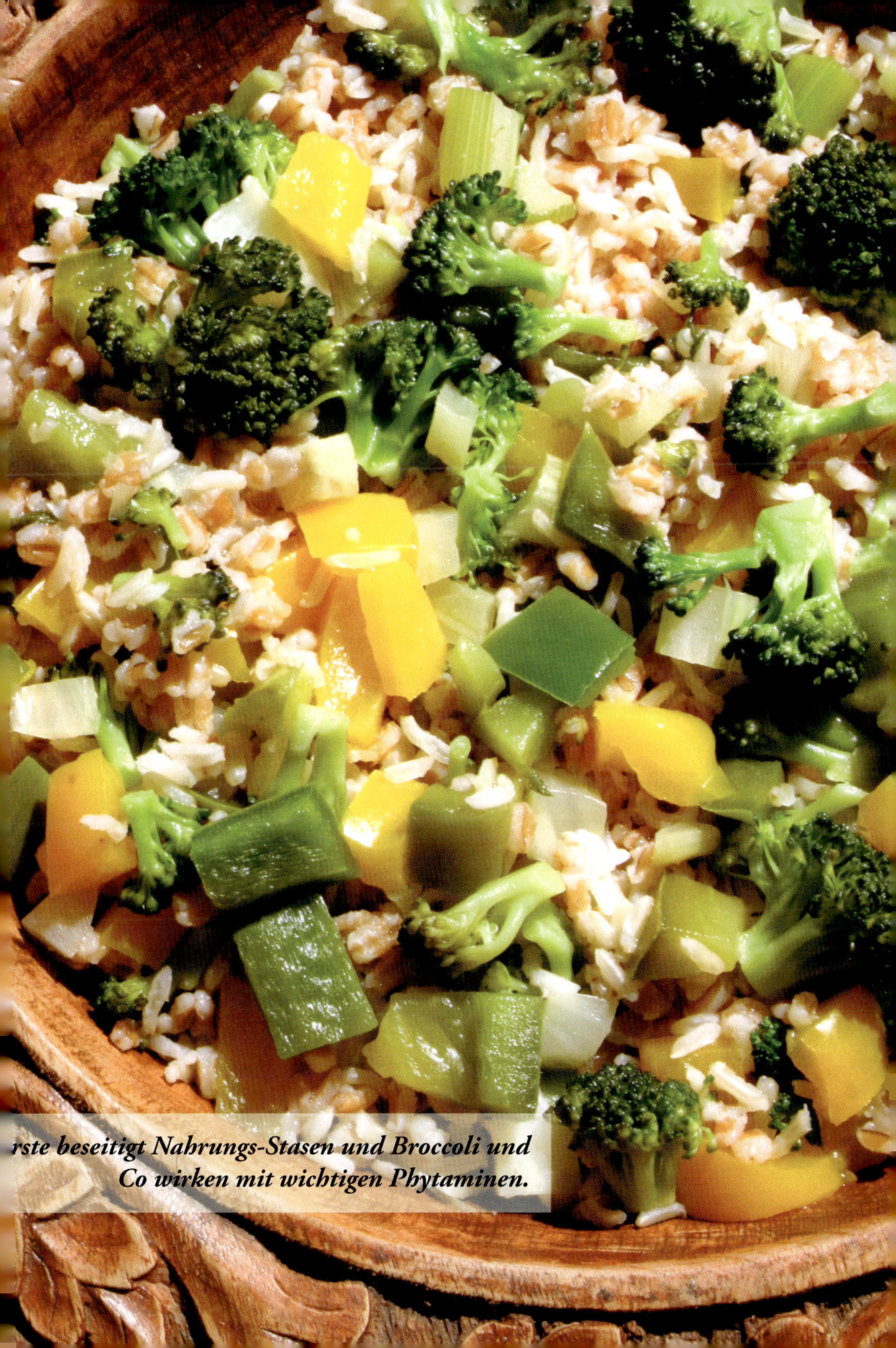

rste beseitigt Nahrungs-Stasen und Broccoli und Co wirken mit wichtigen Phytaminen.

Couscous mit Minze

1 Tasse	grober Dinkel- oder Gerstenvollkorngries
	Zitronengras (geriebene Zitronenschale tut's auch)
	Saft von einer halben Zitrone
	Pinienkerne
	Mandelstifte
1	Zwiebel
6 EL	Gemüsebrühe
½	Zucchini
1	Karotte
½	rote Paprikaschote
½	kleiner Kopf Blumenkohl
	Olivenöl
4	getrocknete Aprikosen
2	getrocknete Datteln
1 gestr. TL	Cumin oder ½ TL gemahlener Cumin
4 Zweige	Thymian
1 TL	gemahlener Koriander
	Frischer Koriander und frische Pfefferminzblätter zum Dekorieren
	Salz

Der Couscous wird mit 2 ½ Tassen Brühe vermischt und zum Kochen gebracht. Der Couscous wird zum Quellen stehen gelassen.
Mandelstifte und Pinienkerne in der Pfanne ohne Öl rösten. Das Gemüse sehr klein schneiden und in eine Pfanne mit Olivenöl geben, 5 Minuten garen. Dabei zunächst den Blumenkohl und die Möhren, danach die anderen Gemüsezutaten zugeben, damit alles gleichmäßig gar wird. Zwischendurch immer mal etwas Gemüsebrühe zugeben, damit nichts anbrennt (ca. 6 EL). Dann geben Sie die getrockneten Früchte und die Gewürze hinzu. Erneut 5 Minuten garen. Den Pfanneninhalt mit dem ausgequollenen Couscous mischen und Zitronensaft und frische Pfefferminzblätter darunter mengen.

Pinienkerne und Mandelstifte darüberstreuen.
Wer mag, kann das Gericht auch mal mit Auberginen probieren oder mit Vollkornreis oder Vollkornbasmatireis ausprobieren.

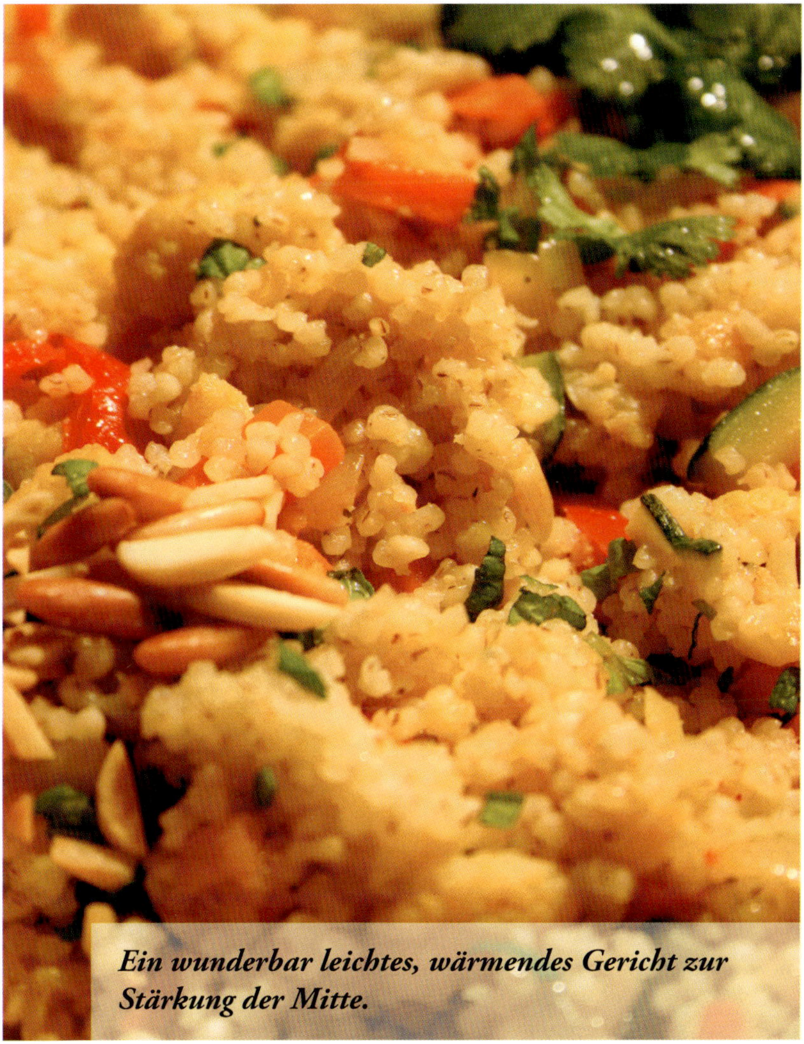

Ein wunderbar leichtes, wärmendes Gericht zur Stärkung der Mitte.

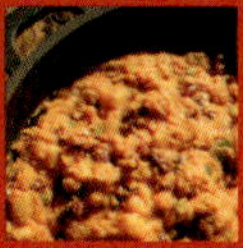

Sanfter Bohneneintopf

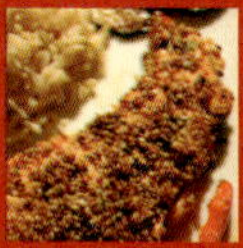

Fisch mit Sesam und Reis

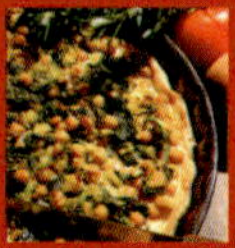

Würzige Kichererbsentarte mit Bärlauch-Spinat

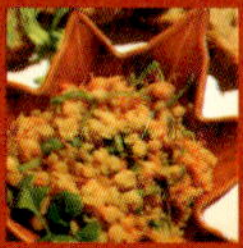

Roter Linsensalat

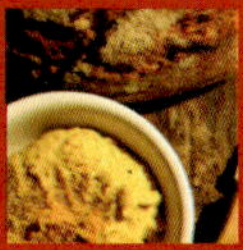

Kichererbsenpüree / Hummus

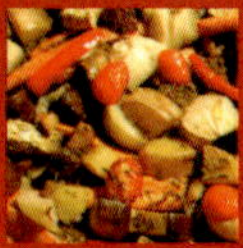

Bunte Gemüseplatte aus dem Ofen

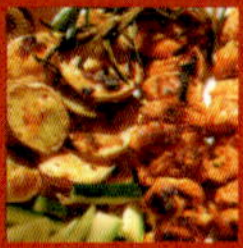

Rosmarinhähnchen mit Engelwurz

Abendessen

Sanfter Bohneneintopf

	Olivenöl
1	Zwiebel
½	kleine Sellerieknolle
100 g	grob geschroteter oder auch ganzer Dinkel oder Grünkern
1 Dose	Tomatenmark
	evt. Gemüsebrühe
1	rote Paprika
1	grüne Paprika
200 g	rote Bohnen (zuvor einweichen und garkochen)
1 TL	zerstoßener Kreuzkümmel
	edelsüßes Paprikapulver
	Oregano
	Koriandergrün
	Pfefferminze zum Drüberstreuen

Die Zwiebel und die Sellerieknolle in kleine Stücke schneiden und in Olivenöl glasig dünsten. Grünkernschrot hinzugeben und Tomatenmark. Alles etwas anbraten und dann mit Wasser oder Gemüsebrühe ablöschen. Die Paprika kleinschneiden und hinzugeben, ebenso die Bohnen und die Gewürze. 20 Minuten garköcheln lassen. Pfefferminze drüberstreuen und mit einem frischen Salat oder mit Reis genießen.

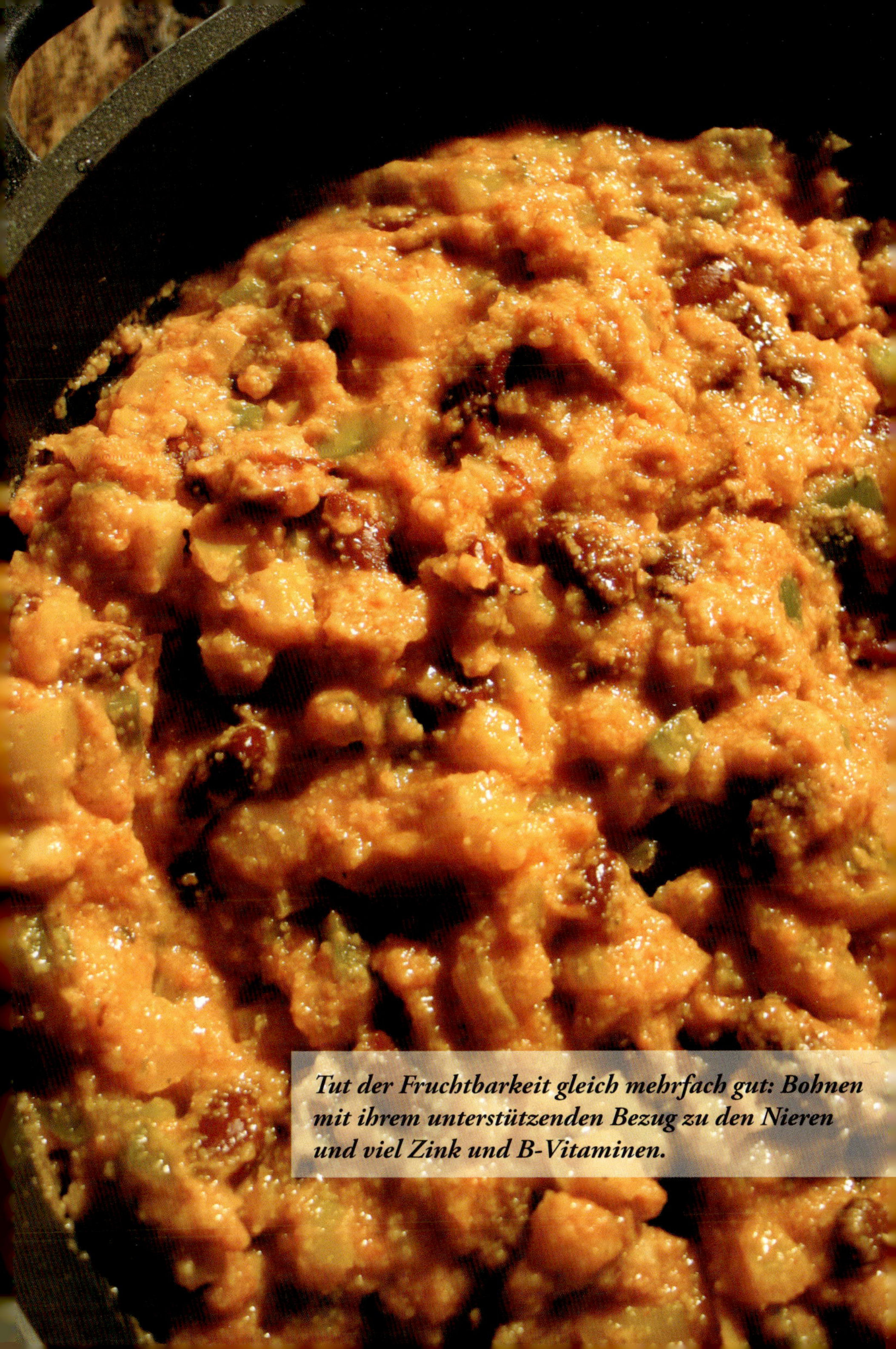

Tut der Fruchtbarkeit gleich mehrfach gut: Bohnen mit ihrem unterstützenden Bezug zu den Nieren und viel Zink und B-Vitaminen.

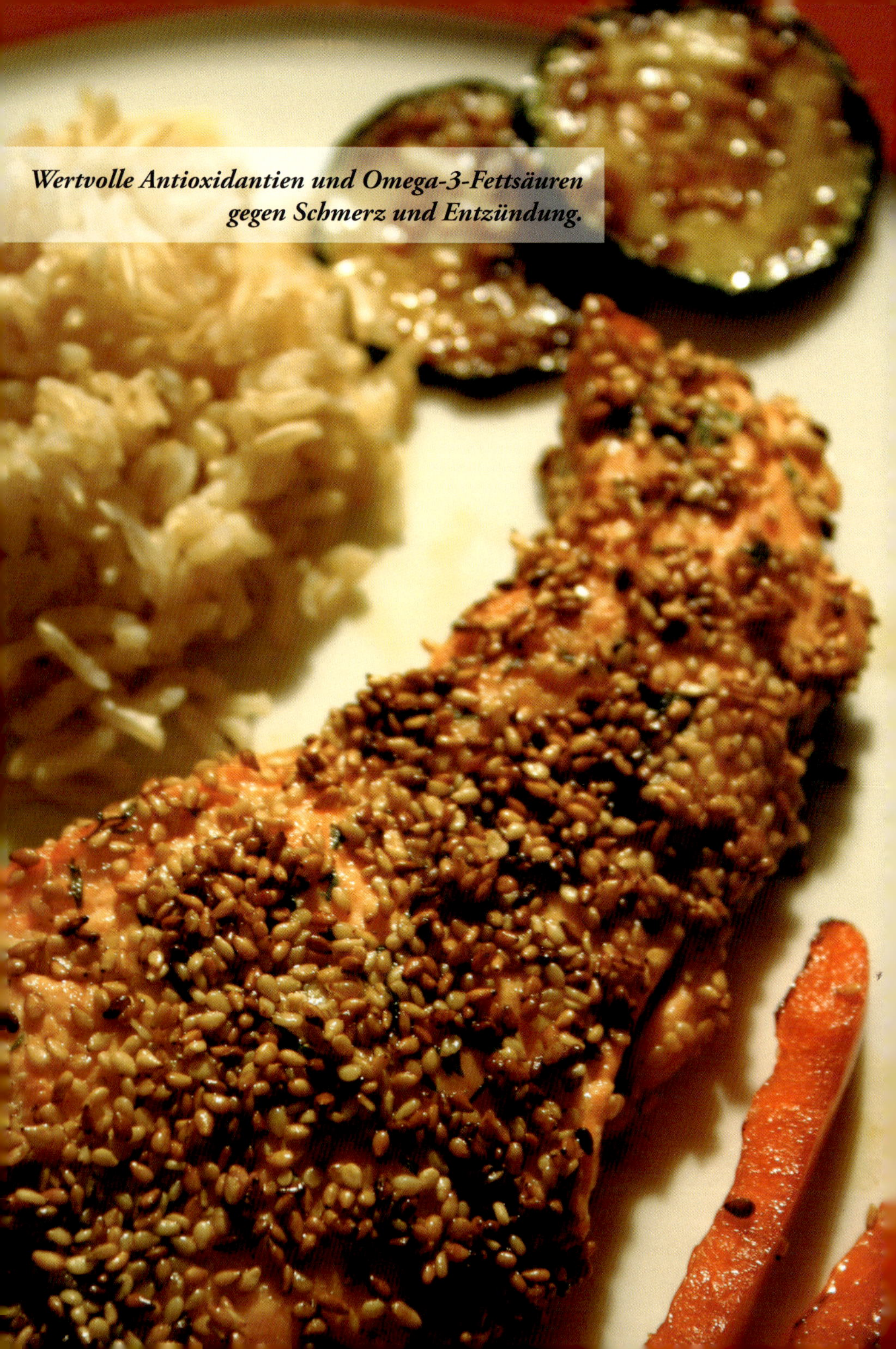
Wertvolle Antioxidantien und Omega-3-Fettsäuren gegen Schmerz und Entzündung.

Fisch mit Sesam und Reis

ca. 500 g	Lachsfilet
1	unbehandelte Zitrone
1 Tasse	Rundkornreis
½	Spitzkohl
	gemahlener Koriander
	Olivenöl
	Dill
	Sesam
	Salz

Frischer Lachs eignet sich hier besser als tiefgefrorener. Nehmen Sie die Lachsfilets und träufeln Sie reichlich Zitrone darauf. Dann pinseln Sie die Filets mit etwas Olivenöl ein, in das Sie zuvor Salz und etwas Dill gegeben haben. Nun wenden Sie die Fischfilets in den Sesamkörnern, bis diese vollständig damit überzogen sind. In der Pfanne erhitzen Sie etwas Olivenöl und geben den panierten Fisch in das heiße Öl. Nun braten Sie ihn langsam von beiden Seiten, bis die Sesamkörner leicht gebräunt und die Fischfilets gar sind.
Dazu schmeckt Vollkorn-Rundkornreis, den Sie je nach Geschmack mit etwas Gemüse (Paprika, Broccoli etc.) verfeinern können. Schmoren Sie den gewaschenen und kleingeschnittenen Spitzkohl in einer Pfanne mit Olivenöl an und geben Sie dann gemahlenen Koriander hinzu.

Würzige Kichererbsentarte mit Bärlauch-Spinat

Für den Mürbeteig (Ø = 26 cm):

260 g	Vollkorndinkelmehl
120 g	kaltgerührte Pflanzenmargarine
½ TL	Salz
4–8 EL	Wasser

Für den Belag:

225 g	Spinat (oder auch Mangold)
1 Bund	Bärlauch
1 EL	Olivenöl
1	Zwiebel
1	Knoblauchzehe
2	Eier
1 Tasse	getrocknete Kichererbsen (über Nacht in kaltem Wasser aufweichen lassen und dann 30 Minuten garkochen)
1 kleines Glas	getr. Tomaten
100 ml	Brühe
100 ml	Milch bzw. Sojamilch
1 TL	gemahlene Kurkuma
1 TL	Koriander
	etwas geriebene Muskatnuss
	Salz
	schwarzer Pfeffer
	Paprikapulver

Zuerst bereiten Sie den Teig zu und kneten dafür alle Zutaten zu einer geschmeidigen Masse. Die benötigte Wassermenge liegt bei mir meist zwischen 4 und 8 EL Wasser.
Legen Sie den fertigen Teig für ca. ½ Stunde in den Kühlschrank. Etwas länger darf es gern sein, aber bitte nicht über Nacht.
Geben Sie den Teig in eine runde Form von etwa 26 cm Durchmesser. Die Form bitte zuvor fetten und mit Mehl bestäuben oder aber mit Backpapier

auslegen. Stechen Sie den Teig mehrfach ein und backen Sie ihn bei ca. 175°C für ca. 20 Minuten. Er ist genau richtig, wenn er goldgelb wird.
Haben Sie frischen Spinat gekauft, so waschen Sie diesen und blanchieren ihn kurz. Tiefkühlspinat bitte auftauen.
In einer Pfanne erhitzen Sie Öl und geben Zwiebel, Knoblauch, Kurkuma und Koriander hinzu. Sobald die Zwiebel glasig ist, geben Sie die Kichererbsen, den Spinat und die kleingeschnittenen getrockneten Tomaten hinzu. Diese Mischung verteilen Sie auf dem fertig gebackenen Boden.
In einer Schüssel verquirlen Sie die Eier mit Salz, Milch, Brühe und Muskat und geben dies gleichmäßig über den Kuchen. Bei 175 °C backen Sie diesen 35 Minuten weiter und geben frischen schwarzen Pfeffer über den Knusperkuchen.
Notfalls können Sie auch die Kichererbsen aus der Dose verwenden, geschmacklich reichen die aber nicht an die getrocknete Version heran.
Und falls Sie jahreszeitenbedingt keinen Bärlauch bekommen, können Sie hier auch gut mit Auberginen, Pilzen, Paprika etc. ergänzen. Probieren Sie, was Ihnen schmeckt!

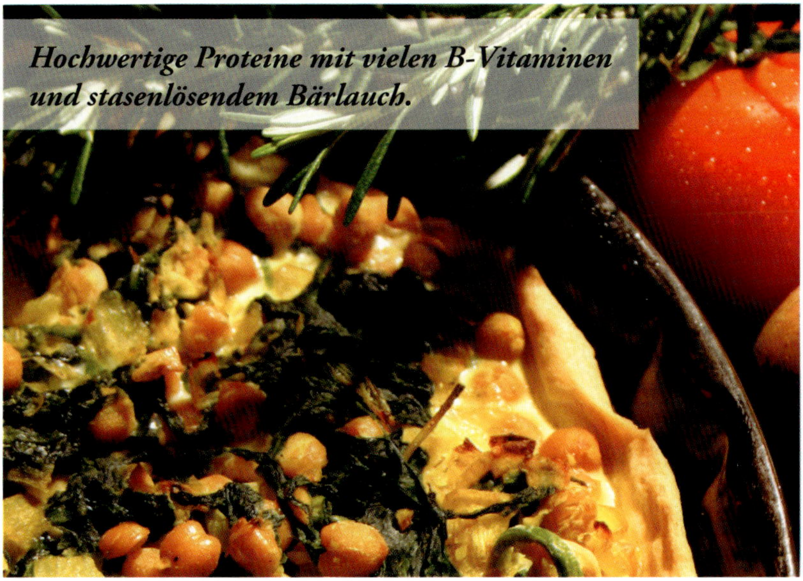
Hochwertige Proteine mit vielen B-Vitaminen und stasenlösendem Bärlauch.

Roter Linsensalat

1 Tasse	rote Linsen
½ Stange	Porree/Lauch
1	große Möhre
	Gemüsebrühe
	Aceto Balsamico
	Olivenöl
1	unbehandelte Zitrone
	Koriander frisch oder getrocknet
	Vollkornbrot

Linsen mit der doppelten Menge Wasser und etwas Gemüsebrühe zum Kochen bringen.
Den Porree sehr fein schneiden und die Möhre fein reiben. Alles in einer großen Schüssel vermengen, Zitronenschale abreiben, Saft auspressen, mit Aceto Balsamico und Olivenöl verrühren. Die Ölmischung über den Linsensalat geben und unterheben. Den frischen Koriander darüberstreuen (haben Sie gemahlenen verwendet, so geben Sie diesen an die Linsen). Zum noch warmen Linsensalat (der auch gut am nächsten Tag kalt im Büro gegessen werden kann) schmeckt Vollkornbrot.

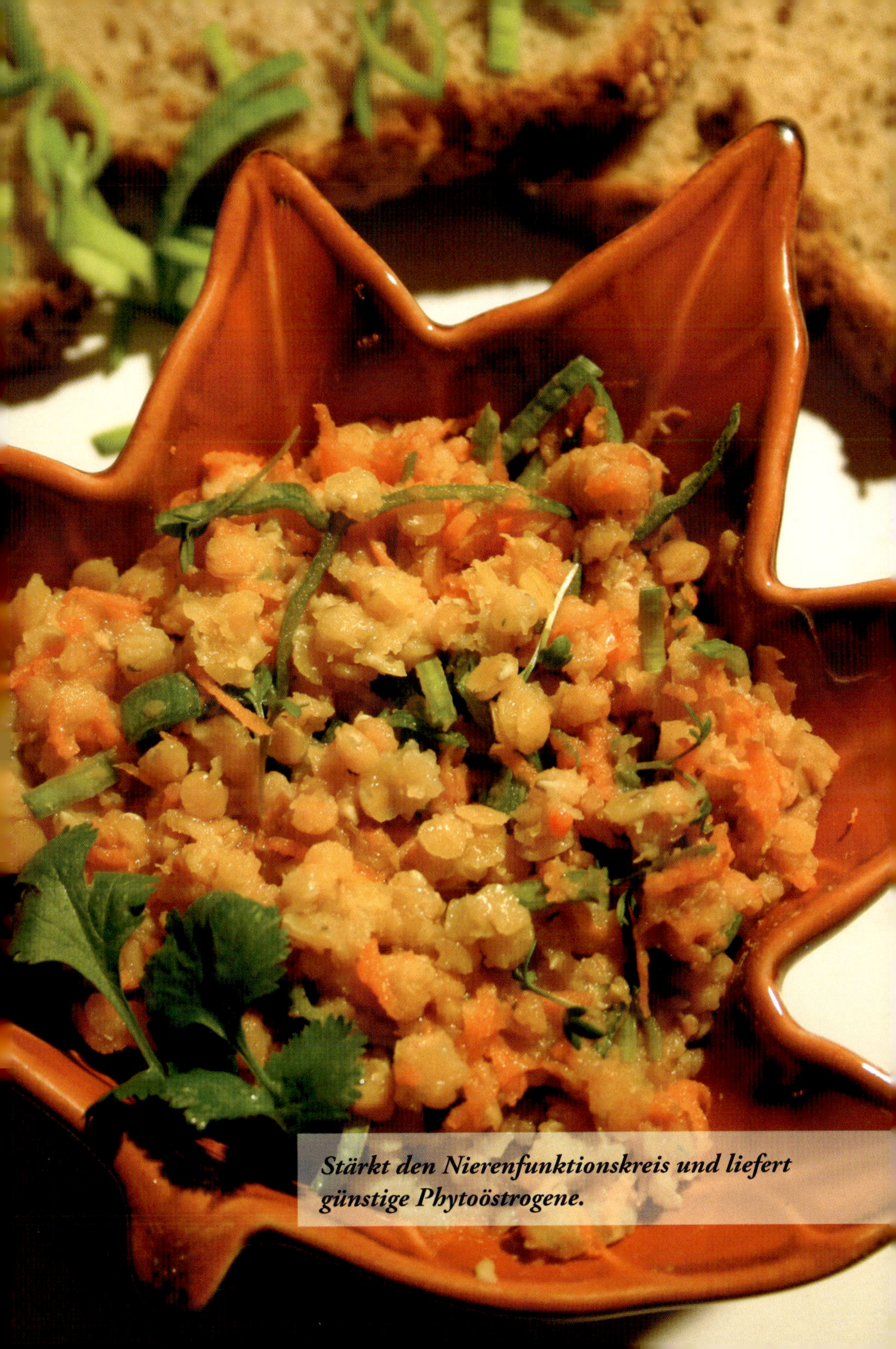

Stärkt den Nierenfunktionskreis und liefert günstige Phytoöstrogene.

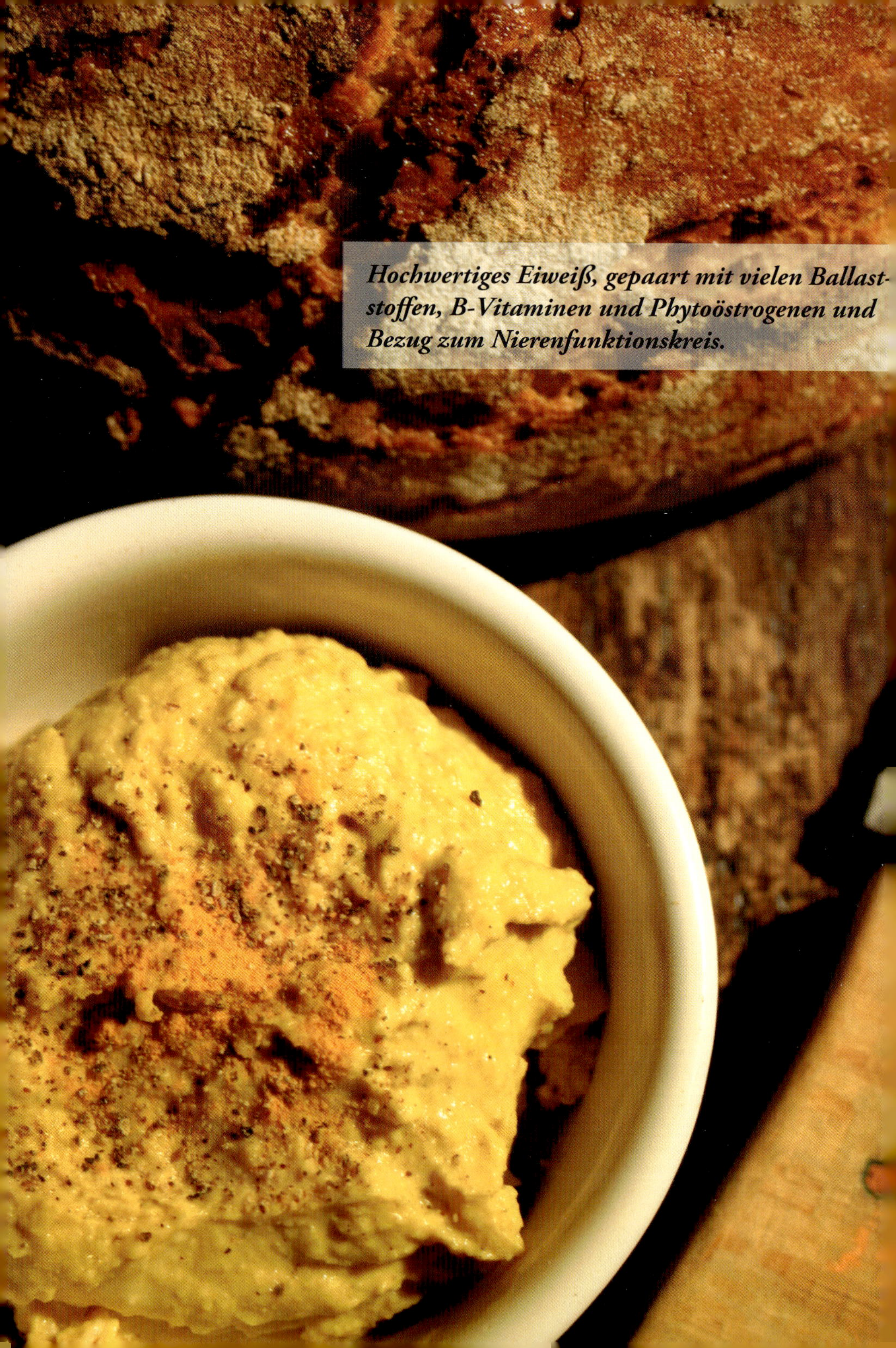
Hochwertiges Eiweiß, gepaart mit vielen Ballaststoffen, B-Vitaminen und Phytoöstrogenen und Bezug zum Nierenfunktionskreis.

Kichererbsenpüree / Hummus

250 g	fertig gegarte Kichererbsen (nur zur Not die aus der Dose)
2 EL	Sesampaste/Tahin
2–3	Zitronen
2	große Knoblauchzehen
2 TL	frisch gemahlener oder im Mörser frisch zerstoßener Kreuzkümmel/Cumin
1 TL	Curcuma
	Salz
	Pfeffer
	Olivenöl

Zunächst die Kichererbsen über Nacht einweichen und gar kochen. Kichererbsen abseihen, die Flüssigkeit auffangen. Die Kichererbsen mit der Sesampaste, dem Knoblauch, etwas Zitronensaft, Salz, Pfeffer und Cumin gründlich verrühren bzw. pürieren. Die Konsistenz sollte sehr cremig sein, daher die aufgefangene Kichererbsenkochflüssigkeit und 3–4 EL Olivenöl dazu geben und mischen, bis die gewünschte Cremigkeit erreicht ist.
Hummus schmeckt am besten, wenn er etwas ruhen konnte und man knuspriges Brot dazu reicht. Dafür können Sie bspw. ein Vollkornbrot toasten. Dieses Rezept ist also vor allem für diejenigen unter Ihnen gedacht, die nicht auf Brot verzichten möchten, aber alternative „Aufstriche" benötigen, um nicht wieder ein Brot mit Schinken und Käse zu essen, denn Vorsicht, hier lauern schlechte Fettsäuren!!! Kurz vor dem Verzehr können Sie auch gut das gesunde Leinöl hineinrühren.

Bunte Gemüseplatte aus dem Ofen

Olivenöl
3 Kartoffeln
3 Karotten
1 Peperoni
2 Zwiebeln
½ Aubergine
3 kleine Cocktailtomaten
5 braune Champignons
Pfeffer
Salz
Thymian
Rosmarin

Nehmen Sie ein Ofenblech und pinseln Sie es mit Olivenöl ein (alternativ können Sie es auch mit Backpapier auslegen und das notwendige Olivenöl später über das Gemüse gießen, bevor Sie es in den Ofen schieben).
Die Kartoffeln vierteln oder achteln Sie bitte – je nach Größe, die Karotten schneiden Sie 2x der Länge nach ein und die Pepperoni und die Zwiebeln werden geviertelt. All dies Gemüse verteilen Sie bitte auf dem Blech und geben es für ca. 20 Minuten bei 180° C in den Backofen.
Anschließend würfeln Sie die Auberginen und vierteln die Champignons und die Tomaten. Dieses geben Sie bitte auch aufs Backblech und bestreuen alles mit frischem Thymian und Rosmarin. Dann schmoren Sie alles noch 15 Minuten weiter.

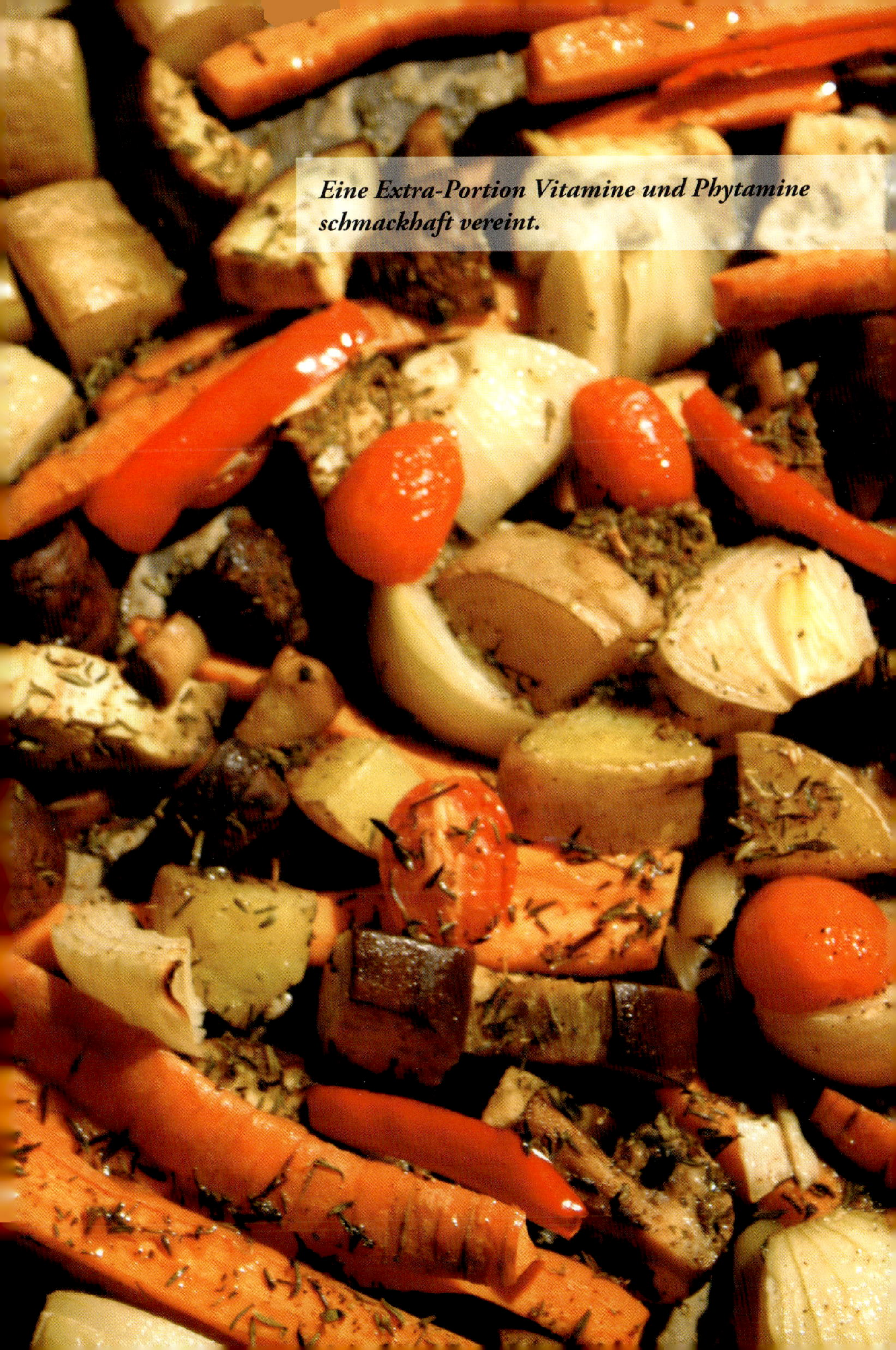

Eine Extra-Portion Vitamine und Phytamine schmackhaft vereint.

Rosmarinhähnchen mit Engelwurz

1	Hähnchenbrust
2	Zweige Rosmarin
2	Zwiebeln
1 TL	Paprikapulver
2 Scheiben	frischer Ingwer
2 EL	Aprikosenmarmelade
	etwas Salz
1 EL	Olivenöl
6	Kartoffeln
	Thymian
	Muskat
3 Scheiben	getr. Dang Gui, chinesische Engelwurz

Die Kartoffeln in Salzwasser garkochen und anschließend schälen.
Die Hähnchenbrust bitte waschen und mit 3 Scheiben Dang Gui 10 Minuten in wenig Wasser köcheln lassen. Dang Gui aufbewahren und mit den Kartoffeln zu Pürree verarbeiten. Mit etwas Salz, Thymian und Muskat abschmecken.
Fleisch trockentupfen und in kleine Streifen schneiden, die gut aufgespießt werden können. Die Fleischstückchen mit einer Paste aus Aprikosenmarmelade, Ingwer(frisch), Olivenöl, Zitronensaft, Paprika und wenig Salz einpinseln. In eine Pfanne mit Rosmarin und Zwiebeln geben und kurz braun braten.

Ein Feldsalat mit gleichen Teilen Aceto Balsamico und Himbeeressig sowie Leinöl, Honig und Knoblauch ergänzt hier hervorragend.

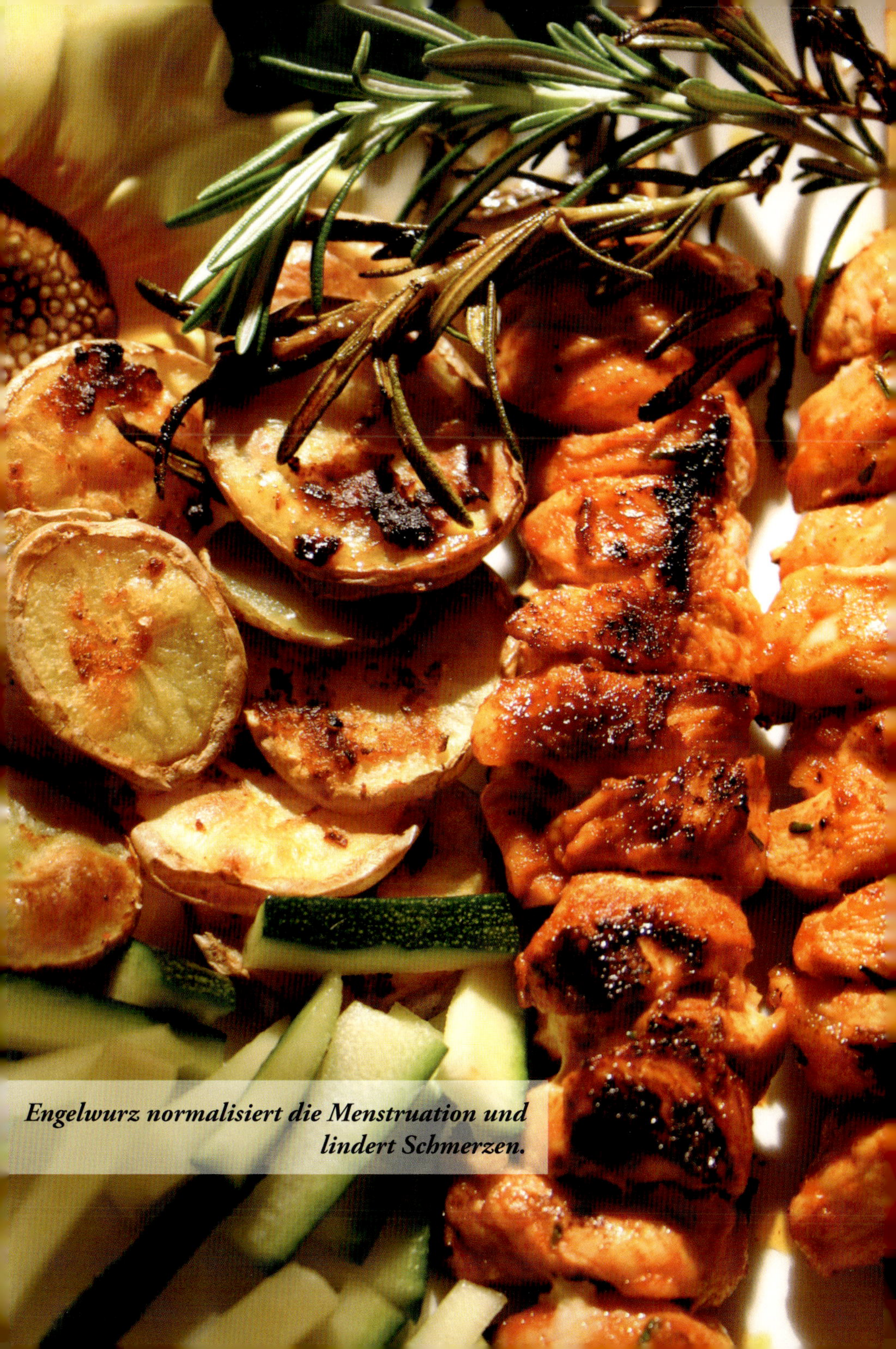

Engelwurz normalisiert die Menstruation und lindert Schmerzen.

Reissuppe / Reiscongee Grundrezept

Basische Gemüsesuppe

Hühnersuppe

Fischsuppe / Bouillabaisse

Suppen

Sowohl als Frühstück, Mittagessen oder auch am Abend zu genießen.

Reissuppe / Reiscongee Grundrezept

Diese Reissuppe gibt es in vielfältigen Varianten. Dadurch, dass der Reis fast völlig verkocht wird, kann diese Suppe besonders gut assimiliert werden. Die Energie, die hieraus gewonnen werden kann, ist im Vergleich zur Energie, die bei ihrer Aufnahme benötigt wird, maximal und somit hat das Congee eine wunderbar wohltuende und aufbauende Wirkung.

1 Tasse	Vollkornreis
4–10 Tassen	Wasser

Beide Zutaten eine bis vier Stunden kochen. Traditionell wird das Congee eher vier Stunden gekocht, in unserem Kulturkreis allerdings wird so eine lange Kochzeit häufig nicht toleriert und daher wird der Reis, sobald er zerfallen ist, von der Kochstelle genommen. Meiner Erfahrung nach hat er auch dann schon eine gute Wirkung, das Optimum wird aber sicher durch längeres Kochen erreicht.
Eine gute Variante für die Frau ist im letzten Drittel der Kochzeit die Zugabe von einem kleinen(!) Stückchen Ingwer. Ist das Congee fast fertig, dämpfen Sie kurz eine halbe Birne mit und streuen Sie dann 5 Walnüsse darüber!
Die herzhafte Variante bereiten Sie mit einigen kleingeschnittenen Algenstückchen und gerösteten Pinienkernen zu.

Basische Gemüsesuppe

1	Kohlrabi
2	Möhren
2	Zwiebeln
4	Kartoffeln
½	Fenchelknolle
½	Petersilienwurzel
½	kleine Sellerieknolle
1 Stange	Sellerie
½ Stange	Lauch
1	kleiner Blumenkohl
	Petersilie
	Liebstöckel
	Salz
	Olivenöl
	Pfeffer

Alle Gemüse werden möglichst klein zerteilt und mit heißem Wasser übergossen, bis sie gut bedeckt sind. Dann bitte wenig Salz und etwas Pfeffer zugeben. 20 Minuten köcheln lassen und Liebstöckel und Petersilie drüberstreuen. Dies ist eine feine basische Suppe, die Sie nach Belieben variieren können. Jegliche Kohlart kann verwendet werden, oder Pilze können hinzugefügt werden.

Die Suppe kann immer wieder als leichte Mahlzeit zwischendurch oder auch zur Entschlackung gegessen werden. Gut tut sie auch an schmerzhaften Tagen, da sie leicht und gut bekömmlich ist. Rühren Sie bitte vor dem Verzehr noch Olivenöl unter.

Hühnersuppe

1	Suppenhuhn
1	Petersilienwurzel
2	Möhren
3	Zwiebeln
1 Stange	Sellerie
½	Knollensellerie
30 g	Dang Gui, chinesische Engelwurz
2	Scheiben frischer Ingwer
1	Bund Petersilie
1	Lorbeerblatt
1	Handvoll Liebstöckel
2	Wacholderbeeren
	Salz
	Pfeffer

Das frische Huhn in einen großen Topf mit kaltem Wasser geben. Nehmen Sie so viel Wasser, dass das Huhn gut damit bedeckt ist.
Kochen Sie es für 3 Stunden. Nehmen Sie das Huhn heraus und befreien Sie die Knochen vom Fleisch. Geben Sie das Fleisch zurück in das Kochwasser und geben Sie das kleingeschnittene Gemüse und die Kräuter und Gewürze noch hinzu. Kochen Sie alles zusammen eine weitere Stunde.
Die Brühe können Sie separat oder aber mit Vollkornreis als Einlage genießen.

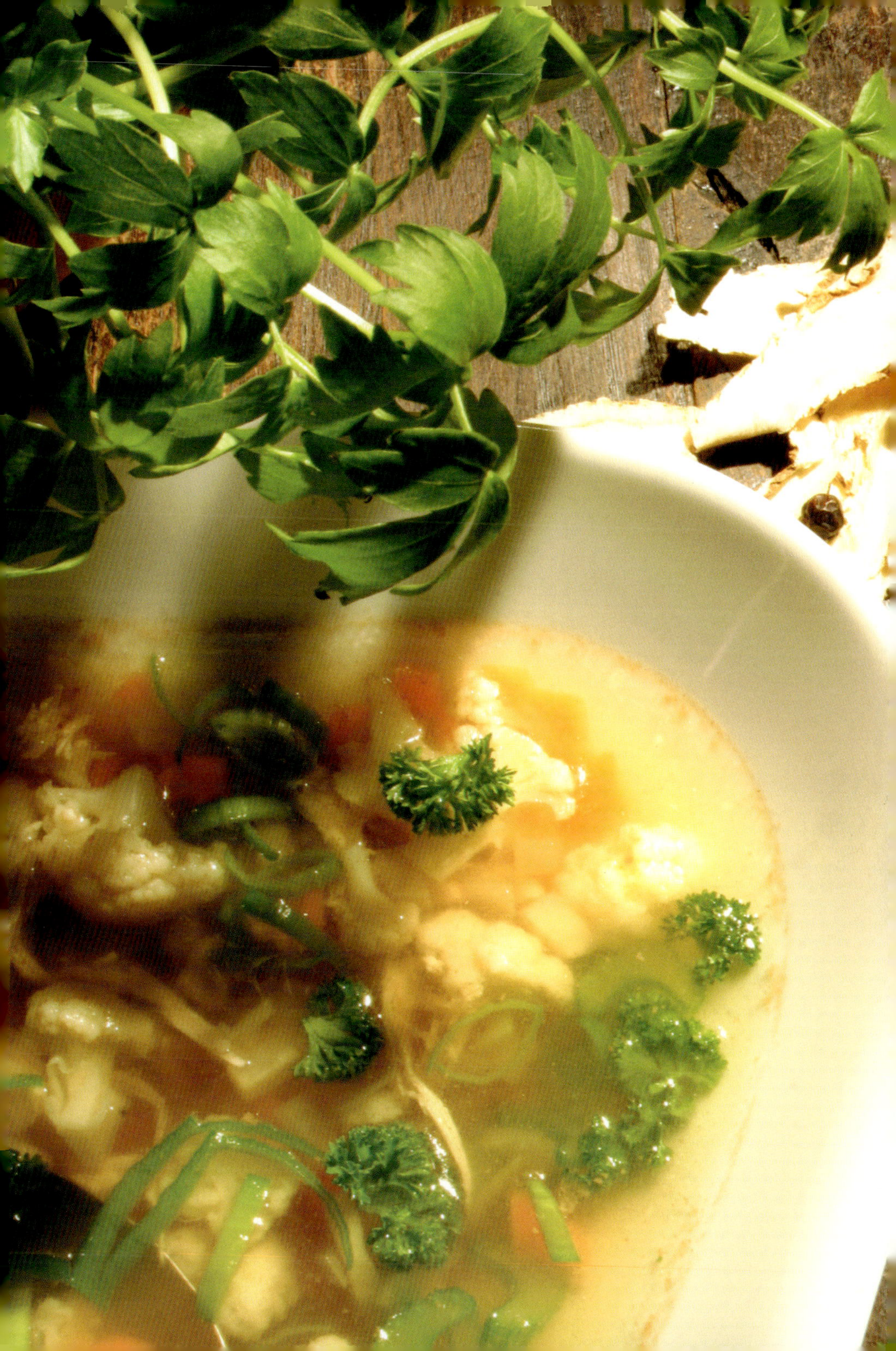

Fischsuppe / Bouillabaisse

1 kg	Fisch
	Olivenöl
3	große geschälte Tomaten
2	gehackte Knoblauchzehen
2	Zwiebeln
1 Stängel	Staudensellerie
1	kleines Stück Fenchel
1	Peperoni
1	Karotte
	Weißwein
	Lorbeer, Thymian, Rosmarin, Safran
	Salz, Pfeffer

Dieses überaus schmackhafte Fischgericht ist ein altes Bauerngericht, was jeweils aus dem vom Vortag übriggebliebenen Fischresten zubereitet wurde. Bei Ihnen werden sicherlich nicht so viele „Reste" anfallen.
Den Fisch können Sie sich allerdings sehr gut an Marktständen besorgen, denn die frisch abgeteilten „Reste" wie z. B. die Köpfe geben ein gutes Aroma. Ansonsten wählen Sie bitte überwiegend fettigeren Kaltwasserfisch.
Sortieren Sie die Fischreste vom Fischfilet und kochen Sie aus den Resten eine Brühe, indem Sie den Fisch mit Wasser aufsetzen und ca. 30 Minuten köcheln lassen. In der Zwischenzeit bereiten Sie die übrigen Fische bzw. Fischfilets vor, indem Sie diese in der Pfanne mit Olivenöl und einer Zwiebel kurz anbraten. Den Fisch aus der Pfanne nehmen und das kleingeschnittene Gemüse ebenfalls in der Pfanne kurz dünsten. Die Gewürze zugeben und mit Weißwein ablöschen. Mit der zuvor aus den (nun entfernten) Resten gekochten Fischbrühe (Fischfond) auffüllen und 15 Minuten gerade eben köcheln lassen. Tomaten hinzugeben und nun auch den Fisch wieder hineingeben. Jetzt alles noch einmal 10 Minuten ziehen lassen. Zum Schluß die Bouillabaisse noch einmal abschmecken und mit getoastetem Baguette genießen.

Sehr gut passt dazu eine Sauce aus Mayonnaise, Joghurt (kann bei Unverträglichkeit problemlos ausgelassen werden oder durch Sojajoghurt o. ä. ergänzt werden), Knoblauch, Peperoni, Zitronensaft, Safran, Pfeffer und ein wenig Salz. Falls Ihnen dies zu aufwändig ist, streichen Sie einfach mit einer angeschnittenen Knoblauchzehe über das getoastete Brot. Das ergänzt den Geschmack der Bouillabaisse hervorragend.

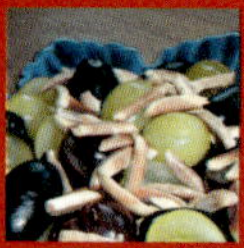

Schneller Obstsalat

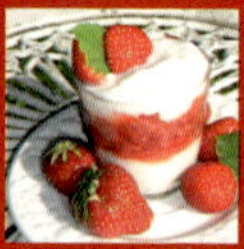

Kokoscreme mit Erdbeerpürree

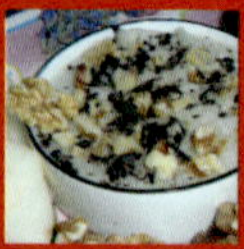

Birnen-Mandel-Dessert

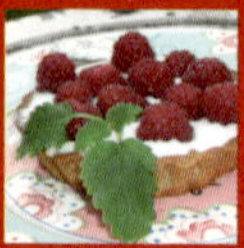

Mürbe Törtchen mit Himbeeren

Desserts

Schneller Obstsalat

Rote, blaue und weiße Bio-Trauben in beliebiger Menge
Apfelsaft
Zitronensaft
Mandelstifte

Trauben waschen, trockentupfen und halbieren. In eine flache Schale geben und mit Apfelsaft und einigen Spritzern Zitronensaft bedecken. Bitte mit einem Teller oder Topfdeckel abdecken.
Mindestens 30 Minuten ziehen lassen.
Währenddessen Mandelstifte oder Blätter in der Pfanne ohne Ölzugabe leicht goldbraun rösten.
Weintrauben durchmischen und Mandelstifte drüberstreuen.
Greifen Sie ruhig zu Trauben mit Kernen, da hier besonders viele sekundäre Pflanzenstoffe drin stecken.

Das gibt ein erfrischendes Dessert, dem das Ziehen in Apfelsaft eine besonders schmackhafte Note verleiht.

Zudem ist es blitzschnell anzurichten und leicht wandelbar, indem sie einfach andere Obstsorten oder Nussvariationen hinzugeben.

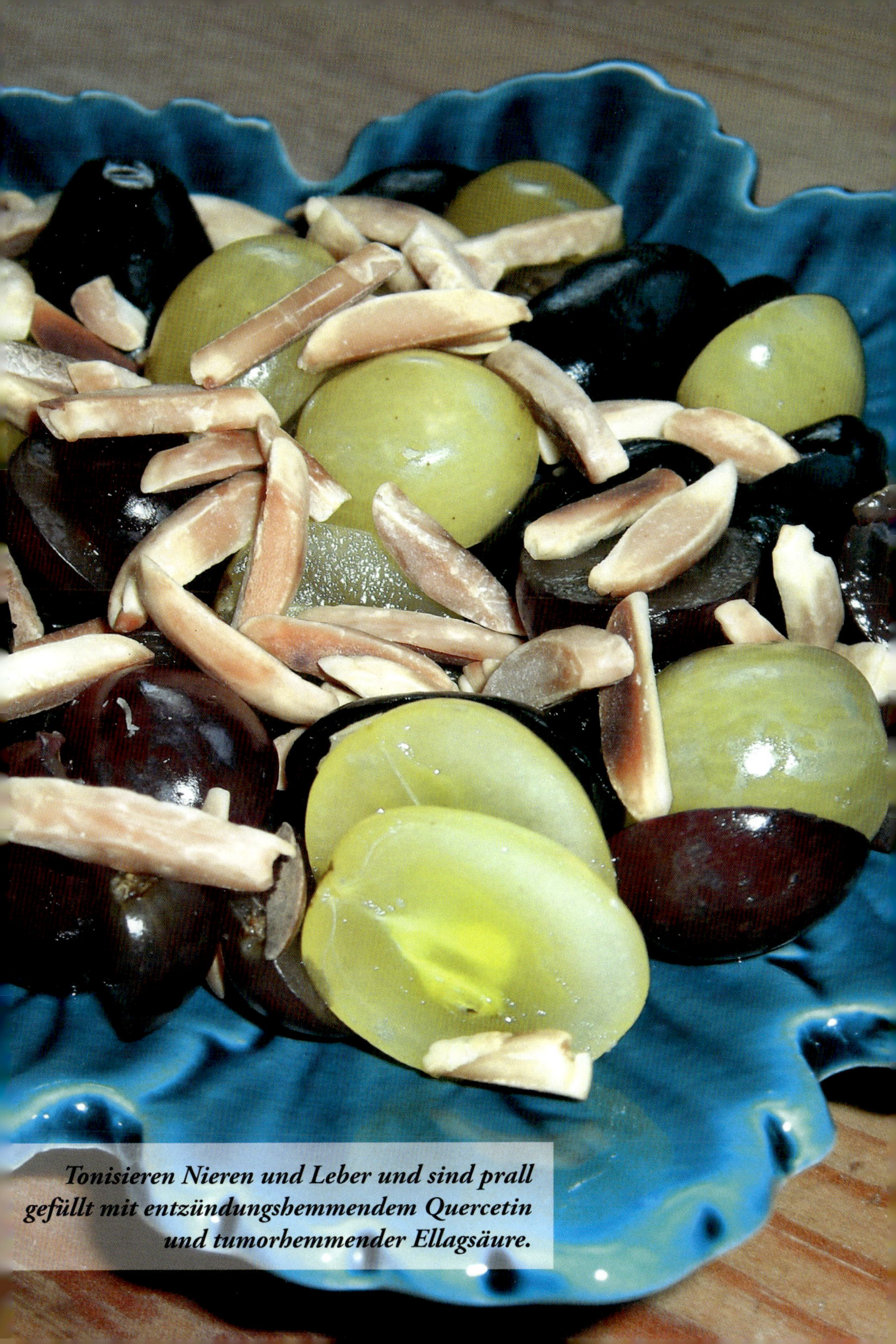

Tonisieren Nieren und Leber und sind prall gefüllt mit entzündungshemmendem Quercetin und tumorhemmender Ellagsäure.

Kaempherol und Anthocyan gehen eine gesunde Verbindung mit antibakterieller Laurinsäure ein

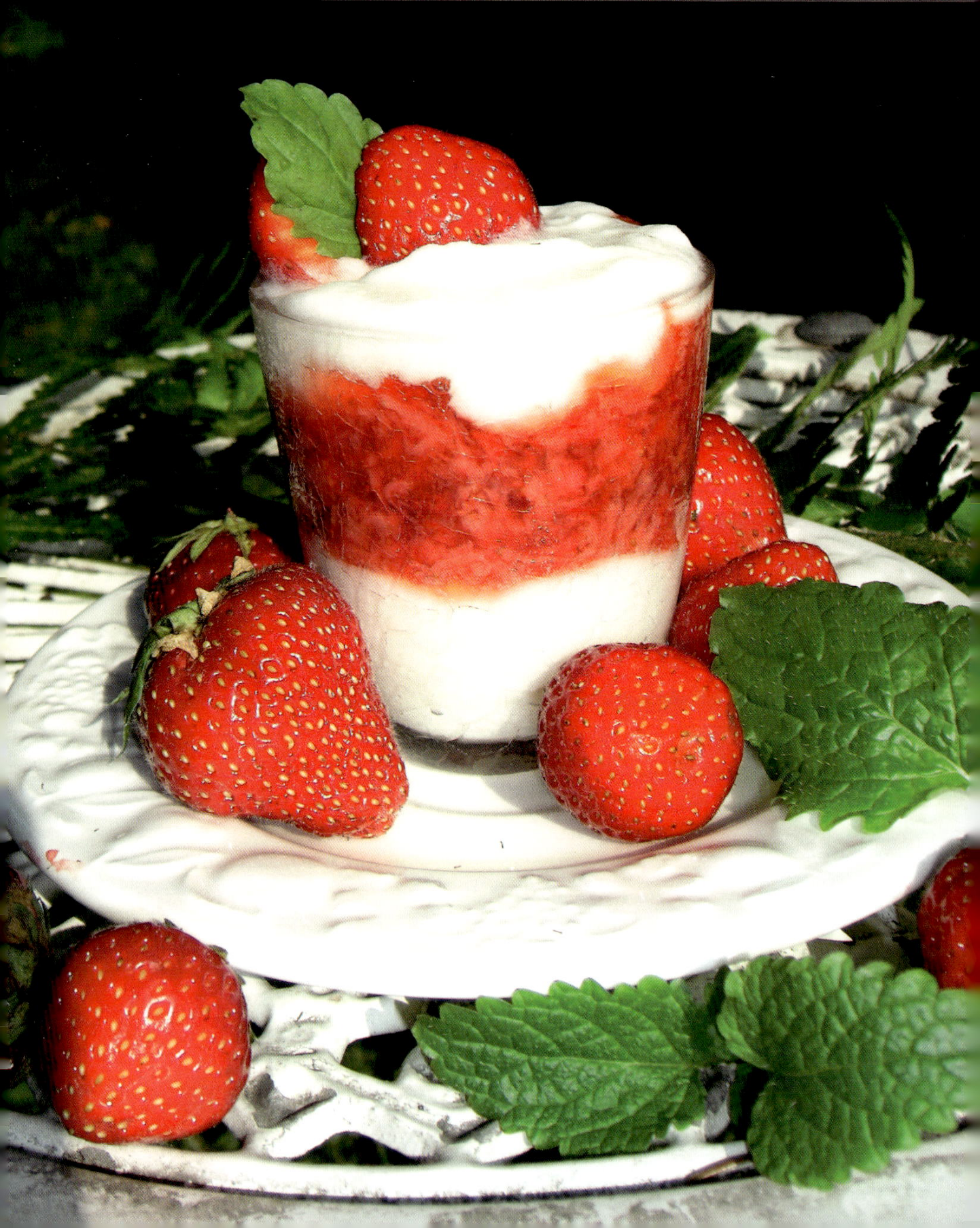

Kokoscreme mit Erdbeerpürree

150ml	Kokosmilch
1 EL	Pfeilwurzelstärke zum Andicken
	Saft von 1 Zitrone
250 g	Erdbeeren
3	Blätter Zitronenmelisse
1 EL	Agavendicksaft

Kokosmilch mit dem Saft einer Zitrone zum Kochen bringen und die zuvor in einigen Millilitern kalter Koksmilch aufgelöste Pfeilwurzelstärke zum Andicken in die Kokosmilch einrühren.

Kurz Aufkochen lassen und vom Herd nehmen, die Hälfte in Schälchen füllen und erkalten lassen.

In der Zwischenzeit die Erdbeeren vom Grün befreien, waschen und kleinschneiden. Mit Melisse und Dicksaft unter Rühren kurz bis zur gewünschten Konsistenz einkochen lassen.

Vom Herd nehmen und abkühlen lassen.

Ist alles abgekühlt, können Sie die Kokoscreme und das Erdbeerpürree abwechselnd in Gläsern schichten und mit frischen Erdbeeren dekorieren.

Das Dessert funktioniert im Herbst auch gut mit Pflaumen und im Winter mit eingelegtem Obst.

Wenn Sie mögen, streuen Sie Kokosraspeln drüber.

Birnen-Mandel-Dessert

150ml	Kokosmilch
300 ml	Mandelmilch (entweder selbst gemacht oder gekauft)
1-2 EL	Pfeilwurzelstärke
1 EL	Agavendicksaft
1 EL	Mandelmus
1	Birne (kleinraspeln)
	Walnüsse
	Schokolade 85%

Die Mandelmilch zum Kochen bringen, Dicksaft, Mandelmus und ¾ der kleingeraspelte Birne mit aufkochen und wenige Minuten köcheln lassen.
Die zuvor in kaltem Apfelsaft aufgelöste Stärke unter Rühren in die kochende Milch geben.
Abkühlen lassen. Nach dem Abkühlen die restliche kleingeraspelte Birne unterheben.
Mit gehackten Walnüssen und geraspelter Schokolade bestreuen.
Natürlich können Sie auch alle Zutaten mischen.

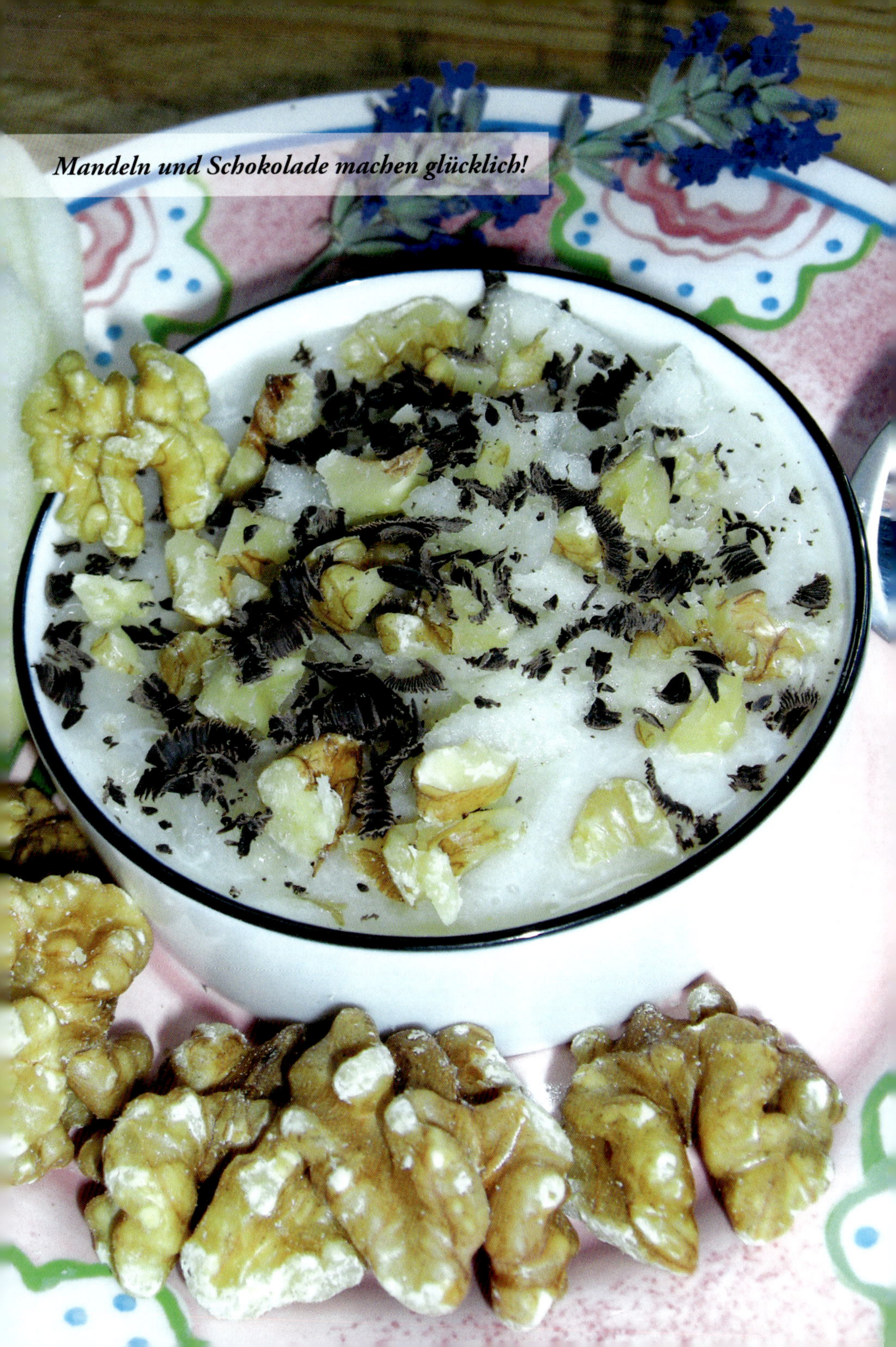

Mandeln und Schokolade machen glücklich!

Mürbe Törtchen mit Himbeeren

Für den Teig:

250 g	Dinkelmehl (Type 630 und 1050 je zur Hälfte)
100 ml	Rapsöl
30 g	Butter
50 g	cremiger Honig
1	Prise Salz

Für den Belag:

Sojasahne
Zitronensaft
Himbeeren

Mehl, Rapsöl, Butter, Honig, Salz zu einem geschmeidigen Teig verkneten, in Klarsichtfolie wickeln und 30 Minuten kalt stellen.
Anschließend in sechs Tortelettförmchen (oder eine große Backform) verteilen. Den Teig am Boden mit der Gabel mehrmals einstechen und mit getrockneten Erbsen Blindbacken.
Bei 180°C für 15 Minuten backen.
Nach dem Abkühlen aus den Formen lösen und Sojasahne schlagen.
Dabei etwas Zitronen- oder anderen Saft einfließen lassen.
Sie können an dieser Stelle auch pürierte Himbeeren dazugeben- das gibt einen tollen Geschmack und eine schöne Farbe.
Die geschlagene Sojasahne auf den Torteletts verteilen und Himbeeren daraufgeben – sehr lecker!

Polyphenole und Quercetin
gemeinsam gegen Endometriose

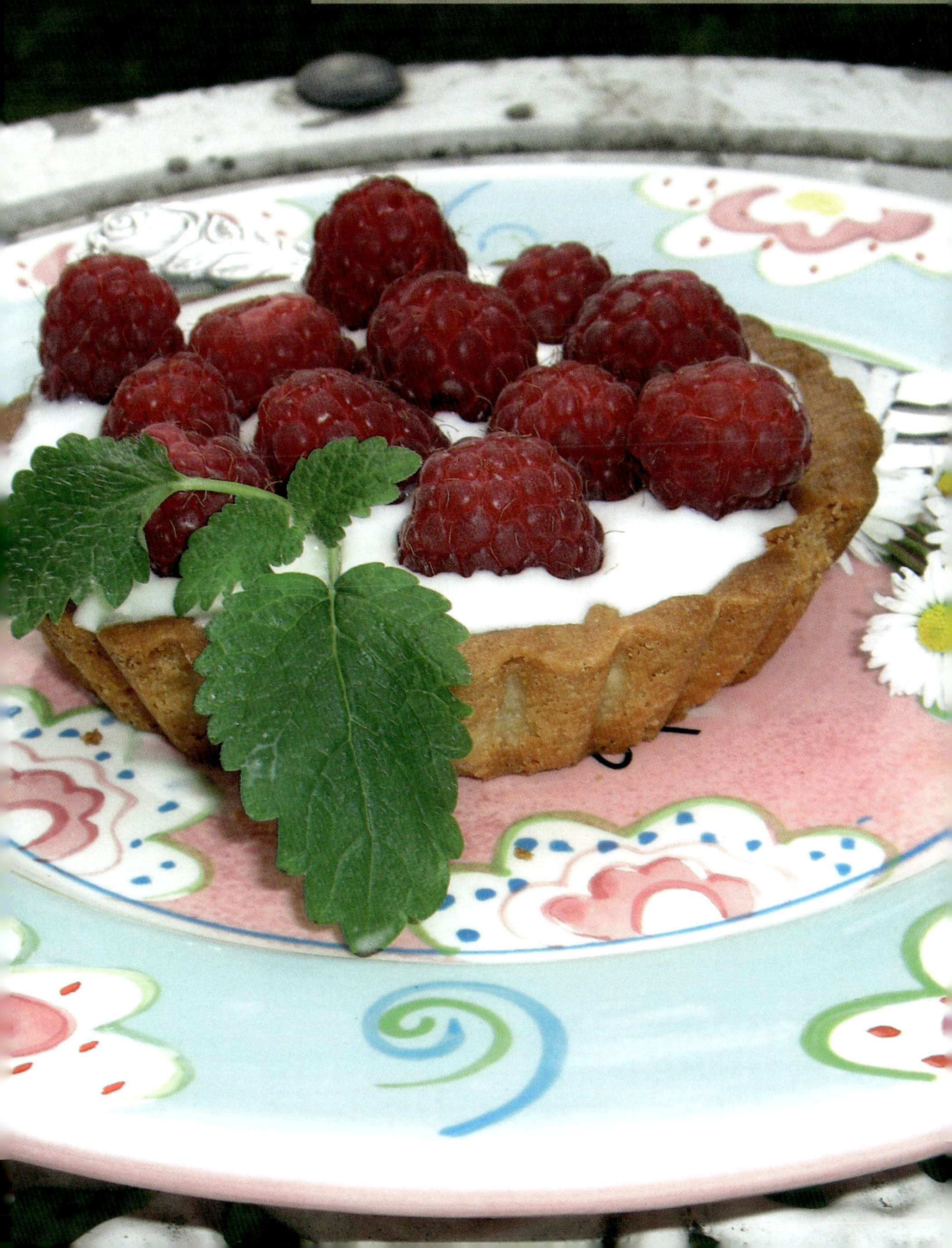

8. Snacks

Viele Frauen geben an, Süßhunger zu haben und unter Heißhungerattacken zu leiden. Dieses starke Bedürfnis nach Süßem entspringt unserem Milz-Defizit. Ein Defizit in diesem Bereich ist im Westen sehr verbreitet und tatsächlich bei vielen Frauen mit Endometriose festzustellen. Daher gebe ich häufig die Empfehlung für die süßen Frühstücksvarianten. Diese besänftigen die Milz und spenden ihr Energie. Bald legt sich der Süßhunger und Frau kommt weg von Schokoriegeln und Gummibärchen und das Bedürfnis nach Süßem lässt sich durch von Natur aus süße Sachen wie Mohrrüben, Getreide und Obst befriedigen. Klingt zu schön, um wahr zu sein? Probieren Sie es aus! Das Hirsefrühstück hat sicherlich bisher bereits Tausende von Gummibärchen davor bewahrt in meinem Magen zu landen!

Auch die Mahlzeit zur rechten Zeit und nicht erst dann, wenn uns vor Hunger der Bauch weh tut, hilft uns das Richtige zu essen. Mit leerem Magen gibt man schneller den Gelüsten nach und tendiert zum Verzehr von Fastfood.

Darüber hinaus benötigen Sie dann und wann eine Kleinigkeit, die Sie fit hält, wenn Sie im Büro sitzen oder im Außendienst unterwegs sind. Hier lauern insbesondere die kalorienträchtigen Fallen mit den ungesunden Fettsäuren: beim Bäcker, beim Metzger, im Imbiss.

Ich habe hier einmal ein paar Vorschläge gesammelt von „gesund“ bis „vertretbar“:

1. Gemüse

So ziemlich alle Gemüsesorten lassen sich mundgerecht vorbereiten und in Frischhaltedosen zum Mitnehmen verstauen: Broccoli, Blumenkohl, Kohlrabi, Paprika, Gurke, Mais, Karotten, Radieschen u. v. m. Auch die sauer eingelegten Varianten können Sie gut im Büro deponieren.

2. Samen

Samen liefern viele wichtige sekundäre Pflanzenstoffe, günstige Fettsäuren und Mineralien sowie Vitamine. Sie ergänzen den Geschmack von Obst und Gemüse auf das Vorzüglichste und können problemlos mitgenommen werden. Hier sind Sonnenblumenkerne, Sesam, Leinsamen und Kürbiskerne zu empfehlen.

3. Obst

Hier gilt Ähnliches wie für das Gemüse. Beim Obst sparen Sie sich sogar meist die Zeit des Kleinschneidens, weil Sie einfach reinbeißen können. Dennoch sollten Sie nicht vergessen, dass es noch bedeutsamer ist Gemüse als Obst zu verzehren.

4. Nüsse

Jetzt höre ich Sie schon seufzen: „Oh je – die haben doch so viele Kalorien!" Das stimmt, aber sie liefern uns auch – oder besser gesagt gerade deswegen – die guten Fettsäuren. Also knabbern Sie reichlich Nüsse – aber machen Sie diese nicht zu Ihrer Hauptmahlzeit!

5. Trockenfrüchte

Soll es mal etwas ganz Süßes sein, so greifen Sie nicht zu Schokoriegeln oder Gummibonbons, sondern zu sonnengetrockneten, ungeschwefelten Früchten. Hier sind die Aprikosen und Datteln besonders zu empfehlen. Aber auch alle anderen Trockenfrüchte können als süßer Snack verzehrt werden: Äpfel, Feigen, Pflaumen, Kirschen, Cranberries, Mango etc.
Zu Bedenken ist hier lediglich, dass es sich um sehr zuckerreiche Lebensmittel, also tatsächlich Süßigkeiten, handelt und dass sie zudem sehr stark abführend wirken können. Insbesondere trockene Pflaumen sind für die abführende Wirkung bekannt. Also bitte austesten, wie viel Sie Ihrem Magen ohne unerwünschte Wirkungen zumuten können.

6. Lakritz

Lakritz stellt ebenso eine Süßigkeit dar, ist aber einem fettreichen Schokoriegel vorzuziehen, da das enthaltene Süßholz viele gesundheitsfördernde Wirkungen hat. Auch hier kommt es auf die Menge an. Ab und zu ein Lakritz statt täglich eine Tüte ist völlig in Ordnung und im Rahmen eines gesunden Speiseplans vertretbar.

Hin und wieder darf es sicherlich auch ein Stück Schokolade oder ein Sesamriegel sein, doch täglich sollten Sie dies nicht verzehren.

9. Getränke

Getränke sollten grundsätzlich mindestens Zimmertemperatur haben. Noch besser ist es, über den Tag verteilt warmen Tee zu trinken (hier bieten sich Kräutertees, Grüner Tee oder Ingwertee an. Die Kräutertees sollten idealerweise auf Sie abgestimmt sein. Viele Frauen trinken Brennnesseltee, weil Sie gehört haben, dass er figurgünstig entschlackt. Auf Dauer trocknet Sie dieser Tee aber zu sehr aus. Oder Frauen mit einer ausgeprägten Kältesymptomatik trinken sehr viel Pfefferminztee. Dieser Tee wirkt noch zusätzlich kühlend und verstärkt ihre Problematik. Trinken Sie daher eher im häufigen Wechsel die unterschiedlichen Teesorten, insbesondere, wenn Sie nicht wissen, welcher Tee für Sie günstig ist. Für viele Frauen sind Frauenmanteltee oder auch Himbeerblättertee günstige Teesorten.

Besonders bekömmlich und entschlackend ist auch einfach heißes Wasser. Füllen Sie sich für die Arbeit eine Thermoskanne voll mit kochendem Wasser und trinken Sie es über den Tag verteilt. Wasser bringt den Vorteil mit sich, dass es Sie nicht in irgendeine Richtung verschiebt. Es bringt oder besser gesagt belässt Sie eher in Ihrer Mitte. Auch Gemüsebrühe oder Misosuppe sind geeignet, sollten aber nicht zu hoch konzentriert getrunken werden. Benötigen Sie geschmackliche Abwechslung, so mischen Sie sich Schorlen, mindestens im Verhältnis 1:3 (1 Teil Fruchtsaft, 3 Teile Wasser). Neben der beliebten Apfelsaftschorle gibt es hier auch viele Möglichkeiten Beeren- oder Kirschsaft zu probieren.

Trinken Sie hingegen vorwiegend Kaffee, schwarzen Tee, gesüßte Limonaden, so nehmen Sie Substanzen zu sich, die Schmerzen verstärken können und Ihren Stoffwechsel eher in die saure Richtung verschieben. Wobei grundsätzlich eine basische Stoffwechsellage anzustreben ist.

10. Was wähle ich in Büro, Kantine oder Restaurant?

Die meisten Frauen mit Endometriose sind berufstätig und daher unter Umständen darauf angewiesen in der Kantine, im Restaurant oder in Imbissbuden in der näheren Umgebung zu essen.
Meist schaffen Sie es, sich Zuhause gesund zu ernähren, werden aber aus vielerlei Gründen während der Arbeit aus der Bahn geworfen.

Generell ist es zu empfehlen, dass Sie sich für die Arbeit einen Teil des Frühstücks mitnehmen, oder aber, dass Sie idealerweise am Abend vorher etwas zubereitet haben, was Sie auch mit ins Büro nehmen können. Das schont Ihren Geldbeutel und versorgt Sie viel besser mit Nährstoffen als Pommes oder ein Croissant.
Dabei denke ich z. B. an eine Quiche, die aufgewärmt werden kann oder an einen Salat aus Gemüse, welchen Sie sich am Abend zuvor zu Hause zubereiten können.

Blumenkohl-Brokkoli-Salat bietet sich da beispielsweise an:

Blumenkohl
Brokkoli
Zitronensaft
Öl
Essig
Mandeln
Salz
Koriander

Blumenkohl und Brokkoli in kleine Röschen schneiden und kurz blanchieren. Dann abschrecken und mit Sesamöl und Weißweinessig übergießen. Mit Zitronensaft beträufeln und mit gerösteten Mandeln, Salz und Koriander bestreuen.

In den allermeisten Firmen lässt sich ein Kühlschrank finden, und wenn schon keine Küche oder Kochgelegenheit da ist, so zumindest ein Heißwasserkocher. Im Kühlschrank können Sie Ihre mitgebrachten Speisen deponieren, oder auch Brot und Brotaufstriche dort unterbringen. So sind sie immer gerüstet, wenn der Hunger kommt, und müssen nicht auf Snacks zurückgreifen.
Eine schöne Variante, die mittlerweile ihr Comeback feiert, ist der Henkelmann. Ich kann mich entsinnen, dass mein Vater einen solchen früher immer mit zur Arbeit nahm und meine Mutter uns daraus auf längeren Ausflügen immer mit einer guten Suppe oder einem Eintopf versorgte.
Er war eine Zeit völlig von der Bildfläche verschwunden und mittlerweile gibt es ihn wieder in vielen farbenfrohen und modernen Designs. Sie wärmen einfach das Essen vom Vortag auf und bewahren es im Henkelmann bis zu Ihrer Mittagspause auf.
Eine weitere Möglichkeit, die ich auch schon ausprobiert habe, besteht darin, einen „Mittagsclub" zu gründen. Wir waren nur zu dritt, aber auch zwei Leute reichen eigentlich schon aus. Je mehr es sind, umso weniger Arbeit hat man allerdings. Suchen Sie sich Verbündete, die auch unzufrieden sind mit Ihrer Essenssituation, und wechseln Sie sich mit der Bereitung des Mittagsmahles ab. Dann hat jeder auch mal frei. Zuvor sollten Sie natürlich absprechen, welche Nahrungsmittel Sie verwenden, sonst werden Sie von Kreationen überrascht, die Sie nun gar nicht mögen. Insbesondere wenn sich Frauen zusammenschließen, ist es wichtig, dass dies nicht zu einem Kochwettbewerb ausartet. Es sollen einfache Mahlzeiten sein, die Sie gut versorgen, aber die eben nicht stundenlange Zubereitung in der Küche erfordern. Klar will man seine Kochkünste zeigen, aber bitte auf einfache Art. Ansonsten haben Sie einen Stressfaktor statt Erleichterung geschaffen.

In den meisten Kantinen ist es sehr schwierig etwas Gutes zu finden. Ich sehe mir immer gern die Speisepläne der einzelnen Kantinen an, um individuell für jede Frau dann auch die günstigen Speisen dort auswählen zu können. Das ist oft wirklich nicht einfach.

Im Grunde ist es hier wichtig, dass Sie Überbackenes und Speisen mit viel Fleisch oder Wurst sowie Sahnesaucen eher meiden und den Gemüsen, Salaten und solchen Beilagen wie Reis und Kartoffeln den Vorzug geben. Oft sind auch passable Suppen dabei, die vielleicht Ihr mitgebrachtes Brot ergänzen können. Hier bitte die „frische" Suppe der gebundenen oder der Creme-Suppe vorziehen. Steht eine Suppe mit Würstchen auf dem Plan, so können Sie dieses ja auch zur Seite legen und lediglich die Suppe genießen.
Können Sie sich selbst die Speisen auf den Teller legen, so genießen Sie ruhig einfach mal nur eine Mahlzeit aus den als Beilagen gedachten Gemüsen.
Als Desserts gibt es oft die Möglichkeit zwischen frischem Obst und Pudding zu wählen. Dann sollten Sie sich hier auch eher für das Obst entscheiden.
„Gesund" und „Ungesund" sind hier oft gar nicht so leicht zu unterscheiden. Eine Gemüselasagne scheint auf den ersten Blick gesund zu sein, da schon dick „Gemüse" im Namen steht. Tatsächlich besteht sie aber zum weitaus größeren Teil aus Sahne, Butter, Milch und Käse und damit aus für uns ungünstigen Fettsäuren.
Lockt doch einmal das Fleisch, dann achten Sie bitte darauf, dass es nicht paniert, sondern „natur" gebraten ist. Panierte Waren, sei es Käse, Schnitzel, Gemüse oder Fisch, saugen sich mit dem Fett, in dem gebraten wird, voll. Das bringt neben vielen überflüssigen Kalorien auch viele ungünstige Fettsäuren. Diese Praxis ist insbesondere beim Fisch sehr schade, da dieser in Kantinen häufig nur einmal die Woche auf dem Speiseplan steht, und dann ist es meist ein paniertes Exemplar, dessen Mehlschicht dicker ist als der Fisch selbst. Da können Sie getrost auf den „Fischgenuss" verzichten und bitte auch diese Mahlzeit nicht als eine der zwei empfehlenswerten Fischmahlzeiten pro Woche werten. Bereiten Sie sich lieber am Abend eine Makrele oder einen Lachs zu. Auch die Würze der Panade ist kein Highlight. Sie steckt voll mit Aromen und Geschmacksverstärkern und ist in der Regel aus Weizen hergestellt, was

bei Gluten-Unverträglichkeit zu Beschwerden führt. Verzichten Sie hier lieber zu Gunsten des Gemüsetellers.
Falls Sie nicht widerstehen können und ein paniertes Schnitzel oder aber die Currywurst auf Ihrem Teller landet, so holen Sie sich bitte unbedingt einen Salat dazu. Falls die Salatbar keine guten Öle hergibt oder vielleicht sogar lediglich Joghurt- oder Sahnedressings serviert werden, so deponieren Sie sich bitte ein gutes Öl und einen leckeren Essig in einer Schublade oder an einem sonstigen geeigneten Ort. Wie wir gesehen haben, kommt es bei der Aufnahme der Öle nicht nur auf die absolute Menge, sondern vor allem auch auf das Verhältnis an. Daher bitte gute pflanzliche Öle den tierischen entgegensetzen.

11. Ernährung in besonderen Situationen

11.1 Bei akuten, starken Schmerzen (symptomatische Hilfe)

Die meisten Frauen mit Endometriose berichten mir von starken Schmerzen. 1–2 Tage vor der Menstruation und am 1. sowie 2. Tag der Blutung sind diese häufig ganz besonders intensiv. Natürlich gibt es auch andere Schmerzzustände, die länger andauern oder auch zu Zeiten des Eisprunges auftreten.
Hier ist schnelle Hilfe gefragt, die sofort eine Reduktion der Schmerzen bewirkt. Parallel tritt oft Heißhunger auf. Viele Frauen essen an diesen Tagen doppelt so viel wie sonst, weil die Gelüste danach da sind. Allerdings stellen sie auch gleichzeitig fest, dass es ihnen Erleichterung schafft weniger zu essen, was aber eben aufgrund der Gelüste nicht möglich ist.
Wenn Sie nicht anders können, so versuchen Sie doch insbesondere an diesen Tagen Endometriose-gerecht und leicht zu essen. Versuchen Sie einen (geriebenen) Apfel oder Nüsse mit den gesunden Fettsäuren. Auch Fisch ist eine leichte Mahlzeit. Hier jetzt zu Chips, Backwaren oder Mettwürstchen zu greifen, verstärkt die Schmerzen ganz bestimmt. Ungünstig haben sich Kaffee, schwarzer Tee, Alkohol und zu viel Zucker gezeigt.
Gute Erfahrung hingegen konnten viele Frauen mit frischer Ananas machen. Dosenware ist hier nicht geeignet, da diese keine Enzyme mehr enthält. Auch eine Magnesiumtablette (möglichst organisch, also ein Citrat oder Orotat

und kein Magnesiumcarbonat) trägt zur Entspannung bei. Einige Frauen schwören auf die „heißen Sieben“ Schüßler-Salze. Und keine Frau möchte auf die wohltuend wärmende Wirkung einer Wärmflasche verzichten. Die Wärmflasche transportiert nicht nur Wärme, sondern wir assoziieren mit ihr auch Fürsorge, daher tut sie uns besonders gut.

Mir hat es eine Zeitlang gut geholfen gegen den Schmerz anzulaufen. Sobald ich Schmerzen verspürte, bin ich selbst unter Tränen gejoggt in Erwartung der „Flow“-Phase, in der man so in seinem Element ist, so konzentriert, dass alles wie von selbst geht und Endorphine großzügig ausgeschüttet werden. Diese bremsen den Schmerz dann aus. Das ging nur eine Zeitlang gut, bis sich der Schmerz so vertiefte, dass ich beim Joggen zusammenbrach. Machen Sie es mir nicht nach, sondern gönnen Sie sich Ruhe, wenn es möglich ist. Ich wurde also zur Ruhe gezwungen, konnte allerdings die Passivität im Schmerz nicht aushalten. Daher fing ich an Luna-Yoga zu üben. Die Übungen gaben mir das Gefühl, den Schmerz „ruhig atmen“ zu können. Viele Frauen, die ich berate, erleben den Schmerz ähnlich, wie ich ihn erlebt habe. Es ist einem dann nur noch möglich gekrümmt auf dem Boden herumzurutschen. In dieser Phase macht auch Yoga keinen Sinn, weil einfach nichts geht. Aber jeden weniger schlimmen Moment können Sie zu einer Übung nutzen.

Gleichzeitig können Sie auf stark Histamin-haltige Speisen verzichten.

Dazu zählen vor allen Dingen die Nahrungsmittel, welche lange gelagert wurden oder lange reifen. Die meisten Käsesorten, geräucherte Waren, Weine, aber auch Erdbeeren und Tomaten enthalten Histamin. Die meisten Lebensmittel enthalten mehr oder weniger Histamin. Eine kleine Menge wirkt sich sicherlich auch nicht ungünstig aus. Die Lebensmittel können aber bei längerer Lagerung deutlich mehr Histamin anreichern, welches dann schmerzverstärkend wirken kann. Also auch hier gilt der Grundsatz „So frisch wie möglich“ insbesondere.

Als Getränk haben sich während der Schmerzen unbedingt warme Tees aus speziellen Mischungen oder Ingwertee bewährt. Verfallen Sie auf keinen Fall auf eiskalte oder gekühlte Getränke, Getränke, die sehr zuckerhaltig oder koffeinhaltig sind.

Bewährte Teemischungen sind:

Teemischung 1:

Frauenmantel
Kamille
Ringelblume
Schafgarbe

Teemischung 2:

Frauenmantel
Kamille
Gänsefingerkraut
Melisse
Schafgarbe

Die jeweiligen Kräuter werden zu gleichen Teilen gemischt, 2 TL auf 0,5 l kochendes Wasser, 10 Minuten ziehen lassen und in kleinen Schlucken trinken.

Ein besonders guter Schmerzstiller bei krampfartigen Schmerzen ist Gänsefingerkraut in Honigmilch. 150 ml Milch aufkochen, 1–2 TL Gänsefingerkraut zugeben, 10 Minuten ziehen lassen, mit 100 ml kochendem Wasser auffüllen und mit Honig abschmecken.

Ebenso gut schmerzstillend: Lauch und Zwiebel in Milch als bewährtes Hausmittel bei Menstruationsbeschwerden. Diese Mischung kommt auch oft bei Erkältung zur Anwendung.
Schneiden Sie hierfür eine kleine Zwiebel und ein kleines Bund Schnittlauch in kleine Stücke. Geben Sie beides in 100 ml Milch, die Sie aufkochen und anschließend geschlossen 10 Minuten ziehen lassen. Mit 100 ml kochendem Wasser auffüllen, durchseihen und im Sieb die Zwiebeln und den Lauch ausdrücken. Zur geschmacklichen Verbesserung und zur Wirkungsverstärkung geben Sie beim Aufkochen ein kleines Stückchen Ingwer und nach Fertigstellung des Getränkes ein wenig Honig hinzu. In kleinen Schlucken trinken.

Die Milch dient hier dazu, die fettlöslichen Anteile aus den Zutaten zu gewinnen. 100 ml sind im Hinblick auf die Zufuhr ungesättigter Fettsäuren nicht viel. Wer keine Milch verträgt, kann die Zutaten auch in Sojamilch zubereiten.

Empfehlung:

Tee- o. Zwiebelmischungen
Heiße Sieben
Frische Ananas
Magnesium

11.2 Nach Ihrer Operation

In dem Zustand frisch nach der Operation benötigt der Körper viel aufbauende und den Heilungsprozess optimal unterstützende Nahrung. Hier ist starker Reformbedarf in vielen Krankenhäusern selbst bei der Krankenkost vonnöten. Versuche in Kliniken, welche mit alternativen Heilmethoden arbeiten, zeigten, dass eine Kost, welche auf warmem Frühstück und Aufbausuppen basiert, zu schnellerer Rekonvaleszenz bei den Patienten führte.
Wählen Sie also vom Speiseplan Ihres Krankenhauses möglichst die Gerichte, welche wenig gesättigte bzw. tierische Fette enthalten, und trinken Sie den warmen Tee anstelle des Kaffees.
Eine Möglichkeit wäre auch, das Personal des Hauses zu bitten, Ihnen morgens einfach warme Haferflocken (natürlich in Wasser, nicht in Milch) zu bringen, anstatt des Brotes.
Häufig werden auch Suppen oder Eintöpfe angeboten, greifen Sie hier zu und wählen Sie anstatt des Joghurts oder Puddings immer mal wieder das frische Obst.
Sind Sie bereits zuhause oder haben Sie die Möglichkeit, dass Ihnen Ihre Lieben einen Henkelmann mit ins Krankenhaus bringen, so sollten Sie auch hier die Betonung auf vegetarische Speisen legen.
Ein Muss ist das unter den Rezepten zu findende Getreidefrühstück. Hiermit

kommen Sie schnell wieder zu Kräften.
In den ersten Tagen nach der Operation empfiehlt sich leicht verdauliche Kost. Daher wählen Sie bitte die Flocken zum Frühstück und noch nicht das ganze Korn. Je nachdem, wie sehr Ihr Darm von der Krankheit bzw. der Operation in Mitleidenschaft gezogen ist, entscheiden Sie dann nach und nach, wann und wieviel Sie an ganzen Körnern verwenden. Am besten mischen Sie dafür ab ca. 2 Wochen nach der OP gleiche Anteile an Flocken und vollem Korn für Ihre Zubereitungen und beobachten die Verträglichkeit. Bei guter Verträglichkeit erhöhen Sie nach und nach die Menge des vollen Korns. Es lohnt sich immer hier etwas Geduld aufzubringen, da Getreide randvoll mit den wichtigen B-Vitaminen und mit Ballaststoffen ist. Beide werden dringend für die Reduzierung des Endometriose-Treibstoffs Östrogen benötigt. Des Weiteren verhält es sich so, dass der Körper Unverträglichkeiten auch „erlernen" bzw. vertiefen kann. Reagiert er mit leichten Blähungen und Sie setzen das Getreide dann sofort wieder ab und vermeiden jeden weiteren Kontakt, so nehmen Sie sich die Chance, es jemals wieder zu vertragen. Also bitte seien Sie geduldig und üben Sie – falls notwendig – mit kleinen Mengen.
Mittags oder abends kochen Sie sich am besten eine Suppe. Hier bietet sich immer eine gute Gemüsesuppe bzw. eine Hühnersuppe an. Falls Beilagen notwendig sind, können Sie Vollkornreis, Gerste oder Dinkelreis dazu probieren.

Empfehlung:

Nahrung, die Sie in Ihre Kraft bringt
Haferflocken
Hühnersuppe mit Getreide oder Reiseinlage

11.3 Parallel zur GnRH-Analoga-Gabe

Häufig wird immer noch die teilweise wegen des fehlenden Langzeiterfolges und der Stärke der unerwünschten Nebenwirkungen umstrittene GnRH-Analoga-Therapie durchgeführt. Dabei wird die Frau durch Östrogenentzug künstlich in die Wechseljahre versetzt. Es kann je nach Dauer der Therapie und Versorgungsstand der Patientin ein Osteoporose-Risiko bestehen, denn die Patientin verliert bei 6-monatiger Behandlungsdauer 6–12 % ihrer Knochendichte. Einige Mediziner beugen hier mithilfe der Add-back-Therapie vor. Viele andere leider noch nicht. Glücklicherweise können Sie auch mit der Ernährung dieses Defizit ausgleichen. Sie sollten Soja, Leinsamen, Roggenvollkorn (Flocken, Brot oder das volle Korn), Sesam, Petersilie, Brunnenkresse, getrocknete Feigen, Eier und viel Fisch konsumieren. Dazu ist moderate Bewegung an der frischen Luft wichtig, damit auch der Einbauhelfer Vitamin D produziert werden kann. Dann haben Ihre Knochen die nötige Unterstützung, um den Östrogenentzug zu überstehen.

Neben dem Knochenschwund sind Hitzewallungen häufige Begleiterscheinungen. Hier können Sie entgegensteuern, indem Sie weiterhin Mitte-betont (der größte Anteil der Nahrung sollte aus Getreide bestehen) essen, aber größere kühlende Komponenten hinzufügen. So z. B. den Anteil der Nahrung erhöhen, der aus kühlenden Gemüsen oder Rohkost besteht. Essen Sie leicht und nichts Belastendes, also nicht zu fett oder zu süß oder zu viel. Auch kühlende Tees wirken hier gut.

Empfehlung:

Phytoöstrogene aus Soja und Roggen
Calcium aus Sesam
Ausgleichende, mitte-betonte Nahrung

12. Wichtige Nahrungsmittel

An dieser Stelle möchte ich auf einige wichtige Nahrungsmittel besonders hinweisen. Sie tun sich hervor durch eine Reihe von positiven Eigenschaften auf den Verlauf der Endometriose, des Schmerzgeschehens und einer angestrebten Schwangerschaft und sollten in keinem Speiseplan fehlen.

Ingwer

Der Ingwer ist eine sehr vielseitige und dabei köstliche Pflanze, die vielen Speisen neben einem wunderbaren Aroma auch heilkräftige Wirkung verleiht. Verwendet wird die Wurzel der Pflanze. Sie kann frisch oder getrocknet verwendet werden. Für unsere Zwecke ist die Verwendung der frischen Wurzel zu empfehlen, die eine wohlig wärmende Wirkung zeigt. Die getrocknete Wurzel verschiebt ihre thermische Qualität eher in Richtung heiß, was uns zu schnell aus dem Gleichgewicht bringt. Bei Eintritt einer Schwangerschaft sollten Sie Ingwer vorsichtig und reduziert einsetzen. Idealerweise reden Sie mit Ihrem Arzt darüber.
Viele Frauen, die versuchen schwanger zu werden, haben eine zu „kalte" Gebärmutter. Diese nennen die Chinesen auch „Palast des Kindes". Der Ingwer ist nun ein bewährtes Mittel, um den Kindspalast zu wärmen und somit auf die Ankunft des Kindes vorzubereiten.
Der Ingwer kann aber nicht nur wärmen, sondern auch das Qi, also die Energie, bewegen und Stasen zerstreuen. Daher hilft er wunderbar bei Menstruationsbeschwerden und anderen Schmerzzuständen. Da die Endometriose eine durch Blut- und Qi-Stase gekennzeichnete Erkrankung ist, kann der Ingwer hier seine positiven Eigenschaften zur Entfaltung bringen.

Reis

Reis, insbesondere Vollkornreis, ist ein bewährtes Mittel, um den Verdauungstrakt zu entlasten und den Organismus ins Gleichgewicht zu bringen. Er entschlackt und entgiftet. Die Chinesische Diätetik ordnet den Reis der Mitte zu. Damit wirkt er insbesondere auf Milz und Magen. Seine wichtigste Bedeutung kommt ihm als Energielieferant zu. Er nährt uns und gibt uns damit Kraft. Westlich gesehen enthält der ungeschälte Reis viele wichtige Vitamine, insbesondere B-Vitamine, und Spurenelemente. Auch vor einer Ernährungsumstellung kann der Reis zur Entlastung des Stoffwechsels gegessen werden, nach einer Operation gibt er Kraft und leistet Aufbauarbeit. Die besondere Zubereitungsform des Reises, das Congee, kann als wohltuende Frühstücksvariante oder als kleine Mahlzeit zwischendurch eingenommen werden. Hierzu kocht man einen Teil Reis mit mindestens 6 Teilen Wasser ohne Salz für mindestens zwei bis drei Stunden. Der Reis sollte komplett zerfallen sein. Je nachdem, welcher gesundheitliche Nutzen erzielt werden soll, können andere Zutaten (Kräuter, Gewürze oder Gemüse) eingesetzt werden. Das Reis-Congee tonisiert Qi, Blut und den mittleren Erwärmer. Auch die italienische Variante Reis zu essen – als Risotto – ist gut geeignet und bekömmlich. Bitte achten Sie hier allerdings darauf, die Menge an Pecorino oder Parmesan, die dem Risotto beigegeben wird, auf gut ⅓ zu reduzieren. Auch ganz ohne Käse sind die Risotti leckere Mahlzeiten.

Soja

Die Sojabohne und die aus ihr gewonnenen Produkte sind besonders wertvoll für die Ernährung bei Endometriose. Sie enthält viele sekundäre Pflanzenstoffe, insbesondere Phytoöstrogene. Über die besondere Wirkung von Soja habe ich im Kapitel sekundäre Pflanzenstoffe einiges zusammengetragen. Sie hilft uns auf vielfältige Weise im Kampf gegen die Erkrankung. Soja ist am bekömmlichsten und nährstoffreichsten in den vergorenen Varianten Tofu und Miso. Eine Misosuppe, idealerweise mit klein geschnittenen Algen, ist immer schnell angerührt und verhindert den kleinen Hunger zwischendurch. Tofu ist mittlerweile in vielerlei Geschmacksrichtungen erhältlich und kann durch mehrstündiges Marinieren ganz auf Ihren persönlichen Geschmack abgestimmt werden. Braten Sie ihn dann an und essen einen Salat dazu. So haben Sie mit wenig Aufwand ein leckeres, nährstoffreiches und wohltuendes Abendessen zubereitet. Soja sollten Sie allerdings trotz seiner Vorzüge nicht zum Hauptnahrungsmittel machen, da es in zu großen Mengen zu Jodmangelerscheinungen führen kann und auch eine Schilddrüsenunterfunktion verstärken kann. Daher ist die Misosuppe mit den zugesetzten Algen ideal, da die Algen den Organismus wieder mit Jod versorgen.

Sesam

Ein wahrhaft königlicher Samen. Sesam gilt als „Nahrung zum langen Leben". Er enthält die Phytoöstrogene Sesamin und Sesamolin und weist ein hohes antioxidatives Potential auf. Dieses Vermögen, gegen freie Radikale zu wirken, erhöht sich durch Rösten. Daher wird der Sesam für uns besonders günstig, wenn wir ihn vor dem Verzehr kurz anrösten. Auch das Öl des gerösteten Sesams ist geschmacklich wunderbar und gesundheitlich ein Gewinn. Zusätzlich enthält der Sesam auch noch viel Calcium, welches unsere Knochen stärkt. Aus Sicht der Chinesischen Diätetik zeigt er ein neutrales Temperaturverhalten und wirkt auf den Funktionskreis Leber und Niere. Diese beiden Funktionskreise sind neben dem der Milz und des Magens die, die besonders häufig bei Frauen mit Endometriose im Ungleichgewicht sind. Sesam können Sie problemlos in Ihr Frühstück einrühren oder frisch geröstet vom Löffel naschen. Er eignet sich hervorragend als Panade für Fisch, Fleisch und Gemüse, anstelle des üblichen Paniermehls. In China wird Meersalz mit frisch geröstetem Sesam im Mörser vermischt und dann als Würzsalz, Gomasio, über die Speisen gestreut. Probieren Sie es aus, es duftet und schmeckt einfach herrlich.

Fisch

Fisch ist der Omega-3-Fettsäuren- und Jodlieferant für uns schlechthin. Mindestens 2x pro Woche sollten Sie ihn genießen. Damit er uns auch wirklich gut tut, sollte es fetter Seefisch sein. Hier ist es garnicht so einfach eine Auswahl zu treffen, denn viele Bestände sind überfischt. Ein Blick auf die Fischliste unter www.greenpeace.de hilft da schnell weiter. Aus ernährungsphysiologischer Sicht sollten Sie Lachs, Hering, oder Makrele verzehren.

Walnuss

Walnusskerne sind in der Chinesischen Diätetik ähnlich hoch angesehen wie die Sesamsamen. Auch sie sind ein Mittel für das lange Leben und sollen vor allem die Nieren stützen und die Lunge erwärmen. Sie finden Verwendung zur Stützung der Fertilität, bei Tinnitus, Schwindel, Husten und Kraftlosigkeit. In der Kombination mit Sesam sollen sie das vorzeitige Ergrauen der Haare verhüten. Rein westlich gesehen versorgt uns die Walnuss mit allerlei wichtigen Inhaltsstoffen, als da wären: Omega-3-Fettsäuren, B-Vitamine, Folsäure und Kalzium. Also knabbern Sie einige Walnüsse zwischendurch oder geben Sie diese ins Müsli oder in den Salat. Bedenken Sie bei allen gesundheitlichen Vorteilen jedoch auch bitte die Kalorienzahl und essen Sie daher höchstens 5 am Tag!

Leinöl

Das Leinöl ist eines der wertvollsten und leider auch unbeständigsten Öle. Es besitzt einen hohen Anteil an ungesättigten Fettsäuren, insbesondere Omega-3-Fettsäuren, weshalb das Leinöl für unser Schmerzgeschehen und gegen das Voranschreiten der Endometriose so immens wichtig ist. Genauso wichtig ist es aber auch, es vor Oxidation zu bewahren, denn oxidierte Fettsäuren können auch Schaden anrichten. Daher sollte das Leinöl immer möglichst frisch verzehrt werden. Kaufen Sie es in kleinen Mengen und bewahren Sie es dicht verschlossen im Kühlschrank auf. Es darf auf keinen Fall erhitzt werden und sollte lediglich über die noch warmen Speisen gegeben werden. Am besten allerdings über Salat oder andere Rohkost oder gerne auch pur.

13. Nahrungsergänzung

Natürlich können Sie die fehlenden Nährstoffe substituieren, aber nach meiner Ansicht ist die Endometriose eben nicht nur durch die Abwesenheit einzelner Nährstoffe begründet, sondern auch durch andere Aspekte der Ernährung, wie auch Genetik und Umweltfaktoren oder Verhaltensweisen eine Rolle spielen. Allein die Rolle der Ernährung kann nicht nur auf den Nährstoffinhalt der einzelnen Lebensmittel reduziert werden, auch den anderen Aspekten der Lebensmittel muss Beachtung geschenkt werden. Hervorzuheben sind hier sekundäre Pflanzenstoffe, die thermische Wirkung und der Sapor des Lebensmittels, welcher wiederum eine bestimmte Wirkung auf einen oder mehrere Funktionskreise ausübt.
Substituieren wir einfach nur einzelne Nährstoffe, so berauben wir uns vielfältiger weiterer Möglichkeiten unseren Körper zu unterstützen. So können z. B. Kälteempfindungen oder Störungen auf der Gefühlsebene nicht so be-

rücksichtigt werden, wie es bei Anwendung der ganzheitlichen Diätetik und anschließender konsequenter Ernährungsumstellung der Fall ist.
Mit einer Ernährungsumstellung verändert sich oft viel mehr als die Speisen, die wir essen. Wir bekommen eine andere Einstellung zu dem, was wir essen, werden qualitätsbewusster. Auch nehmen wir uns wieder mehr Zeit für die Mahlzeiten, genießen es, uns etwas Gutes zu tun. Dadurch werden (Selbst-) Bewusstsein und Lebensgewohnheiten verändert.
So verändert sich mehr, als wenn wir einfach nur ein paar Sekunden dem „Tablettenschlucken" widmen.
Dies soll keine Absage an die Substitution sein. Auch ich empfehle hier und da Nahrungsergänzungen. Diese sollten aber immer wohlbegründet und überlegt und ebenso auch auf einen bestimmten Anwendungszeitraum begrenzt sein.
Nicht zuletzt wird immer häufiger und für immer mehr Substanzen bestätigt, dass ihre Bioverfügbarkeit und damit Wirksamkeit im Organismus davon abhängt, wie der Kontext der Substanz ist. Ein isoliertes Vitamin wirkt nicht so gut wie das gleiche Vitamin in seinem Verbund aus Wirksubstanzen (Enzymen, Co-Enzymen, Eiweißen, ...). Es kann so weit gehen, dass die hochdosierten Einzelsubstanzen zu schädlicher Wirkung führen, wie sie immer wieder in neueren Studien gezeigt werden. Ob Phytoöstrogene oder Vitamine, egal ob A, C oder E. Für alle wurden negative Effekte bestätigt, wenn sie hochdosiert, langandauernd und isoliert eingenommen wurden. Daher bleiben Sie bitte einfach beim gesunden Genuss und schöpfen Sie Ihre Kraft und Gesundheit aus natürlichen, möglichst biologischen Nahrungsmitteln.

Literaturempfehlungen

Frauenkörper – Frauenweisheit, Christiane Northrup, Goldmann Verlag, München, 2010

Luna-Yoga, Adelheid Ohlig, Goldmann Verlag, München, 2012

Das Tao der Frau, Maitreyi D. Piontek, Heyne Verlag, München, 2009

Wo die Piranhas mit den Zähnen klappern, Angelika Koppe, Goldmann Verlag, München, 2000 (vergriffen)

Endometriosis – The Complete Reference For Taking Charge Of Your Health, Mary Lou Ballweg, Contemporary Books, 2003, USA

Yin Yang und die Kunst der natürlichen Küche, K. Forrester und M. Binetti-Kupper, AT-Verlag, Aarau, Schweiz 1997 (vergriffen)

Endometriose – Die verkannte Frauenkrankheit, Jörg Keckstein, 6. Auflage Auflage, Diametric Verlag Würzburg, 2010

Hoffnung bei unerfülltem Kinderwunsch: Die Fruchtbarkeit ganzheitlich fördern mit chinesischer Medizin, Annemarie Schweizer-Arau, Stadelmann Verlag, Wiggensbach, 2009

Selbsthilfegruppen

Ich habe versucht eine Liste aller Selbsthilfegruppen zusammenzutragen. Diese Liste erhebt allerdings keinen Anspruch auf Vollständigkeit.

Aachen
AKIS Aachener Kontakt-Informationsstelle für Selbsthilfe
Ansprechpartnerin: Pia van Buggenum-Sonnen
Peterstraße 21–25
52062 Aachen
Tel.: 0241 / 490-09 (Beratung)
Tel.: 0241 / 4792-240 (Büro)
Fax: 0241 / 406-023
Email: pia.sonnen@mail.aachen.de
Web: www.akis-aachen.de

Selbsthilfe-Büro StädteRegion Aachen
Gesundheitsamt StädteRegion Aachen – Nebenstelle Eschweiler
Ansprechpartnerin: Astrid Thiel
Steinstr. 87
52249 Eschweiler
Tel.: 0241 / 5198-5319
Tel.: 0241 / 5198-85319
Email: selbsthilfebuero@staedteregion-aachen.de
Web: www.staedteregion-aachen.de/gesundheitsamt

Arnsberg
Endometriose Selbsthilfegruppe Sauerland
AKIS im HSK
Clemens-August-Str. 116
59821 Arnsberg
Tel.: 02931 / 9638-105
Fax: 02931 / 9638-106
Email: selbsthilfe@arnsberg.de

Baden-Baden
Endometriose Selbsthilfegruppe Baden-Baden Rastatt
Ansprechpartnerin: Fr. Götz
Konrad-Adenauer-Str. 68
76571 Gaggenau
Email: endometriose.baden-baden-rastatt@gmx.de
Web: www.endometriose-baden-baden.de

Baden-Württemberg
Landesnetzwerk Endometriose Baden-Württemberg/ Endomäuse
Ansprechpartnerin: Rosi Batzler
Kolpingstr. 11
76684 Östringen
Tel.: 07253 / 24529
Fax: 01212 / 5123-59332
Email: endo@basieg.de
Web: www.basieg.de

Bielefeld (voraussichtlich nur noch bis Ende 2013)
Antje Meier
Paulusstr. 25
33602 Bielefeld
Tel.: 0521-12 15 74

Düsseldorf
EndoFanten - Endometriose Selbsthilfe Düsseldorf
Telefon: 02161/480444
Email: info@endofanten-mg.de
Web: www.endofanten.de

Duisburg
EndoFanten - Endometriose Selbsthilfe Duisburg
Kontaktdaten: siehe Endometriosehilfe Düsseldorf

Frankfurt
Endometriose-Selbsthilfegruppe in Frankfurt
Email: treffen@metriose.de
Web: www.metriose.de

Hamm
Selbsthilfe-Kontaktstelle Hamm
Chemnitzer Str. 41
59067 Hamm
Tel.: 02381 / 12028
Fax: 02381 / 22207
Email: selbsthilfe-hamm@paritaet-nrw.org
Web: www.paritaet-nrw.org oder www.selbsthilfe-hamm.de

Lampertheim
Inge Bergstraesser
Nibelungenstraße 3
68623 Lampertheim/Hessen
Tel.: 06241 / 28289
Web: www.beepworld.de/members3/endoshg

Kronach
Gabi Kratz
96317 Kronach
Tel.: 09264 / 1051

Mönchengladbach
EndoFanten - Endometriose Selbsthilfe Mönchengladbach
Adr.: siehe Endometriosehilfe Düsseldorf

Moers
Selbsthilfe-Kontaktstelle Kreis Wesel
Hanns-Albeck-Platz 2
47441 Moers
Tel.: 02841 / 90000

Fax: 02841 / 22150
Email: selbsthilfe-wesel@paritaet-nrw.org
Web: www.paritaet-nrw.org oder www.selbsthilfe-wesel.de

München
Endometriose Selbsthilfegruppe München / Selbsthilfezentrum
Westendstr. 68
80339 München
Telefon: 089 / 53295611
Email: info@endometriose-selbsthilfegruppe-muenchen.de
Web: www.endometriose-selbsthilfegruppe-muenchen.de

Paderborn
Selbsthilfe-Kontaktstelle Paderborn
Bleichstr. 39a
33102 Paderborn
Tel: 05251 / 8782960
Fax: 05251 / 8782958
Email: selbsthilfe-paderborn@paritaet-nrw.org
Web: www.paritaet-nrw.org oder www.selbsthilfe-paderborn.de

Salzgitter
EndoSaurier
Endometriose-Selbsthilfe Salzgitter
Petra Brandes
Tel.: 05174 / 8137
Mobil: 0170 / 1989545
E-Mail: endosaurier@aol.com
Web: www.endosaurier.de

Würzburg
Endometriose Selbsthilfegruppe Würzburg
Email: endo-unterfranken@web.de
Web: www.endometriose-shg-würzburg.de
Web: www.endometriose-vereinigung.de

Links

Hier habe ich einige interessante Links zu den Themen Ernährung und Endometriose zusammengetragen:

Thema Ernährung:

www.greenpeace.de
www.wwf.de
http://zelos.zeit.de/wissen/2010-02/34-infografik-fische.pdf
www.das-ist-drin.de
www.foodwatch.de
www.slow-food.de

Thema Endometriose:

www.forum-endometriose.de
www.ffgz.de
www.endometriose-liga.eu
www.endometriose-sef.de
www.endometriose-vereinigung.de
www.basieg.de
www.luna-yoga.de

Literaturverzeichnis

Giovanni Maciocia, Die Gynäkologie in der Praxis der Chinesischen Medizin, Verlag für Ganzheitliche Medizin, Bad Kötzting, 2000

Dian Mills, Michael Vernon, Endometriosis- A key to healing through Nutrition, Element Books Limited, Boston, USA,1999

Florian Ploberger, Westliche Kräuter aus Sicht der TCM, Bacopa-Verlag, Waidern, Schiedlberg, 2. Auflage 2002

Jörg Kastner, Propädeutik der Chinesischen Diätetik, Hippokrates-Verlag, Stuttgart, 2. Auflage 2003

Nguyen Thi Chau, Frank Behrendt, Kategorisierung von Nahrungsmitteln der TCM, ML-Verlag, Uelzen, 1999

Ute Engelhard, C.-H. Hempen, Chinesische Diätetik, Urban und Fischer, München 2. Auflage 2002

Heinrich Kaspar, Ernährungsmedizin und Diätetik, Urban und Fischer, München, 9. Auflage 2000

Paul U. Unschuld, Huang Di Nei Jing Su Wen, University of California Press, Kalifornien, 2003

Maoshing Ni, Der gelbe Kaiser. Das Grundlagenwerk der chinesischen Medizin, O.W. Barth Verlag, Bern, 6. Auflage 2000

Tabellenverzeichnis

Abbildungsverzeichnis

Bildernachweis

Umlagbild: Antonia Steinchen, 45793 Oer-Erkenschwick
Fotografien: Tom Steinchen, 45793 Oer-Erkenschwick
Fotografien S. 265, 266, 269, 271 : Britta Kaiser, 45359 Essen

Stichwortverzeichnis

E

F

G

H

I

J

K

L

M

N

O

P

Q

R

S

T

U

V

W

X

Y

Z

Dank

Für die vielfältige Unterstützung bei der Realisierung dieses Buches möchte ich mich bei allen Beteiligten herzlich bedanken.

Zuerst bei meinen Eltern, ohne die dieses Buch nicht möglich gewesen wäre.

Herrn Prof. Dr. Korell, dem ich meinen Maximilian zu verdanken habe, da er organerhaltend und sorgfältig operierte. Er hat als erster Mediziner an die Wirkung der Ernährung geglaubt und mir und der Ernährungsberatung eine Chance gegeben.

Frank, dem Mann, mit dem ich Kinder haben kann - Maximilian und das Buch.

Frau Dr. Schweizer-Arau, die den Verlag fand und mir in der ersten schlimmen Phase meiner Erkrankung half.

habeebee für unermüdlichen Einsatz um das Wohl vieler Frauen mit Endometriose.

Meiner Freundin Stefanie Karrie für das Korrekturlesen, ihre konstruktive Kritik und ihre immerwährende Unterstützung.

Meinen Freunden Antonia und Tom für Inspiration, Kraft und tatkräftige Unterstützung. Ihnen habe ich unter anderem die tollen Rezeptbilder und meine Webseite zu verdanken. Auch das wunderschöne Bild auf dem Cover hat Antonia geschaffen.

Herrn Müller-Gißler und Frau Kreis vom Verlag Müller & Steinicke für die kompetente, freundliche und sicherlich oftmals viel Geduld erfordernde Betreuung während der Realisierung dieses Buches.

Last but not least ein Dankeschön an alle Frauen, die mit ihrer Geschichte dazu beigetragen haben, dass dieses Buch entstehen konnte.